经络基础与养生按摩

赵 奇 编著

海南出版社

·海口·

图书在版编目（CIP）数据

经络基础与养生按摩 / 赵奇编著. -- 海口 : 海南
出版社, 2025. 1（2025. 3重印）. -- ISBN 978-7-5730-2143-4

Ⅰ. R244.1

中国国家版本馆CIP数据核字第2024NE4514号

经络基础与养生按摩
JINGLUO JICHU YU YANGSHENG ANMO

编　著：	赵　奇
责任编辑：	余传炫
封面设计：	蔡长海
出版发行：	海南出版社
地　址：	海口市金盘开发区建设三横路2号
邮　编：	570216
电　话：	0898-66822134
印刷装订：	三河市中晟雅豪印务有限公司
版　次：	2025年1月第1版
印　次：	2025年3月第2次印刷
开　本：	787 mm × 1 092 mm　1/16
印　张：	21.5
字　数：	275千字
书　号：	ISBN 978-7-5730-2143-4
定　价：	68.00元

如发现印装质量问题，影响阅读，请联系海南出版社调换。

健康就在你手上

目　录

第二部分 手三阳经

手少阳三焦经

第三部分 足三阴经

第四部分　足三阳经

第五部分　任脉与督脉

前　言

　　有一句话，讲得很直白，但很有道理：厄运，总是突如其来。

　　确实，在我们的人生中，我们追求的总是幸福、喜事，没有人会刻意去追求灾难。人们的潜意识总是认为好运自己都应该有，厄运自己都不会有。但细想起来，在我们的生活中，厄运却是我们无法逃避的。尽管有时我们可能会在一个较长时间内生活在恐惧或困难中，会把前程看得很灰暗，但总体上讲，厄运来临的那一刻，总是出乎我们意料。对我们的人生体验来说，祸从天降似乎总要比喜从天降更令人印象深刻。

　　这一点，对我们的身体来讲，似乎更明显。经常听到有人说自己的某位朋友突然检查发现得了癌症；要不就是我们自己，在某一次体检时又查出身体一些部位发生了病变。这时候，自己或身边的人总是要说：唉，谁会想到呢，本来身体一直好好的，哪知道会得这样的病。这时候，纵然千般后悔也是晚矣。

　　其实，任何事物的发展都是可以追根溯源的。不管什么样的病症，也不管它何时暴发，总是有它形成的原因。这就给我们提供了一个新的思路，那就是：突如其来的灾难，在某种程度上，其实是完全可以避免的。在医学上，近些年来，预防医学越来越显示出重要的作用。人们意识到，防病比治病更有意义。在这一点上，中医比西医更加重视。中医有一个十分重要的传统认识，就是防未病比治已病更加重要。《黄帝内经·素问·四气调神大论》就讲："夫病已成而后药之，乱已成而后治之，譬犹渴而穿井，斗而铸兵，不亦晚乎？"十二经脉的产生，既是古人通过砭石按摩治疗疾病获得的经验总结，也是古人对疾病防治认识的重要成果。

经络学说是中国医学基础理论的核心之一，在两千多年的医学长河中，一直对保障中华民族的健康发挥着重要的作用。"经"的原义是"织纵丝"，有路径的意思，简单说就是经络系统中的主要路径，存在于肌体内部，贯穿上下，沟通内外；"络"的原义是"丝絮"，简单说就是主路分出的辅路，存在于肌体的表面，纵横交错，遍布全身。《黄帝内经·灵枢·脉度》说："经脉为里，支而横者为络，络之别者为孙。"中国古代医学认为，人体的五脏六腑、四肢百骸、五官九窍、皮肉筋骨等组织器官，之所以能够保持相对的平衡，也就是说，人体之所以能够完成各种生理活动，主要是因为经络能够保持顺畅。《黄帝内经·灵枢·经别》说："夫十二经脉者，人之所以生，病之所以成，人之所以治，病之所以起。学之所始，工之所止也。"就是说，生病是因为经络系统出了问题，治病也要靠调整经络系统。畅通经络是养生保健的关键。

要了解经络，首先要明白阴阳。阴阳学说是中国哲学的基本范畴，是中国古代人民创造的朴素的辩证唯物的哲学思想。因此，古代医学家常用阴阳学说来解释人体生理、病理的各种现象，探讨人体的生理功能和病理的变化，从而说明人体的机能活动、组织结构及其相互关系。在中国传统医学看来，任何事物均可以用阴阳来划分。凡是运动着的、外向的、上升的、温热的、明亮的都属于阳，相对静止的、内守的、下降的、寒冷的、晦暗的都属于阴。对于人体来讲，就是前胸为阴，后背为阳；手心为阴，手背为阳。从身体器官来讲，五脏，即心、肝、脾、肺、肾，属于阴；六腑，即大肠、小肠、胃、胆、膀胱、三焦，属于阳。三焦不同于其他器官，实际上是指人体各个器官的联络部分，胸膈以上为上焦，脐眼至胸膈为中焦，脐眼以下为下焦。三焦是身体各个器官相互联系、相互保障所必不可少的桥梁。五脏管人体积蓄，造血造气；六腑管人体消化，排便排汗。五脏为六腑提供动力，六腑为五脏提供支撑。二者互为表里，相互依存。

十二经脉把人体的经络系统分为阴阳两大部分，阴的部分是手三阴经——手太阴肺经、手厥阴心包经、手少阴心经，足三阴经——足太阴脾经、足厥阴肝经、足少阴肾经；阳的部分是手三阳经——手阳明大肠经、手太阳小肠经、手少阳三焦经，足三阳经——足阳明胃经、足太阳膀胱经、足少阳胆经。按照经络循行的路线，十二经脉的运行顺序则是：手太阴肺经、手阳明大肠经、足阳明胃经、足太阴脾经、手少阴心经、手太阳小肠经、足太阳膀胱经、足少阴肾经、手厥阴心包经、手少阳三焦经、足少阳胆经、足厥阴肝经。在十二经脉之外，还有两条重要的经脉，一条是督脉，属于阳经；一条是任脉，属于阴经。这十四条经脉，要全记住也不太容易，有一个简单的口诀，上下两句各七字，一共十四个字，可助记忆，上句叫"肺大胃脾心小膀"，下句叫"肾包三胆肝督任"。每个字对应一条经脉。十四经脉以外，还有经外奇穴，这不在本书讨论范围以内。

十四经脉一共有多少个穴位呢？这方面说法比较多，不尽一致。按照常规的说法是362个。具体来说，手太阴肺经11穴，手阳明大肠经20穴，足阳明胃经45穴，足太阴脾经21穴，手少阴心经9穴，手太阳小肠经19穴，足太阳膀胱经67穴，足少阴肾经27穴，手厥阴心包经9穴，手少阳三焦经23穴，足少阳胆经44穴，足厥阴肝经14穴，督脉29穴（含印堂穴），任脉24穴。以上穴位的总数正好是362个，因此一般说人身上有362个穴位。

在中医理论看来，经络畅通是人体无病的基本保障。所谓痛者不通，通者不痛。阴阳平和，是中医学的最高价值追求，也是经络学说的核心要义。《黄帝内经·灵枢·经脉》说："经脉者，所以能决死生，处百病，调虚实，不可不通。"经络养生，最重要的意义就是保持全身循环系统畅通，身体内部阴阳平衡。因此，经常按摩经络穴位有利于气血顺畅，防病于未然。

本书编著者非医学专业人士，而是经络学说的业余爱好者，出于对经络的兴趣和研究，以及日常运用经络保健按摩的收获，从普通人学习运用经络保健按摩的角度，编著了这本书，难免错漏。因此，需要特别说明的是，本书不是专业性医学书籍，只是普及性浅显读物，仅供对穴位按摩养生有兴趣的普通读者学习使用。本书主要内容是概述十四经脉每一个穴位的基础知识，包括穴位的位置、出处、释义、主要功用和适应病症，以及与其他穴位的配合使用等，同时从日常保健出发，整理一些比较实用的经脉按摩保健知识，供读者日常保健使用。关于经脉各穴位名称的出处、释义、功效，自古以来便有不同的说法，难有完全一准的内容。本书在参考各方见解的基础上，选择编著者认为较为合理的内容。本书各穴位小标题列举的功效和适应病症，只是该穴位功能和适应病症的某个方面，侧重日常按摩保健，并不代表其全部功用和疗效。如要找到适用病症，学习者还需阅读完全部内容后自我把握运用。经络按摩的积极作用在于养生防病，关键是要长期坚持，读者如探寻到适合自身情况的穴位，一定要坚持定期按摩，经年累月，方能见效。中医重视辨证施治，学习者在运用穴位按摩治疗疾病时，不能只靠一个穴位，还需与相关穴位配合共同施治，所以，要注意参阅每个穴位的配伍穴位，这样才能得到比较满意的治疗效果。同时必须看到，经络按摩并不能对已发生的疾病都产生明显的治疗效果，本书所列病症只是针对防病起到提示作用，不代表仅靠经络按摩就能治愈，读者如有患病，还必须通过现代医学加以积极治疗。在运用经络按摩防病治病时，还要努力做到准确有度，防止发生偏差，产生负面作用。本书还引用了一些古代医学典籍对穴位功效的论述，主要有《黄帝内经》，以及《针灸甲乙经》（西晋·皇甫谧撰）、《备急千金要方》（唐·孙思邈撰）、《铜人腧穴针灸图经》（北宋·王惟一撰）、《针灸大成》（明·杨继洲撰）。这些古代医籍流传版本不一，内容也不尽相同，本书引文仅为参考，不再一一注明版本出处，学习者如有进一步的兴趣，可查看原著。另外，编著者还根据日常按摩保健的实际运用，对一些常用穴位的重要程度用★号做了分类，★★★表示很重要，★★表示比较重要，★表示相对重要，目的是帮助初学者能够较快掌握对自己适用的主要穴位，尽快发挥按摩保健的作用，仅供学习者参考。当然，未用★号标记的穴位也有其独特作用，需要读者在阅读学习过程中逐渐掌握。

在按摩保健具体运用中，有一些基本的穴位常识需要先掌握。

1.十二经脉的走向：手三阴经从胸走手，手三阳经从手走头，足三阴经从足走胸，足三阳经从头走足。

2.取穴定位方法：取穴计量以寸为单位。传统的骨度折量定位法虽然精确，但较为复杂，普通读者不易掌握。日常按摩可使用简易的指寸定位法。寸的概念，可通过自身手指确定，拇指指间关节（拇指横纹处）的宽度为1寸，中指中节两端（曲中指）纹头间亦为1寸，食指、中指、无名指和小指四指并拢为3寸（以中指第二节横纹处为准）。

3.穴位按摩基本常识：顺着经脉按摩为补，逆着经脉按摩为泻；顺时针按摩为补，逆时针按摩为泻；按摩频率慢为补，按摩频率快为泻；

按摩时力度轻为补，力度重为泻；按摩时间长为补，时间短为泻；按摩范围小为补，范围大为泻；阴经按摩最好用补法，阳经按摩最好用泻法；虚则补之，实则泻之；泻时乘其盛，补则随其去。

赵　奇

2023 年 11 月 8 日

第一部分　手三阴经

手太阴肺经　　手少阴心经　　手厥阴心包经

手太阴肺经

　　手太阴肺经有11个穴位，左右两侧加起来共有22个穴位，从胸部中府穴起始，经手臂内侧前缘走向手指，终于拇指的少商穴。《黄帝内经·灵枢·经脉》篇是这样描述手太阴肺经的循行路线的："肺手太阴之脉，起于中焦，下络大肠，还循胃口，上膈属肺。从肺系横出腋下，下循臑内，行少阴心主之前，下肘中，循臂内，上骨下廉，入寸口，上鱼，循鱼际，出大指之端；其支者，从腕后直出次指内廉，出其端。"（见图1）

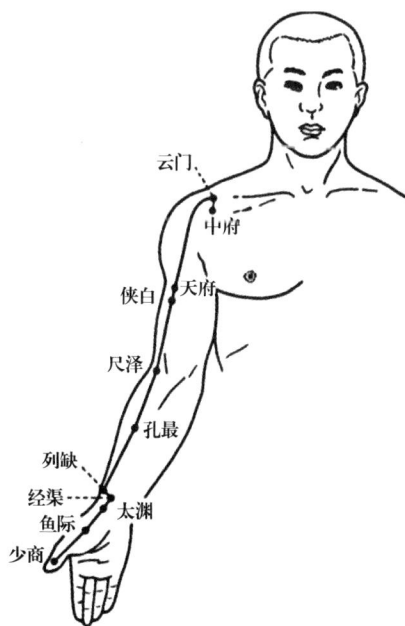

图1

肺是人体的呼吸器官，位于胸腔，左右各一，左叶覆盖于心之上。肺经肺系（指气管、支气管等）与喉、鼻相连，故称喉为肺之门户，鼻为肺之外窍。中医历来对肺的作用非常看重，主要体现在两个方面。一是认为肺主气。《黄帝内经·素问·五脏生成》说："诸气者皆属于肺。"肺主一身之气的运行，体现于对全身气机的调节作用。肺的主要功能是呼吸，不断吸进清气，排出浊气，吐故纳新，实现机体与外界环境之间的气体交换，以维持人体的生命活动。故《黄帝内经·素问·六节脏象论》说："肺者，气之本，魄之处也。"肺有节律的扩张与收缩，形成呼吸，对全身之气的升降出入运动起着重要的调节作用。肺的呼吸功能失常，影响宗气的生成，甚至影响一身之气的生成，导致一身之气不足，出现所谓"气虚"现象，造成声低气怯、肢倦乏力等症。二是认为肺朝百脉，即全身的血液都通过百脉流经肺，经肺的呼吸，进行体内外清浊之气的交换，然后再通过肺气的宣降作用，将富有清气的血液通过百脉输送到全身。肺经的穴位主要用来治疗咽喉部、胸部以及肺经这条经脉循行部位的病症，比如咳嗽、咯痰、气喘、气短、胸闷、憋气、咽喉肿痛、心烦等。因其与手阳明大肠经相接，故一些穴位也可治痔疮、便秘等病症。

手太阴肺经穴位运行顺序是：中府→云门→天府→侠白→尺泽→孔最→列缺→经渠→太渊→鱼际→少商。

分述如下。

中府穴——宣肺理气·咳喘胸痛　★

中府穴位于胸部，在横平第一肋间隙，锁骨下窝外侧，前正中线旁开6寸（见图2）。

中府穴，出自《黄帝内经·素问·离合真邪论》，也说出自《针灸甲乙经》。中，有中间之意；府，聚集之意。中府，意即天地之气在胸中聚集，为多气之穴。《黄帝内经明堂》解说："府，聚也，脾肺合气于此穴，故名中府。"

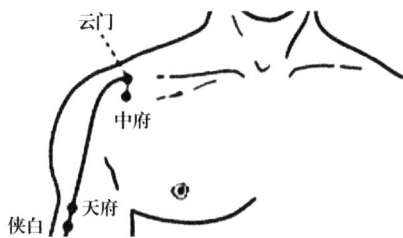

图2

中府穴的功效，主要是宣肺理气，和胃利水，清泻肺热，健脾补气。中府穴是诊断和治疗肺病的重要穴位之一。如果按压此穴有疼痛感，则表明可能患有肺与支气管方面的疾患。《针灸大成》中称本穴可治"喘气胸满""少气不得卧"等症。按摩或针灸此穴，可治咳嗽、气喘、少气不得息、肺炎、支气管炎、哮喘、肺结核、肺脓肿、支气管扩张、胸中胀闷、胸中烦热、鼻流浊涕、喉痹、胸痛、咳吐脓血、呕吐、嗳气吞酸、不下食、腹胀、肩背痛等病症。

止咳按中府。每天坚持按摩中府穴，可强化淋巴循环，减轻胸闷、肩背痛。咳嗽不止时，点按中府穴和肺俞穴各200次，有即时止咳的功效。"秋冬养阴"，秋冬之际按摩中府穴，可充养肺阴。特别是老年人到了冬季容易诱发支气管哮喘，按摩中府穴可以调节肺脏宣发肃降的生理功能，能清肺理气，止咳平喘，可用来预防和缓解由支气管哮喘引发的肺部不适等症状。中府穴也是胸中之气集聚之地，如遇郁闷之事，可轻缓按摩中府穴，助郁积之气消散。按摩方法：右手中间三指并拢，顺时针方向揉按，再用左手以同样的方式，逆时针方向揉按。每次左右各1~3分钟。

中府穴配大椎穴（督脉）、孔最穴（肺经），治肺炎；配太溪穴（肾经）、太渊穴（肺经）、足三里穴（胃经），治肺结核；配内关穴（心包经）、膻中穴（任脉），治支气管哮喘。

云门穴——清肺顺气·气管炎

云门穴位于胸部，在中府穴上方1寸左右，肩胛骨缘突上方，锁骨下窝凹陷处，距前正中线6寸（见图2）。

云门穴，出自《黄帝内经·素问·水热穴论》。云者，山川之气，喻气血丰富；门者，进出之处。云门之意表明本穴是肺经气血出入的一个重要门户，故名。

云门穴的功效，主要是清肺顺气，帮助四肢泻热。《黄帝内经·素问·水热穴论》指出，云门穴可"泻四肢之热"。《针灸大成》则认为，云门穴可治"四肢热不已、咳逆、喘不得息""胁彻背痛、喉痹、肩痛臂不举"等症。因此，按摩或针灸此穴，除了可以治呼吸系统的病症，如气管炎、胸闷、哮喘等以外，对肩关节周围的炎症也有一定疗效。

按摩云门穴可以采用正坐或仰卧位，用拇指或中指指腹按压在对侧的云门穴上，以穴位为中心，施以一定的力度进行旋转按揉。按揉时力度要适中，不可过于用力，以穴位微有酸痛的感觉为佳，两侧的穴位每次各按揉1~2分钟即可，每天早晚各一次。

云门穴配人迎穴（胃经）、神藏穴（肾经），治咳逆、喘不得息；配中府穴（肺经）、隐白穴（脾经）、期门穴（肝经）、肺俞穴（膀胱经）、魂门穴（膀胱经）、大陵穴（心包经），治胸中痛。

天府穴——宣肺止咳·支气管炎

天府穴位于臂内侧面，肱二头肌桡侧缘，腋前纹头下3寸处（见图2）。

天府穴，出自《黄帝内经·灵枢·本输》。天，人体之上部；府，府宅，聚集之所。肺为五脏之华盖，此穴属肺经之上部，为肺气聚集之所，故名。

天府穴的主要功能是宣肺止咳、通经活络。《针灸甲乙经》认为，天府穴可治"咳上气、喘不得息"等症。现代医学研究表明，天府穴有良好的抗炎作用，可以纠正多种生理功能紊乱，提高机体的抗病能力，在治疗支气管炎、过敏性鼻炎等疾病上有很好的疗效。天府穴的功效，除了调理肺气外，也可帮助安神定志。因此，按摩或针灸此穴，可以治呼吸系统的病症，如支气管炎、哮喘等，同时对一些精神情志障碍疾患也有一定疗效。

天府穴配合谷穴（大肠经），治口鼻出血；配臑会穴（三焦经）、气舍穴（胃经），治咽肿；配肩髎穴（三焦经）、天宗穴（小肠经），治肩臂痛。

侠白穴——调整气血·咳嗽气喘

侠白穴位干臂内侧面，肱二头肌桡侧缘，腋前纹头下4寸处，在天府穴下方1寸（见图2）。

侠白穴，出自《针灸甲乙经》。侠者，挟也，指此处肺气挟天府之气而来，尤为盛气；白者，肺之颜色，纯色。侠白，意指肺经气血在此分清降浊，故名。

侠白穴的功效，主要是调整气血，有止痛作用。《针灸甲乙经》认为，侠白穴可治"咳，干呕烦满"。《针灸大成》认为，侠白穴可治"心痛、短气、干呕逆、烦满"。现代常用于治疗气管炎、胃疼、恶心、心动过速、胸痛等。按摩或针灸侠白穴，对于咳嗽、气喘以及肩臂疼痛有一定疗效。

　　侠白穴配曲池穴（大肠经）、肩髎穴（三焦经），治肩膀臂疼痛；配尺泽穴（肺经）、天府穴（肺经），治咽喉肿痛。

尺泽穴——清肺和胃·咽喉肿痛　★

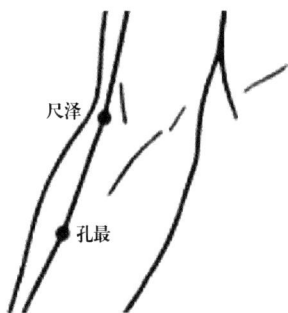

图3

　　尺泽穴位于手肘区，在肘横纹中心，肱二头肌腱桡侧缘凹陷处（见图3）。

　　尺泽穴，出自《黄帝内经·灵枢·本输》。尺，指前臂部；泽，浅水低洼处。手太阴经气至此，如水之归聚，故名。

　　尺泽穴为肺经合穴，在肺经中有着比较重要的作用，包括疏经络、清肺热、降逆气、通水道、和肠胃等。《针灸大成》认为，尺泽穴主治"寒热风痹""咳嗽唾浊"。现代临床治疗的范围比较广，包括肺炎、支气管炎、急性肠胃炎等。按摩或针灸尺泽穴，对于咳嗽、气喘、咽喉肿痛、心烦、肩内侧痛、手不能伸、胃痛、急性吐泻、中暑、小便频急等病症均有一定疗效。

　　尺泽穴配列缺穴（肺经）、肺俞穴（膀胱经），治咳嗽、气喘；配合谷穴（大肠经），治手臂不举；配委中穴（膀胱经），治急性吐泻、中暑。

孔最穴——解表清热·支气管炎

　　孔最穴位于前臂前区，腕横纹上7寸处（见图3）。

孔最穴，出自《针灸甲乙经》。孔者，空穴也；最者，高也。孔最之意，就是肺经气血到此有眼，可从高处渗入脾土，为肺经气血深聚所在，是理血通窍最得用之穴位，故名。

孔最穴的功效主要为润肺利咽、解表清热，能泻肺热、降肺气，可以缓解肺部的火气。《针灸大成》认为，孔最穴可治"热病汗不出，咳逆，肘臂厥痛，屈伸难，手不及头，指不握，吐血，失音，咽肿头痛"等症。现代临床对于治疗支气管炎、支气管哮喘、肺炎、扁桃体炎等肺系疾病有一定作用，尤其是突然咳嗽不止时，按压本穴位可以缓和症状，也可治肘臂疼痛和手关节疼。另外，针灸或按摩孔最穴，对治疗痔疮有一定帮助。

孔最穴配肺俞穴（膀胱经）、风门穴（膀胱经），治咳嗽、气喘；配少商穴（肺经），治咽喉肿痛。

列缺穴——宣肺理气·伤风头痛　★

列缺穴位于于前臂前区桡侧缘，腕横纹上1.5寸处（见图4）。

列缺穴，出自《黄帝内经·灵枢·经脉》。列者，裂也，破也；缺者，器破也。列缺之意，就是肺经气血到此破开并溢流四方，多通向任脉，故名。

列缺穴的功效主要为宣肺理气、疏风解表。《针灸大成》认为，列缺穴可治"咳嗽风痰""胸背寒栗"。具体来说，列缺穴对于伤风、头痛、项强、咳嗽、气喘、咽喉肿痛、牙痛等有一定疗效。按摩或针灸本穴，除了能治疗腕臂部疾病外，还有助于治疗

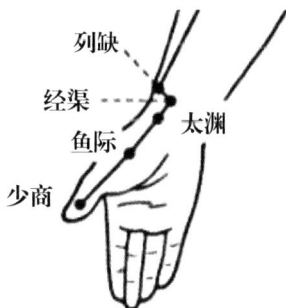

图4

头部、项背部病症，故民间有"头项列缺寻"的口诀。特别是配合谷穴（大肠经），对于治疗伤风头痛有较为明显的疗效。

列缺穴配大椎穴（督脉）、合谷穴（大肠经）、外关穴（三焦经）、鱼际穴（肺经），治外感咳嗽；配上星穴（督脉）、迎香穴（大肠经）、曲池穴（大肠经）、风池穴（胆经），治慢性鼻炎。

经渠穴——清肺降气·咳嗽气喘

经渠穴位于手前臂前区，腕横纹上1寸处，列缺穴向手掌部下移1寸左右（见图4）。

经渠穴，出自《黄帝内经·灵枢·本输》。经者，路径也；渠者，水流之途也。本穴名意指由列缺四溢的肺部经血至此又回流到肺经脉道之中，故名。

经渠穴的主要功效是清肺降气、疏风解表、理气镇咳，是保养肺脏和治疗各种咳嗽的要穴。《备急千金要方》载，经渠穴可治"咳逆上气，喘，掌中热"等症。按摩或针灸此穴，对咳嗽、气喘、胸痛、咽喉肿痛、手腕痛等有一定的疗效。

经渠穴配尺泽穴（肺经），治风热咳嗽；配照海穴（肾经），治阴虚、咽喉疼痛。

太渊穴——止咳化痰·肺炎 ★

太渊穴位于手前臂前区，腕横纹之桡侧凹陷处，经渠穴向手掌部下移1寸左右（见图4）。

太渊穴，出自《黄帝内经·灵枢·本输》。太，高深之意；渊，水流聚集之深处。太渊穴指由经渠穴汇集的肺经气血在此处形成深渊，脉气深厚，故名。

太渊穴的作用主要是通调血脉，尤具止咳化痰之功。太渊穴为肺经之原穴。中医认为，肺朝百脉，脉会太渊。太渊穴聚集肺气最为深厚，故在肺经中占有重要位置。《针灸甲乙经》认为，太渊穴可治"咳逆烦闷不得卧，胸中满，喘不得息，背痛"等病症。现代常用于治疗肺气肿、支气管炎、百日咳、流行性感冒、哮喘、肺结核等多种疾病。

按太渊，治气虚。按摩或针灸太渊穴，对于身体虚弱、元气不足、讲话有气无力、面色苍白、脉搏微弱等有很好的改善效果。同时，对循环系统疾病，如心动过速、脉管炎等也有一定疗效。按摩时一般用拇指轻揉，以感到酸麻为度，每天早晚各按摩1次，每次约300下。另外，用拇指及指甲尖掐按太渊穴，每次1~3分钟，可预防心肺疾病。

太渊穴配合谷穴（大肠经）、少商穴（肺经），治顿咳；配列缺穴（肺经）、颊车穴（胃经）、合谷穴（大肠经），治牙齿疼痛。

鱼际穴——疏风化表·感冒咽痛　★★

鱼际穴位于手掌外侧，第一掌骨桡中点赤白肉际处（见图4）。

鱼际穴，出自《黄帝内经·灵枢·本输》。鱼际，用白话说，就是"鱼肚子"，此穴是肺气浓缩之处，肥而白，如同"鱼肚子"，故名。

鱼际穴的功效主要是疏风化表，润肺止咳，利咽止痛。《备急千金要方经》认为，鱼际穴可治"痉，上气，失喑不能言"等病症。现代临床常用于治疗支气管炎、肺炎、扁桃体炎、咽炎等病症。

感冒喷嚏，对搓鱼际。每天坚持按摩鱼际穴，能有效增强肺功能，改善易感者的体质状况，提高抵抗外邪的能力，对咽痛、打喷嚏等感冒早期症状有明显的辅助治疗作用。按摩鱼际穴方法简单：两手鱼际对搓，持续2分钟左右，使鱼际穴发热为止。

鱼际穴配大椎穴（督脉）、合谷穴（大肠经）、外关穴（三焦经）、列缺穴（肺经），治咳嗽；配风池穴（胆经）、中渚穴（三焦经）、通里穴（心经），治头痛；配太溪穴（肾经）、照海穴（肾经），治咽喉肿痛；配尺泽穴（肺经）、肩髃穴（大肠经）、小海穴（小肠经）、间使穴（心包经）、大陵穴（心包经）、后溪穴（小肠经），治肘臂挛痛。

少商穴——清热利咽·慢性咽炎　★★

少商穴位于大拇指桡侧指甲旁边0.1寸处（见图4）。

少商穴，出自《黄帝内经·灵枢·本输》。少，小也，与大相对；商，指商音，古音五音之一，其声低缓。少商穴指经太渊而下的肺经气血渐次减少，阴中渐生阳，故名。

少商穴的主要功效是清热利咽。《针灸大成》认为，少商穴可治"颔肿喉闭""汗出而寒，咳逆"等病症。可以说，少商穴是治疗咽喉疾患的特效穴，经常用拇指尖轻轻掐揉少商，对防治慢性咽炎非常有效，还可以预防感冒。按摩或针灸少商穴，除了能治咽喉肿痛、肺炎、扁桃体炎外，对治疗高热、中风、昏迷等也有一定效果。

少商穴配天突穴（任脉）、合谷穴（大肠经），治咽喉肿痛；配劳宫穴（心包经），治呕吐。

手少阴心经

手少阴心经有9个穴位，左右两侧加起来共有18个穴位，起于腋窝中央的极泉穴，经手臂内侧下行，终于小指内侧的少冲穴。《黄帝内经·灵枢·经脉》是这样描述手少阴心经的："心手少阴之脉，起于心中，出属心系，下膈络小肠；其支者，从心系上挟咽，系目系；其直者，复从心系却上肺，下出腋下，下循臑内后廉，行手太阴心主之后，下肘内，循臂内后廉，抵掌后锐骨之端，入掌内后廉，循小指之内出其端。"（见图5）

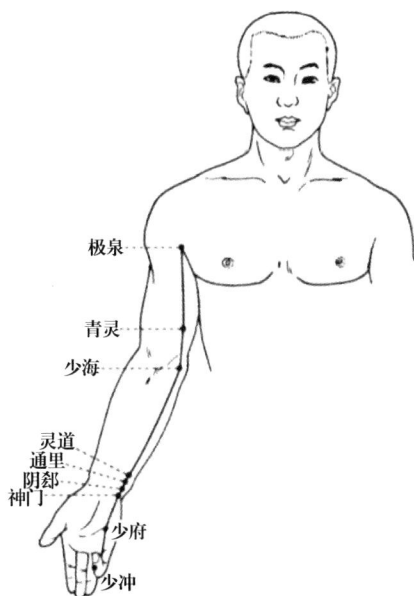

极泉

青灵

少海

灵道
通里
阴郄
神门

少府

少冲

图5

中国传统医学十分重视人的精神健康，认为情志纷乱可以致病。十四经络中的心包经，主要针对的是人体心脏器官的保养，而心经则侧重对人体情志的保养，主治心神不宁，心失所养。把心经维护好了，保持心情恬静自然，心胸开朗，则可抵御身体器官遭受疾病的侵扰，故养护好心经方是养生的第一要务。

手少阴心经穴位运行顺序是：极泉→青灵→少海→灵道→通里→阴郄→神门→少府→少冲。

分述如下。

极泉穴——舒心解郁·胸闷　★★

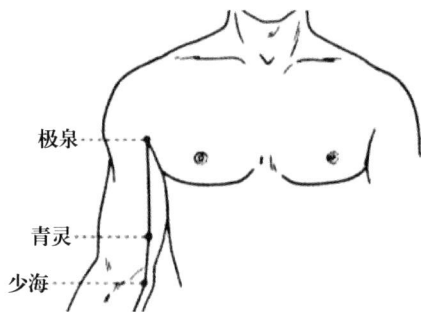

极泉

青灵

少海

图6

极泉穴位于腋窝顶点中心位置（见图6）。

极泉穴，出自《针灸甲乙经》。极者，最高也，君位为极；泉者，水之初出。中医认为，心脏为君主之官，极泉位置最高，又为首穴，如君登极。心主血脉，手少阴心经起于极泉，脉气如同泉中之水急流而出，故名。

极泉穴的主要功能是宽胸宁神，通经活络。《铜人腧穴针灸图经》认为，极泉穴可治"心痛，干呕，四肢不收，咽干烦渴"。按摩本穴，对治疗冠心病、心绞痛、胸闷等有一定效果。

安神常拨极泉穴。按摩极泉穴对缓解人的精神紧张极有益处。首先，弹拨极泉穴有助于缓解心神郁滞。如果遇到郁闷之事，思想上难以排解，情绪不稳定，只要弹拨极泉穴，就能让心神逐步得到稳定，情绪恢复正常。其次，如果感到胸闷、心慌，可以双手交叉按揉极泉穴，也可养心。还有，按压极泉穴可以缓解低血压。极泉穴正好处于腋动脉上，腋动脉是加快血流的一个重要部位，经常按压极泉穴，有助于加快血液流动，帮助心脏搏动，改善心肌功能。

极泉穴配神门穴（心经）、内关穴（心包经）、心俞穴（膀胱经），治心悸心慌；配太渊穴（肺经）、偏历穴（大肠经）、太冲穴（肝经）、天突穴（任脉），治咽干、咽喉肿痛。

青灵穴——宽胸止痛·肩臂不举

青灵穴位于手臂内侧，肘横纹上3寸，肱二头肌内侧沟中（见图6）。

青灵穴，出自《太平圣惠方》。青，生发之象；灵，神灵。中医认为，心为生之本，人之灵。此穴为手少阴心经腧穴，属人之神灵所居处，故名。

青灵穴的主要功能是理气止痛，宽胸宁心。《铜人腧穴针灸图经》认为，青灵穴治"肩臂不举，不能带衣，头痛，振寒，目黄胁痛"等病症。现代临床认为青灵穴主要对心绞痛，特别是对心急上火造成的头痛、两胁痛等症有效。

青灵穴配光明穴（胆经）、合谷穴（大肠经），治眼干涩；配曲池穴（大肠经）、肩髃穴（大肠经），治肩臂痛。

少海穴——益心祛痛·眩晕失眠　★★

少海穴位于手肘前区，取穴时曲肘，肘横纹尺侧纹头凹陷处（见图6）。

少海穴，出自《针灸甲乙经》。少，小也；海，阴也，水也，百川所归。少海之意，指心经之水合于此地，故名。

少海穴的功效主要是理气通络，益心安神。《针灸大成》载，少海穴主治"寒热齿龋痛，目眩发狂"。现代中医研究表明，少海穴对治疗神经衰弱、头痛、眩晕、三叉神经痛、肋间神经痛、前臂麻木及肘关节周围软组织疼痛都有一定效果。

牙痛肘疼掐少海。少海穴还有一些特定的治疗功效。比如，牙痛时掐一掐少海穴，可缓解牙痛。出现网球肘，可以通过按摩少海穴缓解。方法是，将手臂抬起，手握拳自然放在肩膀上，手肘弯曲，肘尖对外，用手指或按摩棒在肘尖周围轻轻按摩，直到感觉舒适为止。另外，少海穴还是针灸治疗腰痛的重要穴位，一般的腰痛，在右少海下针10分钟后，疼痛即可缓解，一小时后疼痛消失无踪。此法简便，就此一穴，手到病除。如无针灸，用手敲打也有一定效果。

少海能助睡眠好。心经属火，人一旦遇到烦心事，很容易引发心火，出现烦躁、失眠等症状。睡眠不好，在中医看来主要是因为心肾不交，就是心阳虚，心火不能下温于肾，或者肾阴虚，肾水不能上济于心。不少人心肾不交，主要是因为思虑过度，情志抑郁、火大伤阴。而少海是心经中水势最大之处，是祛除心火的特效穴。通过按摩少海穴，可以引水济火，有效缓解心理压力，使心态恢复平和。按摩此穴同时又能滋阴补肾。因此，心肾不交的人平时可以多按少海穴。如果要助眠，则可以同时配合按摩肾经的然谷穴（脚内侧），上下同治，效果更佳。

少海穴配后溪穴（小肠经），治手颤、肘臂疼痛；配神门穴（心经）、内关穴（心包经）、大陵穴（心包经），治癔症；配合谷穴（大肠经）、内庭穴（胃经），治牙痛、牙龈肿痛。

灵道穴——宽胸理气·冠心病 ★

灵道穴位于前臂小指掌侧，腕横纹上1.5寸前区（见图7）。

灵道穴，出自《针灸甲乙经》。灵，神灵；道，通路。此穴为手少阴脉气出入之道，故名。

灵道穴的功能主要是宽胸理气，养心宁神。《铜人腧穴针灸图经》认为，灵道穴治"心痛悲恐"。现代常用于治疗神经衰弱、精神分裂症、肋间神经痛、尺神经炎、牙痛、头痛、眩晕、三叉神经痛、落枕、前臂麻木及肘关节周围软组织疾患等。

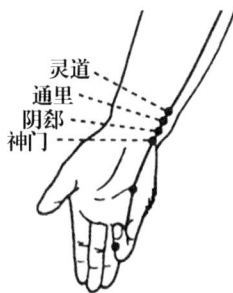

图7

精神倦怠灵道补。心为五脏之帅，既主血，又主神，心功能出现问题，会导致心血亏虚，精神倦怠，表现出来就是面白少华，心悸气促，失眠，健忘。心气不足，有时就是因为灵道不通，心气循环不畅，所以，遇到这种情况，就需要多按摩一下左手的灵道穴。

平时多按摩灵道穴，对防治心绞痛也很有帮助。特别是冠心病患者，除了正常的药物治疗以外，经常对灵道穴进行按摩，也能收到很好的效果。冠心病犯时，可先用拇指轻揉灵道穴1分钟，然后再重压按摩2分钟，最后再轻揉1分钟，每天上午、下午各一次，10天为一个疗程，间歇2~3天后再进行下一个疗程。

灵道穴配心俞穴（膀胱经），治心痛；配内关穴（心包经）、巨阙穴（任脉）、中冲穴（心包经），治心绞痛；配外关穴（三焦经），治臂痛、指麻、关节炎；配郄门穴（心包经），治心悸、怔忡、心痛。

通里穴——益阴清心·神经衰弱

通里穴位于前臂小指掌侧，腕横纹上1寸处，距灵道穴约0.5寸（见图7）。

通里穴，出自《黄帝内经·灵枢·经脉》。通，过道也，通过之地；里，内部。本穴有联络心经内外经脉气血物质的作用，为心经络穴，其络从本穴分出，走向手太阳小肠经；其支脉别而上行，沿本经循行心中入里，故名。

通里穴的功效主要是益阴清心，宁心安志。《铜人腧穴针灸图经》认为，通里穴治"目眩头痛，面赤而热，心悸"等病症。现代主要用于治疗神经系统疾病，如头痛、眩晕、神经衰弱等。

通里灵道助开口。通里穴对暂时性失语有特殊疗效，发病时，马上按摩通里穴5分钟，再按摩一会儿灵道穴，一般来讲，病人就会恢复语言功能。同时，因为通里穴为手少阴之络，心又与小肠相表里，所以如果出现神经性腹泻，按摩通里穴也能帮助缓解。此外，通里穴与少海穴一样，对平定人的情绪也大有帮助。紧张之时，可以慢慢按摩通里穴和少海穴各50下，紧张就能得到很大缓解。可以说，常按通里穴，可以帮我们平定心态，增长智慧。

通里穴配内关穴（心包经）、心俞穴（膀胱经），治心绞痛、心律不齐、心悸、怔忡等；配廉泉穴（任脉）、哑门穴（督脉），治不语。

阴郄穴——宁心凉血·五心烦热

阴郄穴位于前臂小指掌侧，腕横纹上0.5寸处，距通里穴约0.5寸

（见图7）。

阴郄穴，出自《针灸甲乙经》。阴，凉水之意；郄，空隙。阴郄之意就是心经之水在此回流，犹如深沟水聚，故名。

阴郄穴的主要功能是宁心凉血。《铜人腧穴针灸图经》认为，阴郄穴治"失喑不能言，洒淅振寒，厥逆，心痛，霍乱，胸中满，衄血，惊恐"等病症。现代常用于治疗神经衰弱、盗汗、心悸、肺结核、头痛眩晕、鼻出血、胃出血、急性舌骨肌麻痹、子宫内膜炎等。

心惊还须阴郄镇。按摩或针刺阴郄穴，可缓解神经衰弱、鼻出血、心绞痛等症，特别是有助于缓解由心惊造成的心脏不适。另外，按摩阴郄穴也有助于缓解夜间睡觉五心烦热，小便频繁。

阴郄穴配大椎穴（督脉），治阴虚盗汗；配巨阙穴（任脉）、心俞穴（膀胱经），治心痛；配心俞穴（膀胱经）、神道穴（督脉），治心痛、心悸、神经衰弱。

神门穴——宁心安神·失眠健忘　★★★

神门穴位于手腕部，腕掌侧横纹尺侧端处，距通里穴约1寸（见图8）。

神门穴，出自《针灸甲乙经》。神，神明；门，门户。中医认为，心中藏神，此穴为心神之气出入之门户，故名。

神门穴为心之原穴，是心经重要穴位之一，主要功能是扶正祛邪，宁心安神。《针灸大成》认为，神门穴可治"心痛，数噫，恐悸，少气不足"等情志类病症。在现代诊疗

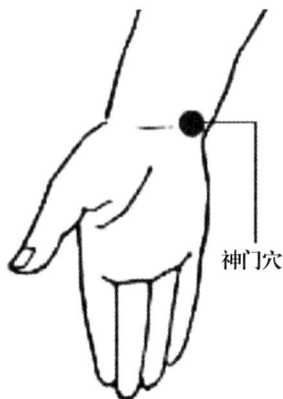

神门穴

图8

上，神门穴应用非常广泛，常用于治疗神经系统、心血管系统、呼吸消化系统的多种疾病，能解痉挛止痛，消炎止痒，镇咳平喘，抗过敏，降血压，等等。

神门穴是安心宁神的特效穴，对于缓解心火上升引起的肠胃不适和健忘有特别效果。如果发现自己有健忘、心慌、心烦等症状，可以经常按摩神门穴。多按神门穴可以大补心气，心气足了，老年人出现"痴呆"的概率也就小了。老年人可利用平时看电视或等车的机会，随手按揉神门穴，形成习惯，对于防治阿尔茨海默病有积极作用。对于用脑过度造成的头昏脑胀，可以同时按摩神门穴与合谷穴。合谷穴是手阳明大肠经的重要穴位，在手背拇指与食指的连接处，俗称"虎口"。可以先按神门穴14次，再按合谷穴14次，两手交替，分别做三组。

解除郁闷之情，灵道通里神门。人若遇郁闷之事，可按摩手腕部位的三个穴位，即灵道、通里、神门，这三个穴位都对舒缓情志有作用。方法是从灵道穴经通里穴往神门穴反复擦按，用力不用太大，持续2~3分钟即可。

宁心助眠靠神门。神门穴是治疗失眠症的重要穴位。失眠主要是由心肾不交、思虑过度造成的。编著者首创的"助眠经络操"可以帮助解决这个问题。其口诀是"三心照海，内关神门"，就是分别按摩心经、心包经和肾经的六个穴位。"三心"，就是脚掌心、手掌心、腋心。脚掌心的穴位是肾经的涌泉穴，即肾经起始穴，按摩这个穴位可以充盈肾水。手掌心就是心包经的劳宫穴，利心安神。腋心就是心经的极泉穴，即心经起始穴，可以宽胸宁神。照海穴，位于足内侧，内踝尖下方凹陷处，是肾经主要穴位，也是八脉交会穴之一，是肾水最丰盛之处。"内关""神门"则分别是心包经和心经的主要穴位。内关穴是心包经大穴，健心宁神。失眠者可每晚临睡前抽出10分钟时间，从脚至手，按肾经（涌泉、照海）、心包经（内关、劳宫）、心经（极泉、神门）的顺序，分别按摩这六个穴位，每个穴位100下左右，手法要轻缓放松。

神门穴配内关穴（心包经）、心俞穴（膀胱经），治心痛；配内关穴（心包经）、三阴交穴（脾经），治健忘、失眠。

少府穴——清心泻热·心悸

少府穴位于手掌面，在第四、第五掌骨之间，握拳时小指尖所点处（见图9）。

少府穴，出自《针灸甲乙经》。少，有阴之意；府，即家宅。此穴意指心经经气在此聚集，故名。

少府穴的主要功效是清心泻热，理气活络。《铜人腧穴针灸图经》认为，少府穴主治"烦满少气，悲恐畏人"等症。现代常用于治疗风湿性心脏病、心绞痛、心律不齐、癔症、遗尿、尿潴留、月经过多、肋间神经痛、臂神经痛等。

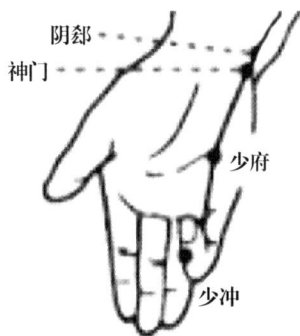

图9

按摩少府穴有助于减少心火，将热能导出，故按摩少府穴常常会使手掌发热。冬天阴凉，手指常常发冷，此时就可多按摩一下少府穴，促使手掌血液循环，让手指暖和起来，这样也有利于全身血液畅通。

少府穴配内关穴（心包经），治心悸；配心俞穴（膀胱经），治阴肿、阴痒；配气海穴（任脉）、关元穴（任脉）、太溪穴（肾经）、三阴交穴（脾经），治小儿遗尿。

少冲穴——醒神开窍·急性中风

少冲穴位于小指末节桡侧，距指甲根角0.1寸处，靠无名指侧的边缘（见图9）。

少冲穴，出自《针灸甲乙经》。少，指手少阴；冲，冲出。少冲之意，指心经经气由此穴冲出体内经脉，故名。

少冲穴的功效是清热熄风，醒神开窍。《铜人腧穴针灸图经》载，少冲穴主治"热病烦满，上气心痛"。现代常用于治疗高热、脑出血、癔症、心肌炎、胸膜炎、肋间神经痛、喉炎等。

少冲穴也是急救穴。如遇急性中风，可通过少冲穴急救。方法是：先揉小指数十次，使之充血，再用针刺，以出血为宜。另外，夏季高温，容易中暑，平时可多按"三冲"穴，即少冲穴（小指末端）、中冲穴（中指末端）、关冲穴（无名指末端）。另外，如睡眠不足打瞌睡，也可多按摩少冲穴，有助于提神醒脑。

少冲穴配太冲穴（肝经）、中冲穴（心包经）、大椎穴（督脉），治热病、昏迷；配水沟穴（督脉）、百会穴（督脉）、风池穴（胆经），治中风。

手厥阴心包经

　　手厥阴心包经有9个穴位，左右两侧加起来共有18个穴位，从胸部天池穴起始，经手臂内侧走向中指，终于中指的中冲穴。《黄帝内经·灵枢·经脉》是这样描述手厥阴心包经的循行路线的："心主手厥阴心包络之脉，起于胸中，出属心包络，下膈，历络三焦；其支者，循胸出胁，下腋三寸，上抵腋，下循臑内，行太阴少阴之间，入肘中，下臂行两筋之间，入掌中，循中指出其端；其支者，别掌中，循小指次指出其端。"（见图10）

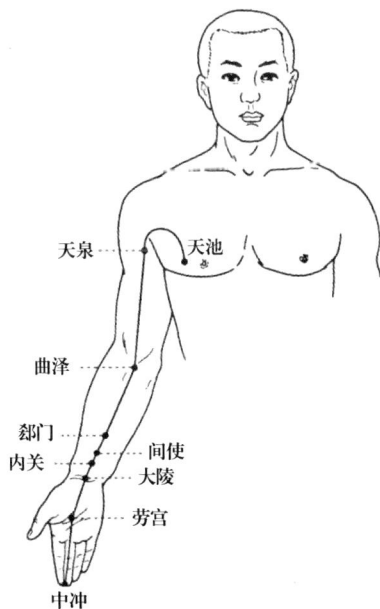

图10

传统中医视心脏为人体最重要的器官，把覆盖在心脏表面的膜性囊称为心包，认为其具有保护心脏、使心脏机能正常运转的功能。经常按摩心包经，可以增强心脏的力量，帮助心肺输送气血，缓解一些与心脏有关的病症，如胸胁胀闷、心痛、心烦等。因其与手少阳三焦经相接，故一些穴位也可治肘臂屈伸困难、腋下肿等病症。

手厥阴心包经穴位运行顺序是：天池→天泉→曲泽→郄门→间使→内关→大陵→劳宫→中冲。

分述如下。

天池穴——宽胸理气·胸胁胀痛　★

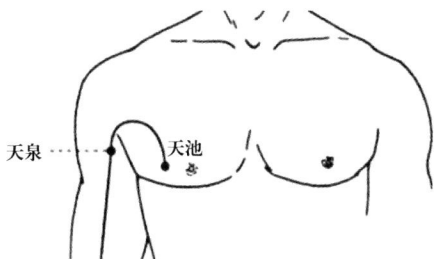

天泉 ······ 天池

图11

天池穴位于胸部，第四肋间隙，锁骨下窝外侧，乳头旁开1寸（见图11）。

天池穴，出自《黄帝内经·灵枢·本输》。天池，一般指高山之湖，水深而纯净。天池穴，意指心包经气血在此聚集，其蕴积深厚，纯净清凉，故名。

天池穴的主要功效是宽胸理气、通经活络。《针灸甲乙经》载，天池穴主治"寒热，胸满颈痛，四肢不举，腋下肿，上气，胸中有声，喉中鸣"等病症。按摩或针灸天池穴，对于缓解胸闷、咳嗽、气喘、胸胁胀痛等有一定效果。

在我们人体上，除了心包经的天池穴以外，还有一处"天池"，这就是人的上腭。在人的上腭有两个小窝，俗称"天池"，如果把舌头抵住上腭，就会打开这个"天池"，一般人都会感受到汩汩细水渗出。这就是古人常讲的"搭鹊桥"，是内功修炼的基本功。内功修炼，重在调心。《黄帝内经》中讲，心为"君主之官"，而舌则为"心之苗"。舌抵上腭，不仅有利于调心，而且有助于调节五脏六腑，对于沟通任督二脉，形成"周天运转"有极其重要的作用。因此，修炼内功，首先要学会"搭鹊桥"。其正确方法是：口唇轻闭，牙齿扣拢，舌尖自然上抵上腭，舌体宜卷不宜直，宜轻不宜重。静心凝神，意念集中到上腭，慢慢就能感觉到清水生津。如感觉津水盈满，可徐徐咽下。此法能吸收身体之精华，是造精之捷径，健身之妙法。每日入睡前，静心"搭鹊桥"，日久必见功效。

天池穴配内关穴（心包经），治心痛；配列缺穴（肺经）、丰隆穴（胃经），治咳嗽；配支沟穴（三焦经），治胸胁痛。

天泉穴——宽胸散瘀·胸闷气短

天泉穴位于上臂内侧，腋前纹头下2寸，肱二头肌的长短头之间（见图11）。

天泉穴，出自《针灸甲乙经》。天，指上部；泉，水涌出处。此穴延续天池穴，意指蕴积在天池穴之心包经气血至此而下，如天泉流下，故名。

天泉穴的主要功效是宽胸理气，散瘀止痛。《针灸大成》认为，天泉穴主治"恶风寒，心病，胸胁支满，咳逆"等症。按摩或针灸天泉穴，对治疗心绞痛、心动过速、心内膜炎等有一定效果。如果长期感到胸闷气短，往往就是心肌供血不足，这时就要每天坚持按摩天泉穴，过一段时间就能缓解。

天泉穴配内关穴（心包经）、通里穴（心经），治心痛、心悸；配肺俞穴（膀胱经）、支沟穴（三焦经），治咳嗽、胸胁痛；配侠白穴（肺经）、曲池穴（大肠经）、外关穴（三焦经），治上肢痿痹。

曲泽穴——宁心清热·血压不稳　★★

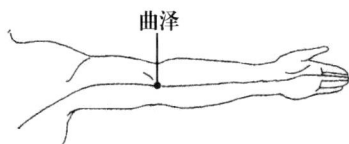

曲泽

图12

曲泽穴位于上肢肘横纹中，肘二头肌腱的尺侧缘凹陷中（见图12）。

曲泽穴，出自《黄帝内经·灵枢·本输》。曲，弯也；泽，积水之处。曲泽穴指天泉穴的心包经气血至此有所回还，形成一小积弯，故名。

曲泽穴的主要功效是宁心清热，和中降逆。《针灸甲乙经》认为，曲泽穴主治"心澹澹然，善惊，身热，烦心，口干，手清，逆气，呕血，时瘈，善摇头，颜青，汗出不过肩，伤寒温病"等诸多病症。现代常用于治疗风湿性心脏病、心肌炎、急性胃肠炎、支气管炎、中暑等。

恶心呕吐曲泽止。按摩或针灸曲泽穴，对缓解心痛、心悸、胃痛、中暑、热病等有一定的效果，尤其是对于伴有胃部不适、恶心、呕吐的心脏病患者尤为适宜。可以说，按摩曲泽穴不仅可以帮助我们保护心脏健康，而且对于胃部健康也很有好处。按摩时用左（右）手大拇指按揉对侧手臂上的曲泽穴，边揉边屈伸肘关节，各按摩3分钟即可。需要注意的是，按揉曲泽穴容易造成流产，所以孕妇禁用。

按摩曲泽穴还可以缓解高血压带来的不适。在高血压发作的高峰期，即每天早6~10点，下午3~5点这两个时段，将右手手掌摊开，左臂微微弯曲，用右手的掌侧敲打左臂的曲泽穴，重复多次，便可保持血压平稳。

曲泽穴配神门穴（心经）、鱼际穴（肺经），治呕血；配内关穴（心包经）、大陵穴（心包经），治心胸痛。

郄门穴——宁心安神·心动过速 ★

郄门穴位于腕横纹上5寸处（见图13）。

郄门穴，出自《针灸甲乙经》。郄，通"隙"；门，出入之处。此穴位于桡骨与尺骨间隙处，两侧如门，故名。

郄门穴的主要功效是宁心安神，清营止血。《针灸甲乙经》指出，郄门穴主治"心痛，衄哕呕血，惊恐畏人，神气不足"等病症。现代常用于治疗风湿性心脏病、心肌炎、心绞痛、心悸、乳腺炎、膈肌痉挛、癔症、胃出血、鼻衄等。

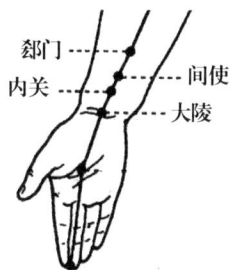

图13

心悸心慌按郄门。按摩或针灸郄门穴，对缓解心痛、心悸等有一定的效果。特别需要指出的是，郄门穴对缓解心动过速是"一味妙药"，只要用拇指按定本穴，来回转动，以1分钟40下的频率按摩1分钟，即可缓解。

一般来说，遇到心脏方面的问题，可以按摩3个穴位，即内关穴（心包经）、郄门穴（心包经）、神门穴（心经），它们都有疏通气血、调养心脏、增强心脏功能的作用。

郄门穴配梁丘穴（胃经）、足三里穴（胃经）、太冲穴（肝经），治神经性呕吐；配内关穴（心包经），治急性缺血性心肌损伤；配曲泽穴（心包经）、大陵穴（心包经），治心痛；配神门穴（心经）、心俞穴（膀胱经），治心悸、心绞痛。

间使穴——宽胸清热·心肌缺血

间使穴位于距腕横纹3寸处，取穴位在郄门穴下方2寸处（见图13）。

间使穴，出自《黄帝内经·灵枢·本输》。间，间接；使，派遣，指使。此穴位于掌后3寸两筋之间凹陷处，由心君主宰，有臣使之意，故名。

间使穴的主要功效是宽胸和胃，清心安神。《针灸甲乙经》指出，间使穴主治"热病烦心，善呕，胸中澹澹，善动而热"等病症。按摩或针灸此穴，可以治疗风湿性心脏病、心绞痛、心肌炎等，也可治疗呼吸系统疾病，如感冒、咽喉炎等。

心肌缺血找间使。一般来讲，防治老年性心肌缺血，可着重按摩心包经3个穴位，即间使、内关、大陵，通过调整微循环，使心肌血脉相通。

间使穴配心俞穴（膀胱经），治心悸；配后溪穴（小肠经）、合谷穴（大肠经），治癫痫；配内关穴（心包经）、胃俞穴（膀胱经）、中脘穴（任脉），治胃痛。

内关穴——强心要穴·心绞痛　★★★

内关穴

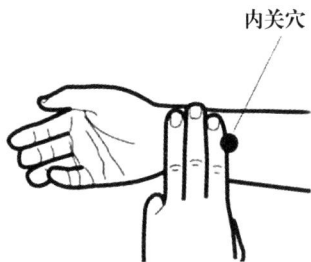

图14

内关穴位于上肢前臂正中，腕横纹上2寸处。取穴时，仰掌，微屈腕，在腕横纹三横指处取穴（见图14）。

内关穴，出自《黄帝内经·灵枢·经脉》。内，内部也；关，关卡，重要之处也。内关穴即指心包内在之关要所在，是心包经的大穴，故名。

内关穴是经脉常用特定穴位，全身强壮要穴之一，可以疏通经络，治疗心包及前臂诸种疾患。它的功效是宁心安神、宣痹解郁、宽胸理气、宣肺平喘、缓急止痛、调补阴阳气虚等。《针灸甲乙经》认为，内关穴可防治"实则心暴痛，虚则烦心，心惕惕不能动，失智"等诸多病症。可以说，内关穴防治疾病范围甚广，是多功能、高效用、适应范围广的保健大穴。历代中医学家都一致推崇内关穴的保健作用，认为内关不开，诸穴不通；内关畅通，诸穴和顺。

常按内关治大病。按摩内关穴，可以防治多方面的疾病。对呼吸系统，可以治疗哮喘急性发作。对循环系统，可治冠心病及心绞痛。当心绞痛发作时，如一时无法找到硝酸甘油片缓解疼痛，可用拇指端分别按压双手内关穴，可以起到缓解作用。对心动过速、心动过缓、心律不齐、高血压、高血脂等病，坚持按摩或针灸内关位，都能起到较好的防治作用。平常多按摩一下内关穴，对心脏的保护也有很好的作用。对消化系统，可治呕吐，尤其是对神经性呕吐有良效。对神经系统，可治神经衰弱、失眠等症。

具体按摩方法，可用左手拇指尖按压右手内关穴，同时还要揉，按揉要有一定的力度，当然也不要过度用力，让内关穴能感受到即可。每次按揉5~10分钟，每天2~3次，左右手轮换，坚持下去，效果必显。

内关穴配大陵穴（心包经）、神门穴（心经），治失眠；配郄门穴（心包经），治心痛；配足三里穴（胃经）、中脘穴（任脉），治胃痛、吐泻。

大陵穴——宽胸和胃·口臭　★

大陵穴位于前臂腕掌横纹的中点处，在掌长肌腱与桡侧腕屈肌腱之

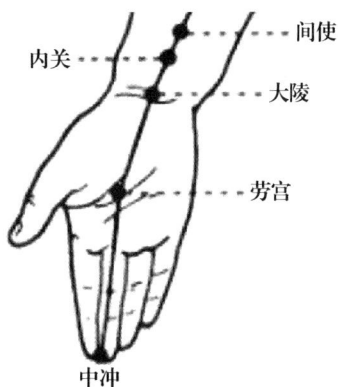

图15

间（见图15）。

大陵穴，出自《黄帝内经·灵枢·本输》。大，壮也；陵，高大土堆。大陵穴指心包经气血运行至此，脾土物质堆积如山，故名。

大陵穴的功效，主要是宁心安神，宽胸和胃。《铜人腧穴针灸图经》认为，大陵穴治"热病汗不出，臂挛腋肿，善笑不休，心悬善饥，喜悲泣，惊恐"等病症。现代中医学认为，按摩或针灸大陵穴，可治心悸、胃痛、呕吐等多种病症。

口臭须用大陵解。大陵穴有一个特别的功效，就是善治口臭。大陵穴为心包经原穴。心包经属火，中医五行学说认为"火生土"，由此可见，大陵穴为健脾要穴。口臭大多源自心包经积热日久，或脾虚湿浊上升。大陵穴最能泻水祛湿。火生土则火自灭，脾土多则湿自消。所以，当发现自己口臭严重时，要及时按摩大陵穴。方法是，用左手拇指按揉右手大陵穴，反复进行5分钟左右，再换右手操作，每日2~3次。

大陵穴还有通经活血之功效。踝关节扭伤，足跟痛，可多按摩大陵穴加以缓解。

大陵穴配劳宫穴（心包经），治心绞痛、失眠；配外关穴（三焦经）、支沟穴（三焦经），治腹痛、便秘；配水沟穴（督脉）、间使穴（心包经）、心俞穴（膀胱经）、丰隆穴（胃经），治癫狂、痫、惊悸。

劳宫穴——清心泻热·心惊失眠 ★★

劳宫穴位于手掌心，在第二、第三掌骨之间，偏向第三掌骨处（见

图15）。

劳宫穴，出自《黄帝内经·灵枢·本输》。劳，作也；宫，高大居所。劳宫穴意指心包经气血在此聚集，休养生息，故名。

劳宫穴的功效主要为清心泻热，开窍醒神。《针灸甲乙经》认为，劳宫穴可治"风热，善怒，心中喜悲，思慕歔欷，善笑不休"等病症。现代医学表明，按摩劳宫穴，可治神经系统疾病，诸如惊吓、精神恍惚等。遇到急事难事，一时心惊意乱，按压劳宫穴可以迅速安定人的情绪，让人保持镇定，让心率恢复正常。经常按压手心劳宫穴，有强壮心脏的作用。其方法是用两手拇指互相按压，时间长短可自由掌握。另外，按压劳宫穴对治疗五官科疾病，诸如口腔炎、牙周炎、口臭、口疮、风火牙痛等也有疗效。

消除心火按劳宫。劳宫穴五行属火，经常按摩可消除心火，对缓解失眠有帮助。中医认为，失眠是心肾不交、水火不济所致。每晚临睡前半小时，按揉左右手掌心（劳宫穴）和左右脚心（涌泉穴），可使心火下降，肾水上升，心肾相交，水火相济，有助睡眠。长期坚持按揉劳宫穴，对强壮心脏也大有益处。

劳宫穴配水沟穴（督脉）、曲泽穴（心包经）、委中穴（膀胱经），治中暑昏迷；配内庭穴（胃经），治口疮、口臭。

中冲穴——急救心穴·心绞痛 ★★

中冲穴位于手中指指尖中端（见图15）。

中冲穴，出自《黄帝内经·灵枢·本输》。中，与外相对；冲，冲出。中冲穴指心包经气血在此外冲，故名。

救命急按中冲穴。中冲穴为心包经的井穴，有急救功能，是人体的一个急救穴。掐按中冲穴，对心绞痛、中风昏迷、中暑等都有一定的急救效果。另外，中医认为，此穴对疼痛比较敏感，因此，人们在困倦时揉捏此穴，也能起到醒脑提神的作用。

这里需要提示，传统中医的一些观点认为人的五脏有相对应的指掌穴位，按摩这些指掌穴位对保健五脏、治疗五脏疾病有特殊疗效。《幼科推拿秘书》认为："大指属脾土，脾气通于口，络联于大指……；食指属肝木，肝气通于目，络联于食指……；中指属心火，心气通于舌，络联于中指……；无名指属肺金，肺气通于鼻，络联于无名指……；小指属肾水，肾气通于耳，络联于小指。"《黄帝内经》中也说经脉"内属于腑脏，外络于肢节"。因此，在手指上施穴可治疗五脏的各种疾病。

中冲穴配百会穴（督脉）、冲门穴（脾经），治中风不省人事；配中脘穴（任脉）、气海穴（任脉）、曲池穴（大肠经）、合谷穴（大肠经），治中暑；配期门穴（肝经）、长强穴（督脉）、天突穴（任脉）、侠白穴（肺经），治心痛；配劳宫穴（心包经）、少冲穴（心经）、经渠穴（肺经）、列缺穴（肺经），治手掌热，肘中痛。

第二部分　手三阳经

手阳明大肠经　　手太阳小肠经　　手少阳三焦经

手阳明大肠经

　　手阳明大肠经一侧有20个穴位，左右两侧加起来共有40个穴位，起于食指末端的商阳穴，经手臂外侧过肩膀，终于脸部鼻旁的迎香穴。《黄帝内经·灵枢·经脉》是这样描述手阳明大肠经的循行路线的："大肠手阳明之脉，起于大指次指之端，循指上廉，出合谷两骨之中，上入两筋之间，循臂上廉，入肘外廉，上臑外前廉，上肩，出髃骨之前廉，上出于柱骨之会上，下入缺盆络肺，下膈属大肠；其支者，从缺盆上颈贯颊，入下齿中，还出挟口，交人中，左之右，右之左，上挟鼻孔。"（见图16）

　　大肠居于腹中，分为盲肠、阑尾、结肠、直肠和肛管，其上口在阑门处接小肠，其下端连接肛门，是人体消化系统的重要组成部分，为消化道的下段。大肠的作用主要是对食物残渣中的水液进行吸收，而食物残渣则形成

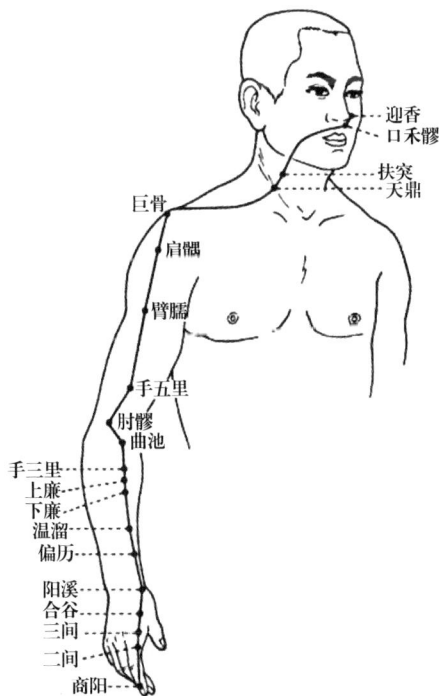

图16

粪便并有度排出。大肠吸收水液，参与体内的水液代谢，故说"大肠主津"。大肠传导糟粕机能失常，则出现排便异常，常见的有大便秘结或者泄泻。若有湿热郁结大肠，大肠传导机能失常，还会出现腹痛、里急后重、下痢脓血等病症。大肠经腧穴主要治疗头面、五官、咽喉病，对神志病、热病及经脉循行部位的其他病症也有疗效。

手阳明大肠经穴位运行顺序是：商阳→二间→三间→合谷→阳溪→偏历→温溜→下廉→上廉→手三里→曲池→肘髎→手五里→臂臑→肩髃→巨骨→天鼎→扶突→口禾髎→迎香。

分述如下。

商阳穴——清热利咽·便秘　★★

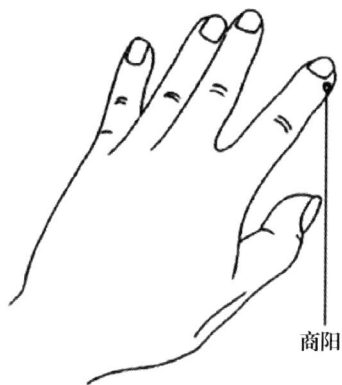

图17

商阳穴位于食指靠拇指侧指甲根角旁0.1寸处（见图17）。

商阳穴，出自《黄帝内经·灵枢·本输》。商，五音之一；阳，阳气。大肠经与肺相合，行于阳分，商音入肺，故名。

商阳穴的功能主要是清热利咽、开窍救逆。《针灸甲乙经》载，商阳穴可治"热疟口干""口中下齿痛""喉痹"等症。现代主治牙齿疼痛、咽喉肿痛、手指麻木、热病等。

强精壮阳，常按商阳。商阳穴是男性性功能保健的重要穴位，刺激商阳穴有明显的强精壮阳之效，可延缓性衰老。另外，商阳穴也是专门治疗便秘的要穴，被称为人体自带的"开塞露"。出现便秘，可用左右手大拇指指甲掐按商阳穴，每穴3~5分钟，就可缓解症状。平时按摩刺激商阳穴的方法十分简易，可分别用双手拇指指尖轮番按捏此穴，双手各100下即可。

商阳穴配少商穴（肺经）、中冲穴（心包经），有助于醒脑开窍；配少商穴（肺经）、合谷穴（大肠经），治咽喉肿痛。

二间穴——泻热清咽·牙齿疼痛　★

二间穴位于食指第二掌指关节桡侧前缘，当赤白肉际处（见图18）。

二间穴，出自《黄帝内经·灵枢·本输》。间，隙陷之意。此穴在手第二掌指关节前陷处，当手阳明大肠经的第二穴，故名。

阳溪

合谷

三间

二间

商阳

图18

二间穴的主要功用是泻热解毒、清咽止痛。《针灸甲乙经》载，二间穴可治"多卧善睡，鼻（肩）髃痛寒，鼻衄赤多血，浸淫起面，身热，喉痹如哽，目眦伤，忽振寒，肩疼"等病症。现代临床上主要用来治疗咽喉肿痛、牙齿疼痛等症。按摩二间穴，能治疗缓解头晕、目痛、咽喉肿痛、牙痛、消化不良、便秘、膝盖疼痛等。

牙疼去二间。二间穴对治疗牙疼有特效。很多人牙疼常常会连带头痛不已，此时按摩二间穴可加以缓解。《天元太乙歌》有句歌诀"牙风头痛孰能调，二间妙穴莫能逃"，形象说明了二间穴的功能。牙疼时，可分别按摩二间穴和合谷穴，每个穴位按压十几下，就会有所缓解。此外，坚持按摩二间穴和临近的三间穴，对于治疗长期慢性腹泻有非常好的效果。

二间穴配太冲穴（肝经）、涌泉穴（肾经），治三叉神经痛；配鱼

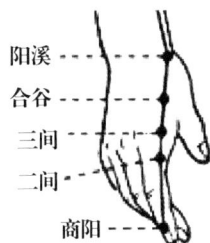

际穴（肺经）、合谷穴（大肠经），治咽喉肿痛；配合谷穴（大肠经），治目翳。

三间穴——消肿止痛·咽肿痔痛

三间穴位于食指第二掌指关节，桡侧凹陷处（见图18）。

三间穴，出自《黄帝内经·灵枢·本输》。间，隙陷之意。此穴在手第二掌指关节后陷处，当手阳明大肠经的第三穴，故名。

三间穴的功效主要是清热解毒、消肿止痛。《针灸大成》载，三间穴主治"喉痹，咽中如梗，下齿龋痛"等症。现代主要用来治疗咽喉肿痛、牙齿疼痛等症。另外，痔疮疼痛难忍时，只要掐按三间穴，也能止痛，并有辅助治疗的作用。经常用拇指指腹揉按三间穴，每次1~3分钟，对调和脾胃、改善消化不良等有帮助。

三间穴配角孙穴（三焦经），治三叉神经痛；配肩髎穴（三焦经）、肩髃穴（大肠经），治肩周炎；配攒竹穴（膀胱经），治视物昏盲、视物不清晰。

合谷穴——清热止痛·发热头痛　★★★

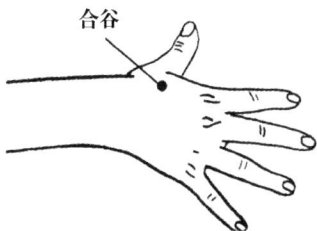
图19

合谷穴俗称虎口，位于手背第一、二掌骨间（见图19）。

合谷穴，出自《黄帝内经·灵枢·本输》，为大肠经原穴。合，汇聚；谷，两山之间凹陷处。三间穴传过来的气血在此汇聚，故名。

合谷穴的主要功用是镇静止痛、通经活络、清热解毒。《针灸大成》载,合谷穴能治"伤寒大渴""寒热疟""热病汗不出""偏风"等病症。现代主要用于镇痛,如头痛、牙痛、三叉神经痛等,对痛经、腰扭伤、腕关节痛等也有一定疗效。

面口合谷收。中医认为,按摩刺激合谷穴,对所有面部及口部的疾病都能够起到很好的疗效。合谷穴还是退热的要穴,可以治疗发热、恶寒、感冒。合谷穴还有除黑眼圈、提神醒脑、舒缓肩颈肌肉僵硬等多方面的作用。按摩合谷穴,还有一个实用功效,就是能缓解晕车症状。合谷穴其实是一个保健穴,就算没有什么病,按揉它对身体也有好处。

合谷穴配颊车穴(胃经)、迎香穴(大肠经),治牙痛、面痛、面瘫;配太冲穴(肝经),治癫狂、头痛、眩晕、高血压;配风池穴(胆经)、大椎穴(督脉),治皮肤瘙痒、荨麻疹、疔疮。

阳溪穴——清热解毒·神经性头痛　★★

阳溪穴位于手腕背侧远端横纹桡侧,桡骨茎突远端,当拇短伸肌腱、拇长伸肌腱之间(见图20)。

阳溪穴,出自《黄帝内经·灵枢·本输》。阳者,阳气;溪者,沟溪。意指大肠经的阳气汇集于此,并开始向上升。

阳溪穴是补阳气、提精神的要穴,主要功效是清热解毒、安神定志、舒筋活络。《针灸大成》认为,阳溪穴可治"厥逆头痛,胸满不得息"等症。现代常用于治疗腕关节及周围软组织疾病、神经性头痛、眼痛、耳鸣、耳聋、牙痛、小儿消化不

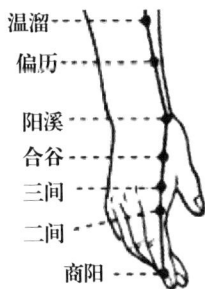

温溜
偏历
阳溪
合谷
三间
二间
商阳

图20

良、偏瘫、扁桃体炎等。头痛发作的时候，用拇指的指腹按压在阳溪穴上半分钟以上，头痛的情况就会迅速得到缓解。阳溪穴还可用于通经活络，经常用拇指尖垂直掐按此穴，每次1~3分钟，可以有效防治脑中风和高烧不退等症。

　　搓手腕，顺脉气，防百病。这里需要特别提示，人体手腕处汇聚了手阴、手阳6条经脉的6个重要穴位，从手心大拇指方向往手腕处的第一个穴位是手太阴肺经的太渊穴，手腕中间是手厥阴心包经的大陵穴，手腕靠小指处是手少阴心经的神门穴，由此翻转手腕，手背小指向手腕处的第一个穴位是手太阳小肠经的阳谷穴，中间是手少阳三焦经的阳池穴，靠近大拇指一侧的是手阳明大肠经的阳溪穴。这六个穴位，除阳谷穴和阳溪穴为经穴外，其他都为原穴，属先天之气，为生命原动力，可补虚泻实。从太渊、大陵、神门到阳谷、阳池、阳溪，这6个穴位实现了阴阳穴位的循环往复，经常按摩手腕，有助于阴阳相济，达到人体气血平和的目的。因此，坚持每日搓揉手腕，对按摩保健有特别益处。保健人士特别是中老年人每日早晚各搓揉左右手腕100下，长期坚持，必有大裨益。

　　阳溪穴配下关穴（胃经）、关冲穴（三焦经）、液门穴（三焦经）、阳谷穴（小肠经），治耳聋、耳鸣；配少海穴（心经）、液门穴（三焦经），治咽喉肿痛；配阳谷穴（小肠经），治目赤肿痛。

偏历穴——通络清热·耳鸣牙痛

　　偏历穴位于前臂背面桡侧，阳溪穴上方，腕横纹上3寸处（见图20）。
　　偏历穴，出自《黄帝内经·灵枢·经脉》。偏，偏斜；历，经过。手阳明脉气由此穴偏侧别出，越历本经走向手太阴肺经之脉，故名。

偏历穴为大肠经的络穴，起到联络大肠经与肺经气血的作用，主要功能是通经活络、清热利尿。《针灸甲乙经》载，偏历穴能治耳鸣、口僻、颊肿、齿痛等症。现代临床上主要针对结膜炎、耳鸣、牙痛、扁桃体炎等症，对缓解前臂神经痛也有一定疗效。

偏历穴配阳溪穴（大肠经）、商阳穴（大肠经）、络却穴（膀胱经）、腕骨穴（小肠经）、前谷穴（小肠经），治耳鸣；配大肠经的商阳穴、二间穴、三间穴、合谷穴、阳溪穴、温溜穴，治齿痛。

温溜穴——清热理气·扁桃体炎

温溜穴位于前臂背面桡侧，腕横纹上5寸处（见图21）。

温溜穴，出自《针灸甲乙经》。温，温热；溜与留同，停留之意。此穴为手阳明大肠经的郄穴，阳明经为多气多血之经，阳气温热驻留此穴，故名。

温溜穴的主要功能为清热理气。《针灸甲乙经》认为，喉痹不能言可通过温溜、曲池两穴调治。现代主要用于治疗五官系统的疾病，如口腔炎、舌炎、腮腺炎等。

温溜穴是中医调理肠鸣、腹胀、腹痛等肠腑病症的重要穴位，经常按摩刺激温溜穴，可以起到消肿止痛、安神通腑的作用。比如，因上火面部起了痘痘，及时按摩温溜穴，对消除痘痘就很有益处。另外，按摩温溜穴对扁桃体炎也有一定疗效。

温溜穴配曲池穴（大肠经），治喉痹不能言；配仆参穴（膀胱经），治癫疾；配期门穴（肝经），治项强伤寒；配陷谷穴（胃经）、复溜穴（肾经）、阳纲穴（膀胱经），治肠鸣而痛。

下廉穴——调理肠胃·便秘

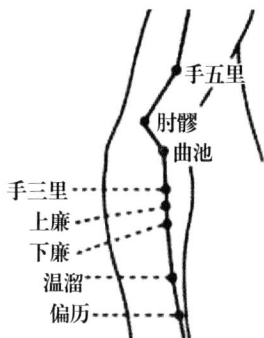

下廉穴位于前臂背面桡侧，肘横纹下4寸处（见图21）。

下廉穴，出自《针灸甲乙经》。下，与上相对；廉，侧边。此穴位于前臂桡侧外缘，上廉穴下1寸处，故曰下廉。

手五里

肘髎
曲池

手三里
上廉
下廉
温溜
偏历

图21

下廉穴是清肠毒的重要穴位，主要功效是调理肠胃、通经活络，常用于预防和缓解便秘。《针灸甲乙经》载，"溺黄，下廉主之"。现代临床表明，通过针灸或按摩下廉穴，对消化系统病症如腹痛等有疗效。

另外，按摩下廉穴对一些运动系统病症也有一定缓解作用，如网球肘、肘关节炎等。疼痛难忍时，可将食指与中指并拢，也可用拇指，以指腹垂直按压此穴，左右臂各1~3分钟，疼痛就会减轻。

下廉穴配足三里穴（胃经），治腹胀、腹痛；配太溪穴（肾经）、兑端穴（督脉）、阴谷穴（肾经），治小便黄浊。

上廉穴——理气通腑·小便黄赤

上廉穴位于前臂背面桡侧，肘横纹下3寸处（见图21）。

上廉穴，出自《针灸甲乙经》。侧边为廉，因穴在前臂桡侧，与下廉穴相对而名为上。

上廉穴的功效主要是理气通腑、通经活络。《针灸甲乙经》载，上廉穴主治"小便黄，肠鸣相逐"。现代主治头痛、喘息、偏瘫、腹痛、肠鸣泄泻等病症，也用于治疗头痛、半身不遂、前臂神经痛，以及肘关节炎和周围病变。经常按摩上廉穴、下廉穴，每次1~3分钟，对手臂具有良好的保养作用。此外，上廉穴与下廉穴配用，可泻胃中热。

上廉穴配下巨虚穴（胃经），治腹痛肠鸣；配曲池穴（大肠经），用于缓解手臂麻木。

手三里穴——通络消肿·手肘疼痛　★★

手三里穴位于前臂背面桡侧，肘横纹下2寸处（见图21）。

手三里穴，出自《针灸甲乙经》。里，可作寸解。唐代名医杨上善有言："一寸一里也。"若屈肘侧置，取手阳明大肠经穴，手三里即在肘端（肱骨外上髁）下3寸处，故名。

手三里穴的主要功效是疏经通络、消肿止痛、清肠利腑、清热明目。此穴为手阳明脉气所发之处，其疏通经络、消肿止痛的作用强，可治疗腰痛、肩膀痛、上身麻痹等病症。《针灸资生经》载，手三里穴可治"手臂不仁，肘挛不伸"。臂膀酸疼不适以及常年性肩膀痛通过按揉手三里穴可以缓解。另外，手三里穴通泻作用强，具有清泻阳明经郁热、化痰散结的作用，可治疗面颊肿痛、齿痛失音、瘰疬等。

泻火攻邪手三里。手三里穴还是强壮穴，平时可用拇指揉，每次1~3分钟，能显著增强免疫力。按摩方法：顺时针方向按揉100次有泻火攻邪的作用，起到泻火、镇痛的效果；逆时针方向按揉100次则是调补气血，有补益之功，有调养、止痛的效果。

手三里穴配曲池穴（大肠经）、合谷穴（大肠经）、外关穴（三焦经），治上肢痿痹；配足三里穴（胃经）、内关穴（心包经），治腹痛、腹胀、吐泻等肠胃疾患；配温溜穴（大肠经）、曲池穴（大肠经）、中渚穴（三焦经）、丰隆穴（胃经），治喉痹不能言；配肩髃穴（大肠经）、合谷穴（大肠经），治腹胀、腹泻等病症；配三阴交穴（脾经），治腹泻。

曲池穴——清热解表·高血压　★★

曲池穴位于肘横纹外侧端，屈肘，当尺泽与肱骨外上髁连线中点。取穴时屈肘成直角，当肘弯横纹尽头处（见图21）。

曲池穴，出自《黄帝内经·灵枢·本输》。曲，屈曲；池，水聚之地。手阳明脉气流注此穴时，似水注入池中，又取穴时，屈曲其肘，横纹头有凹陷，形似浅池，故名。

曲池穴的主要功效是清热解表、消肿止痛。《铜人腧穴针灸图经》载，曲池穴可治"肘中痛，偏风半身不遂，刺风瘾疹，喉痹不能言，胸中烦满，筋缓捉物不得，挽弓不开，屈伸难，风臂肘细而无力，伤寒余热不尽，皮肤干燥"等症。现代主治外感热病、风热上扰的头痛、咽喉肿痛，风热犯肺的咳嗽、气喘，同时也能治疗阳明积热所致的头痛、齿痛、目痛等五官疾患。

高血压，曲池压。曲池穴为大肠经合穴，五行属土，为强壮穴之一。平时多按摩曲池穴，能帮助疏风清热、理气和胃、活血通络。每天早晚用拇指指腹垂直按压曲池穴，每次1~3分钟，可改善上肢瘫麻、哮喘等，同时具有预防高血压的作用。因为曲池穴有降低血压功效，所以低血压患者要慎用。

曲池穴配合谷穴（大肠经）、外关穴（三焦经），治感冒发热、咽喉炎、扁桃体炎、目赤。

肘髎穴——舒筋止痛·肱骨外上髁炎　★

肘髎穴位于手臂外侧，曲池穴上方1寸，当肱骨边缘处（见图21）。

肘髎穴，出自《针灸甲乙经》。肘，肘部；髎，孔隙，为穴内气血运送通道。此穴在肘上肱骨旁凹陷中，故名。

肘髎穴的主要功能是舒筋活络。《针灸甲乙经》认为，肘髎穴可治"肩肘节酸重，臂痛，不可屈伸"。传统中医认为，肘髎穴是肺经、大肠经与肾经气血转换的重要穴位，因此，肺肾关系失调可通过按摩肘髎穴得到调整。针灸或按摩此穴，对肩周炎、肱骨外上髁炎等肘关节疾病也有一定疗效。

若解网球肘，常揉肘髎穴。肘髎穴是治疗肘上疾病的特效穴，如肘部劳损、网球肘等。揉时要找到痛点，多揉一揉，这样症状就会得到相应缓解。每天早晚用拇指指腹按揉肘髎穴，每次1~3分钟，长期坚持，对上肢、肩臂部有良好的保养作用，可预防肩周炎。

肘髎穴配臑会穴（三焦经）、支沟穴（三焦经）、曲池穴（大肠经）、腕骨穴（小肠经），治肘节痹、臂酸痛、腋急痛、肘难屈伸；配手三里穴（大肠经）、肩髃穴（大肠经），治肘痛、屈伸不利；配曲池穴（大肠经）、手三里穴（大肠经），治肱骨外上髁炎。

手五里穴——理气散结·肘臂疼痛　★

手五里穴位于手臂外侧，曲池上方3寸处（见图21）。

手五里穴，出自《黄帝内经·灵枢·本输》。里，寸之意。此穴在曲池上3寸处，若是从肘端（肱骨外上髁）向上量，正好5寸，故名。

手五里穴的主要功效是理气散结、通经活络。《铜人腧穴针灸图经》载，手五里穴可治"风劳，惊恐吐血，肘臂痛，嗜卧，四肢不得动摇，寒热瘰疬，咳嗽，目视䀮䀮，疟疾，心下胀满"等症。也有中医典籍认为，手五里穴可治"一切风湿肿满，臂膊疼痛不举"。现代临床上，手五里穴为穴位诊断肺炎的定性穴，主要用于治疗胸肺及局部疾患，如咳嗽、咳血、心下胀满、中风偏瘫、肘臂疼痛挛急、寒热疟疾、身黄嗜卧、瘰疬等。

手臂麻木理五里。老年人一般比较容易出现手臂麻木、疼痛的情况，这个时候按摩一下手五里穴，可以起到非常好的理气散结、舒筋活络止痛的作用。另外，经常按摩手五里穴还可达到清泻阳明、通调气血的目的，实现清热泻火、行气化痰、活血散结的功效，可以清泻大肠经与肺经热邪，从而缓解咳嗽、吐血等病症。

手五里穴配肩髃穴（大肠经）、曲池穴（大肠经），治肘臂挛痛。

臂臑穴——理气消痰·肩周炎

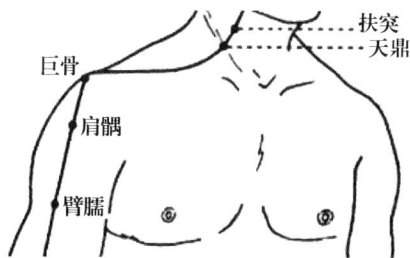

图22

臂臑穴位于肩部，三角肌止点处，曲池穴上7寸（见图22）。

臂臑穴，出自《针灸甲乙经》。臂，上臂；臑，指上臂内侧缘处。此穴在上臂肱骨内侧，故名。

臂臑穴的主要功能是通经活络、理气消痰、清热明目。《针灸甲乙经》载，臂臑穴可治"寒热，颈疬，适肩臂（痛）不可举"等症。现代常用于治疗肩周炎、颈淋巴结结核等。

同时，臂臑穴因有清热明目之功，对预防老年人白内障的发生有积极作用。老年人平时多按揉这个穴位，对于防止视力下降有好处。

臂臑穴配手三里穴（大肠经）、大迎穴（胃经），治颈淋巴结结核；配强间穴（督脉），治颈项强。

肩髃穴——疏经利节·肩臂痛

肩髃穴位于肩部，三角肌上，臂外展，当肩峰前下方凹陷处（见图22）。

肩髃穴，出自《黄帝内经·灵枢·经别》。肩，肩膀；髃，角落之意，指骨之边缘。此穴位于肩端部肩峰与肱骨大结节之间，故名。

肩髃穴的主要功能为疏经利节、祛风通络、理气化痰、清热止痒。《针灸甲乙经》载，肩髃穴可治"肩中热，指臂痛"。现代临床主治病症有肩臂痛、半身不遂、手臂挛痛、手臂不能上举、手背红肿、四肢热、瘰疬、乳痈等。

肩髃穴配臂臑穴（大肠经），治肩周炎；配手三里穴（大肠经），治急性腕扭伤。

巨骨穴——化痰散结·肩臂挛痛　★

巨骨穴在肩锁关节后缘，当锁骨肩峰端与肩胛冈形成的叉骨间（见图22）。

巨骨穴，出自《黄帝内经·素问·气府论》。巨骨，指缺盆骨，现称锁骨。此穴位于锁骨肩峰端与肩胛冈之间凹陷处，故名。

巨骨穴的主要功效是通经活络、化痰散结。《针灸甲乙经》载，巨骨穴可治"肩背痹痛，臂不举，血瘀肩中，不能动摇"等症。《备急千金要方》载，巨骨穴对治疗肩中痛有特效。还有中医典籍认为，肩膊痛、胸中有瘀血、肩背不得屈伸而痛都可通过按摩巨骨穴得到缓解。现代主要用于治疗肩臂挛痛、臂不举、瘰疬、瘿气等病症。

　　巨骨穴配肩髃穴（大肠经）、天宗穴（小肠经），治肩背痛；配肩贞穴（小肠经）、肩髎穴（大肠经），治肩周炎；配尺泽穴（肺经）、孔最穴（肺经）、鱼际穴（肺经），治咯血；配前谷穴（小肠经），治臂不举。

天鼎穴——清咽利膈·喉痹咽痛　★

　　天鼎穴位于颈外侧，胸锁乳突肌后缘，当喉结旁，扶突穴与缺盆穴连线中点（见图22）。

　　天鼎穴，出自《针灸甲乙经》。天，高部；鼎，中国古代煮焚用具，有三足。此穴位于颈部胸锁乳突肌之胸骨头与锁骨头分歧之下方。胸锁乳突肌特征为一肌三头（一头附着于乳突骨，其他二头分别附着胸、锁二骨），似三足鼎立，故名。

　　天鼎穴的主要功效是理气化痰、清咽利膈。《针灸甲乙经》载，天鼎穴可治"暴喑气哽，喉痹咽肿不得息，食饮不下"等症。现代常用于治疗扁桃体炎、喉头炎、颈淋巴结结核、舌骨肌麻痹症等。

　　喉痛难咽问天鼎。天鼎穴因内应咽喉，故具有疏经通络、理气化痰、消肿止痛、祛瘀散结之功，并可降逆泻火、清燥存阴，可用于治疗颈部及咽喉诸疾，凡咽下困难者，均可使用天鼎穴治疗。用力按压天鼎穴50次，可缓解扁桃体红肿所造成的疼痛及喉阻塞等症状。用中指指腹按摩天鼎穴，每次1~3分钟，对咽喉和耳部有很好的保养作用，能缓解咽喉肿痛、预防听力减退。

天鼎穴配气舍穴（胃经）、膈俞穴（膀胱经），治喉痹哽噎、咽肿不得消、食饮不下；配臑会穴（三焦经）、合谷穴（大肠经）、足三里穴（胃经）、天突穴（任脉）、天容穴（小肠经），治瘿气。

扶突穴——清咽消肿·咽喉肿痛

扶突穴位于颈外侧，喉结旁开3寸，当胸锁乳突肌的前、后缘之间（见图22）。

扶突穴，出自《黄帝内经·灵枢·本输》。扶，挨扶；突，高出。此穴位于胸锁乳突肌之胸骨头、锁骨头相合之突出处，二头相合，形如二人挨扶，故名。

扶突穴的主要功能为清咽消肿、理气降呃。《针灸甲乙经》载，扶突穴可治"咳逆上气，咽喉鸣喝，喘息"等症。现代常用于治疗吞咽困难、甲状腺肿大、声带小结、声音嘶哑等。

按摩扶突穴，对治疗咳嗽气喘、咽喉肿痛、吞咽困难有较好效果。按摩时，可用双手中指指腹按揉并做环状运动，时间宜短。需要特别注意的是，因为扶突穴接近气管，按摩时不可用力过度。

扶突穴配天突穴（任脉）、天溪穴（脾经），治咽喉病；配天突穴（任脉）、合谷穴（大肠经），治咳喘；配大椎穴（督脉）、合谷穴（大肠经），治暴喑、咽喉肿痛。

口禾髎穴——疏风清热·过敏性鼻炎

口禾髎穴位于上唇部，鼻孔外缘直下，与水沟穴相平（见图23）。

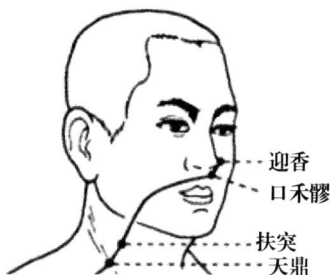

图 23

口禾髎穴，出自《针灸甲乙经》。禾，指粮食；髎，意为孔穴。谷物从口入，穴近口处，内对两齿（门齿及尖齿）牙根间凹陷处，故名。

口禾髎穴的主要功效是疏风清热、通鼻利窍。《针灸甲乙经》载，口禾髎穴治"鼻窒，口僻，清洟出不可止，鼽衄有痈"等症。现代主要用于治疗鼻塞、鼽衄、口歪、口噤等局部病症。

由于口禾髎穴位于口鼻之间，其经脉入下齿龈，回出环绕口唇，交人中，抵鼻旁，通鼻窍，经常按摩此穴可治疗各种鼻疾及面口疾患。按摩时，食指指腹按压口禾髎穴，每次5~10分钟，以有酸痛感为宜，对过敏性鼻炎、鼻前庭炎和慢性鼻炎均有较好疗效。经常用食指指腹点按口禾髎穴，每次1~3分钟，对鼻部有良好的保养作用。

口禾髎穴配迎香穴（大肠经）、上星穴（督脉）、五处穴（膀胱经）、水沟穴（督脉）、风府穴（督脉）、太渊穴（肺经），治鼻塞、不辨香臭。

迎香穴——通利鼻窍·鼻炎

迎香穴位于鼻翼外缘中点旁，当鼻唇沟中（见图23）。

迎香穴，出自《针灸甲乙经》。此穴在鼻旁，因能主治"鼻鼽不利，窒洞气塞"，不闻香臭，故名。

迎香穴的主要功效是通利鼻窍、清肺泻热。《针灸大成》载，迎香穴可治"面痒浮肿""鼻䶎多涕"等症。现代主要用于治疗鼻炎、鼻塞、鼽衄、口歪、胆道蛔虫等病症。

"鼻有恙，迎香口禾髎。"由于迎香穴位于鼻旁，脉气直通鼻窍，故通经活络、通利鼻窍之作用甚强，是治疗各种鼻疾患的要穴。平时如遇伤风引起的流鼻涕、鼻塞或者过敏性鼻炎发作，可及时按摩迎香穴及口禾髎穴至发热以缓解症状。经常用食指指腹垂直按压迎香穴，每次1~3分钟，能使鼻子保持舒畅，对肺部也有很好的保健作用，可预防肺病。

迎香穴配合谷穴（大肠经）、上星穴（督脉），治鼻衄。

手太阳小肠经

手太阳小肠经一侧有19个穴位，左右两侧加起来共有38个穴位，从手掌小指尖的少泽穴起始，经手臂外侧到颈部，终于耳部的听宫穴。《黄帝内经·灵枢·经脉》是这样描述手太阳小肠经的循行路线的："小肠手太阳之脉，起于小指之端，循手外侧上腕，出踝中，直上循臂骨下廉，出肘内侧两筋之间，上循臑外后廉，出肩解，绕肩胛，交肩上，入缺盆络心，循咽下隔，抵胃属小肠；其支者，从缺盆循颈上颊，至目锐眦，却入耳中；其支者，别颊上䪼抵鼻，至目内眦，斜络于颧。"（见图24）

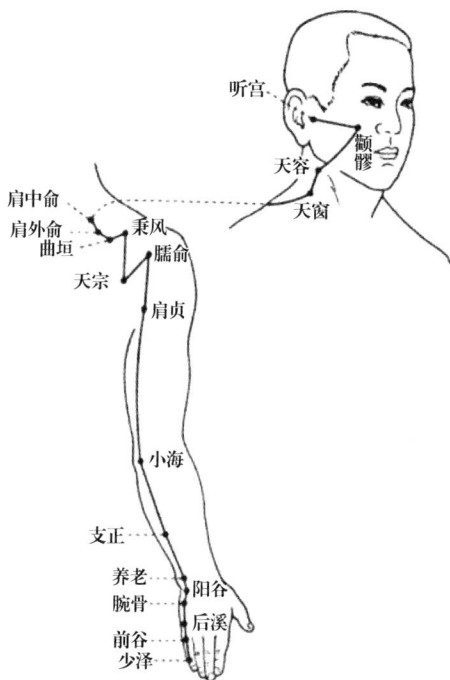

听宫
颧髎
天容
天窗
肩中俞
肩外俞
曲垣
秉风
臑俞
天宗
肩贞
小海
支正
养老
阳谷
腕骨
后溪
前谷
少泽

图24

小肠是位于胃和大肠之间、长7米以上的重要消化器官，上端接幽门与胃相通，下端通过阑门与大肠相连。食物在小肠内基本完成消化过程，其营养物质为小肠黏膜所吸收。小肠经在消化机能中占有相当重要的地位，可以生化气血，给全身提供营养。小肠经机能衰退，会使身体不调和，并出现各种不舒服的症状，主要包括咽痛、眼痛、头痛、肩痛、耳鸣、腮腺炎、扁桃体炎、失眠等。调理好小肠经，对于预防和缓解上述病症有重要的作用。

手太阳小肠经穴位运行顺序是：少泽→前谷→后溪→腕骨→阳谷→养老→支正→小海→肩贞→臑俞→天宗→秉风→曲垣→肩外俞→肩中俞→天窗→天容→颧髎→听宫。

分述如下。

少泽穴——清热利窍·咽喉肿痛　★

少泽穴位于小指末节外尺侧，距指甲根角0.1寸处（见图25）。

少泽穴，出自《黄帝内经·灵枢·本输》。少，小也；泽，润也。手太阳小肠经主液，此穴属手太阳小肠经的井穴，井穴脉气始出而微小，有润泽身体之功，故名。

少泽穴的功能主要是清热利窍。《针灸甲乙经》认为，少泽穴可治"振寒，小指不用，寒热汗不出，头痛，喉痹舌卷"等病症。现代

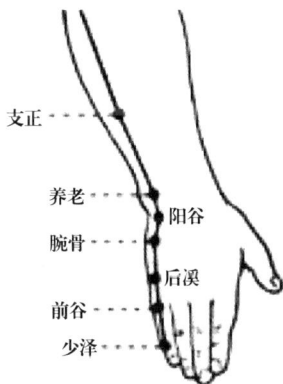

图 25

主要用于治疗头痛、目翳、咽喉肿痛等五官方面的炎症，同时对乳汁分泌不足也有疗效。治疗方法以针刺放血为主，因为少泽穴属于井穴——凡是手指尖端部位的穴大多属于井穴，井就是源头之意，从这里治病症，需要泄，按摩效果不太明显，所以多以放血为主。若需按摩，也要以尖状物或指尖进行，以达到刺激效果。牙龈肿痛的时候用针刺的方

法在少泽穴刺出一滴血，就会感觉舒服许多，这是因为少泽穴能够帮助治疗热症。另外，多数人都知道人昏厥的时候可以通过掐其人中穴来唤醒，但很少有人知道我们的小指上也有一个穴位可以帮助唤醒昏迷的人，它就是少泽穴。所以，遇到昏厥状况时，可以用指甲尖或其他尖状物刺激少泽穴。

少泽穴配后溪穴（小肠经）、攒竹穴（膀胱经）、四白穴（胃经）、迎香穴（大肠经），治干眼症；配膻中穴（任脉）、乳根穴（胃经），治乳汁少、乳痈。

前谷穴——降浊升清·头痛项强

前谷穴位于小指末节尺侧，当小指本节前的掌指横纹头赤白肉际处（见图25）。

前谷穴，出自《黄帝内经·灵枢·本输》。前，前方；谷，两山之间凹陷处。此穴位于第五掌指关节前方，穴处凹陷如谷，故名。

前谷穴的功能主要是降浊升清、明目聪耳。《针灸甲乙经》载，前谷穴主治"臂不可举，头项痛，咽肿不可咽"。现代常用于治疗头痛、眼睛酸痛、耳鸣、手麻、喉咙痛、癫痫等疾病。按摩前谷穴可以治疗缓解头痛项强、耳聋、耳鸣、目赤、热病无汗、鼻塞、咽痛、疟腮等，特别是对解除产后因情志紧张导致的乳水稀少有促进作用。

前谷穴配合谷穴（大肠经）、曲池穴（大肠经）、外关穴（三焦经），用于缓解手痛臂麻；配照海穴（肾经）、中封穴（肝经），用于缓解咽喉肿痛；配耳门穴（三焦经）、翳风穴（三焦经），治耳鸣。

后溪穴——舒筋利窍·腰背疼痛　★

后溪穴位于小指尺侧，第五掌骨小头后方（见图25）。

后溪穴，出自《黄帝内经·灵枢·本输》。后，后方；溪，沟溪。此穴位于第五掌指关节后方，握拳时，当尺侧横纹头处，其形犹如沟溪，故名。

后溪穴的主要功效是舒筋利窍、宁神壮阳。《针灸甲乙经》载，后溪穴可治"振寒寒热，肩臑肘臂痛，头不可顾，烦满，身热，恶寒，目赤痛"等病症。现代临床主要用于治疗头项强痛、腰背痛、手指及肘臂痛等病症。

伏案腰痛按后溪。对于长期伏案工作或者用电脑的人来讲，每天坚持按摩三五分钟后溪穴，对缓解腰背疼痛、手指僵硬有明显作用。只要坚持，百用百灵。对每天开车上下班的人来讲，在等红灯的时候，在方向盘上搓一搓后溪穴，也能收到同样的效果。

后溪穴配天柱穴（膀胱经），治颈项强直、落枕；配翳风穴（三焦经）、听宫穴（小肠经），治耳鸣。

腕骨穴——舒筋活络·指挛腕痛

腕骨穴位于手腕尺侧，当第五掌骨基底与钩骨之间赤白肉际凹陷处（见图25）。

腕骨穴，出自《黄帝内经·灵枢·本输》。腕，穴所在部位为手腕部。此穴位于手外侧腕前起骨（豌豆骨）下凹陷之处，故名。

腕骨穴的功效主要是舒筋活络、泌别清浊。《针灸甲乙经》载，腕骨穴主治"臂腕发痛，肘屈不得伸手"等病症。现代常用于治疗头痛、耳聋、耳鸣、口腔炎等病症，同时对于指挛、腕痛、热病汗不出及糖尿病等疾病也具有非常好的针对性效果。

腕骨穴配太冲穴（肝经）、阳陵泉穴（胆经），治黄疸、胁痛、胆囊炎等病症；配足三里穴（胃经）、三阴交穴（脾经），具有健脾、滋阴、增液的功效，可以更好地起到消渴的作用。

阳谷穴——活络升阳·口腔溃疡 ★★

阳谷穴位于手腕尺侧，在尺骨茎突与三角骨之间的凹陷中（见图25）。

阳谷穴，出自《黄帝内经·灵枢·本输》。阳，阳气；谷，两座山之间凹陷处。此穴位于手外侧尺骨茎突与三角骨之间的凹陷中，其处形如山谷，故名。

阳谷穴是阳气的生发之谷，功效主要是通经活络，助升阳气。《备急千金要方》认为，阳谷穴可治"目急赤肿痛"。现代中医认为，阳谷穴具有治疗缓解头痛目眩、目赤肿痛、耳鸣耳聋、齿痛颌肿、腕关节疾患、癫痫、癫狂等病症的作用。通过按摩这个穴位，可以达到通经活络、明目安神、镇惊聪耳的功效。

因为阳谷穴可以为身体的各个部分输入阳气，所以每日多按摩阳谷穴，对于自身保健有很大益处。也正是因此，古代中医一直把阳谷穴视为抗衰老大穴。经常按摩阳谷穴和紧邻的养老穴，可以促进新陈代谢，协调脏腑功能，增强机体的抗病能力。对中老年人来讲，由于年岁增加，机体的免疫能力下降，经常按摩阳谷穴可以增强身体的免疫功能。按摩阳谷穴的时候，用力要适宜，不要太大，只需用大拇指或食指轻轻拨动就可以了，每次时间也不用长，3分钟就行，每天坚持三四次即可。

口腔溃疡阳谷消。按摩阳谷穴还有一个明显的好处，就是可以有效治疗口腔溃疡。口腔溃疡主要是由心火旺盛、脾胃积热、阴虚火旺、脾胃虚寒或肝寒犯胃造成的，服用消炎药只能治标不能治本，每日坚持按摩阳谷穴才能从根本上祛除心火，补充阳气，有效治疗口腔溃疡。

阳谷穴配阳池穴（三焦经），预防及改善腕部疼痛；配间使穴（心包经），治癫痫；配听宫穴（小肠经）、下关穴（胃经）、太冲穴（肝经），治耳聋；配中冲穴（心包经）、角孙穴（三焦经），治口腔炎。

养老穴——充养阳气·衰老体弱　★★★

养老穴位于前臂背面尺侧。取穴时，曲肘，掌心向下，用另一手的手指按在尺骨小头最高点上，然后掌心转向胸前，手指滑入的骨缝中即是此穴（见图26）。

养老穴，出自《针灸甲乙经》。养，生养、养护；老，与少、小相对，为长为尊。此穴的气血物质为同合于头之天部的纯阳之气，对充养老年人的纯阳之气极有益处，故名。

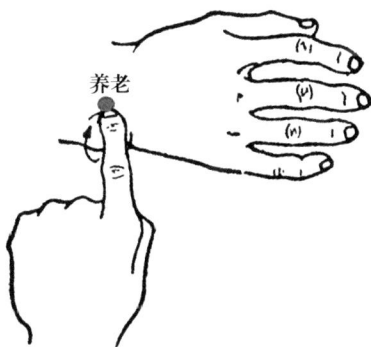

图26

养老穴的功效主要是清头明目、充养阳气、舒筋活络。《针灸甲乙经》载，"肩痛欲折，臑如拔，手不能自上下，养老主之"。《铜人腧穴针灸图经》认为，养老穴可治目视不明。现代中医认为，养老穴可以防治神经系统、运动系统、五官科三大系统的疾病，对于治疗高血压、动脉硬化、老花眼、耳鸣耳聋、腿脚问题（半身不遂）、手指麻木、肩臂痛等老年病、慢性病都有不错的实质效果。

常按养老，老而弥壮。养老穴这一名称本身就显示出此穴对老年人的重大意义。随着年龄增长，人体的脏器会逐渐衰老，功能会下降。表现在老年人身上，主要是两大病象：一是气血不足，出现头晕眼花、失眠健忘、腿脚无力、腰背酸痛等；二是排泄失调，容易拉肚子或便秘，小便不畅。这些毛病，通过坚持按摩养老穴，加上配合按摩附近的阳谷穴，都能有效解决。此外，养老穴也是小肠经上的郄穴。郄是缝隙之意，指养老穴在小肠经中是一个既可容纳也可排出的重要穴位。小肠是人体消化吸收营养物质的重要脏器。中医认为，人体在吸收食物后，首先通过胃脾进行消化，使之转化为营养物质，成为气血生化之源，但这些物质能否有效被身体吸收，关键要看小肠的功能是否健全强大。小肠好，则食物中的营养精华会被吸收，糟粕会被排除，人体新陈代谢正常，身体就会健康无恙。小肠经还与心经相表里，因此，按摩养老穴不仅可以调节小肠经的气血，而且可以促进心经气血运行，改善心脏功能，真可谓一举两得。

按摩养老穴办法简单易行，每天一次到两次，关键是要坚持。最好每天下午1时至3时抽出时间按摩，因为这个时辰属于未时，是小肠经主时，它的气血最旺，治疗效果最佳。每次3~5分钟，分别用另手拇指按揉，每次各按揉二百下。总之，"午睡起床后，按摩养老穴；左右二百下，祛病保长寿"。要形成习惯，不论在什么场合，都要记住定时按摩养老穴和阳谷穴。

养老穴配太冲穴（肝经）、足三里穴（胃经），治目视不明；配肩髃穴（大肠经），治肩、背、肘疼痛；配风池穴（胆经），治头痛，面痛；配睛明穴（膀胱经）、光明穴（胆经），治视力减退。

支正穴——清热解表·肘臂酸痛

支正穴位于前臂背面尺侧，阳谷穴与小海穴连线上，腕背横纹上5寸处（见图27）。

支正穴，出自《黄帝内经·灵枢·经脉》。支，树之分枝；正，气血运行之主路。小肠经气血通过养老穴大部上升，通过此穴将经外其他气血纳入补充，再循行上升，故名。

支正穴的主要功效是理血安神、清热解表、通经活络。《针灸甲乙经》载，支正穴主治"振寒寒热，颈项肿……头项痛"等病症。现代常用于治疗头痛、目眩、热病、癫狂、项强、肘臂酸痛等病症。经常按摩刺激支正穴，还可以起到通调心经气血的作用。

支正穴配神门穴（心经），治神乱失眠；配肩髎穴（三焦经），治肩臂、于指疼痛。

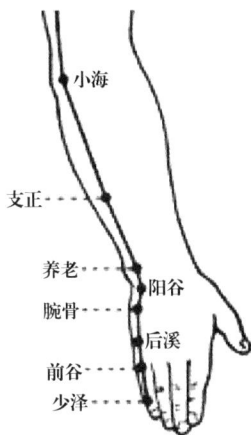

图 27

小海穴——清热祛风·上火牙痛 ★

小海穴位于手肘内侧，尺骨鹰嘴与肱骨内上髁之间的凹陷处（见图27）。

小海穴，出自《黄帝内经·灵枢·本输》。小，与大对应，为阴，为低；海，大海，辽阔。此处意指小肠经气血在此汇合，如汪洋大海，气血很盛，故名。

小海穴的功效主要是清热祛风、疏肝安神。《针灸甲乙经》载，"风眩头痛，小海主之"。现代临床上主要用来医治肘臂疼痛、癫痫等症。

牙痛找小海。《针灸甲乙经》载，"齿龋痛，小海主之"。按摩小海穴，对缓解上火牙痛有比较好的效果。上火牙痛，主要是因为小肠功能弱化，食物堆积不消化导致燥火，通过按摩小海穴，可以帮助疏通小肠，清理积食，化解燥火，增强人体的消化功能。

小海穴配手三里穴（大肠经），治肘臂疼痛；配百会穴（督脉）、上星穴（督脉）、风府穴（督脉）、风池穴（胆经）、攒竹穴（膀胱经），治头痛。

肩贞穴——清头聪耳·肩背疼痛

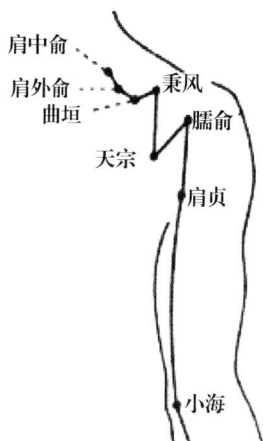

肩中俞
肩外俞
曲垣
秉风
臑俞
天宗
肩贞

小海

图28

肩贞穴位于肩胛区，肩关节后下方，腋后纹头直上1寸处（见图28）。

肩贞穴，出自《黄帝内经·素问·气穴论》。肩，肩部；贞，正也。此穴位于肩部，正对腋后纹头上方1寸处，故名。

肩贞穴的功能主要是清头聪耳、通经活络。《针灸大成》载，肩贞穴可治"耳鸣耳聋""风痹手足麻木不举"等症。现代临床主要用于肩背、上肢疾病以及耳鸣、耳聋等五官疾病的防治。

肩难受，肩贞助。肩贞穴有散化小肠之热，使气血分散于肩之各部的功效，所以肩贞穴可治各种与肩膀有关的疾病，尤其对肩周炎的治疗效果甚佳。引发肩周炎的原因主要是肩膀受凉气过多，通过按摩肩贞穴，可以畅通气血，助升阳气。具体方法是以手指指腹或指节向下按压，并做圈状按摩，或用大拇指指尖掐按肩贞穴100~200次，每天坚持。

肩贞穴配肩髃穴（大肠经），治肩臂疼痛、上肢瘫痪；配天井穴（三焦经），治瘰疬。

臑俞穴——舒筋活络·肩周炎

臑俞穴位于肩胛区，腋后纹头直上，肩胛冈下缘凹陷中（见图28）。

臑俞穴，出自《针灸甲乙经》。臑，指上臂内侧缘处；俞，通输。此穴紧靠背部，能通透内外之腧穴，故名。

臑俞穴主要功效是舒筋活络、止痛散结。《针灸大成》载，臑俞穴可治"臂酸无力，肩痛引胛，寒热气肿，颈痛"。现代临床常用于治疗肩周炎、肩外展无力、肩胛下神经麻痹等。

臑俞穴配臂臑穴（大肠经），治肩臂不可举；配肩髃穴（大肠经）、肩髎穴（三焦经）、肩贞穴（小肠经），治肩关节痛。

天宗穴——理气消肿·肘臂疼痛

天宗穴位于肩胛部后方，肩胛冈中点与肩胛骨下角连线上1/3与下2/3交点凹陷中（见图28）。

天宗穴，出自《针灸甲乙经》。天，指上部，高处；宗，通中，正中。此穴位于肩胛冈中点下窝正中，故名。

天宗穴的主要功效是舒筋活络、理气消肿。《针灸大成》载，天宗穴可治"肩臂酸疼"。现代研究表明，按摩天宗穴可有效缓解骨伤科疾病。比如，针刺天宗穴可缓解落枕、肩周炎、肩胛痛。特别值得注意的是，针刺天宗穴，对治疗顽固性网球肘有特殊效果。不少顽固性网球肘患者往往会感到肩胛骨下方凹陷处也有痛感，通过针刺痛感点，可以有效消除病患。

天宗穴配秉风穴（小肠经），治肩胛疼痛。

秉风穴——散风活络·肩胛酸痛

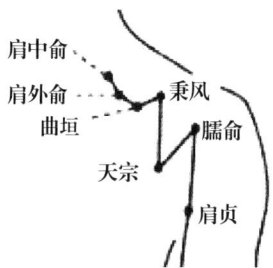

秉风穴位于肩胛部后方，举臂有凹陷处（见图29）。

秉风穴，出自《针灸甲乙经》。秉，执掌之意；风，指风邪。此穴能舒筋散风，主治肩痛不可举，故名。

图29

秉风穴的功效主要是散风活络、止咳化痰。《针灸甲乙经》载，秉风穴主治"肩痛不可举"。现代临床主治肩胛酸痛、颈项强痛、肩臂痛不可举、上肢麻木。

秉风穴配天宗穴（小肠经），治肩胛炎，对支气管炎也有一定疗效。

曲垣穴——疏风止痛·肩背痛

曲垣穴位于肩胛部后方，肩胛冈上窝凹陷处（见图29）。

曲垣穴，出自《针灸甲乙经》。曲，弯曲；垣，矮墙。此穴位于肩胛骨后凹陷处，此处弯曲如墙垣，故名。

曲垣穴的主要功效为舒筋活络、疏风止痛。《针灸大成》载，曲垣穴主治"肩痹热痛"。现代临床主治肌腱炎、肩背痛等症状。

曲垣穴配大椎穴（督脉），治肩背痛；配天宗穴（小肠经）、秉风穴（小肠经），治肩胛疼痛。

肩外俞穴——祛风止痛·肩胛痛　★

肩外俞穴位于肩胛部后方，在第一胸椎棘突下，旁开3寸（见图29）。

肩外俞穴，出自《针灸甲乙经》。肩，肩胛；外，向外，外部；俞，同输，输送。此穴位于肩胛上部，内通胸腔，胸腔内气血经此穴外送至小肠经，故名。

肩外俞穴的主要功效是舒筋活络、祛风止痛。《针灸甲乙经》载，肩外俞穴主治"肩胛中痛，而寒至肘"。现代常用于治疗肩胛区神经痛、痉挛、麻痹、肺炎、胸膜炎、神经衰弱、低血压等。

落枕须按肩外俞。肩外俞穴位于肩胛提肌上，肩胛提肌是一条很细小的肌肉，一旦劳损会导致上身很多部位不适，因此按摩肩外俞穴可以有效缓解颈椎病以及肩胛区的神经痛、痉挛等。对缓解治疗落枕、肩背酸痛、颈椎病、颈项强急、肘臂冷痛、肌肉酸痛等有一定作用。

另外，按摩或针灸肩外俞穴对治疗鼻炎也有效。许多人一进入冬天就容易感冒打喷嚏，这主要是人体阳气不足所致。从腰、肩到颈、头部，是人体阳气循行的一条主要路线。如果肩部受损，阳气上升受阻，则鼻部卫阳不足，无法抵御邪寒入侵，容易见风流涕、打喷嚏，长此以往会形成鼻炎。因此，经常锻炼肩胛部有助于提升阳气。方法很简便，每日前后左右甩臂，用左右手交替拍肩，每次8个8拍。

肩外俞穴配肩中俞穴（小肠经）、大椎穴（督脉）、列缺穴（肺经），治肩背疼痛。

肩中俞穴——解表宣肺·咳嗽

肩中俞穴位于肩胛部后方，在第7颈椎棘突下，旁开2寸（见图29）。

肩中俞穴，出自《针灸甲乙经》。肩，肩胛部；中，指肩胛中部；俞，同输，输送之意。此穴同样与胸腔相通，胸腔内的气血经此穴外送至小肠经，故名。

肩中俞穴的主要功效为解表宣肺。《针灸大成》载，肩中俞穴主治"咳嗽，上气唾血，寒热，目视不明"等症。现代常用于治疗支气管炎、哮喘、肩周炎、落枕、视力减退等。按摩此穴有助于缓解感冒症状，对治疗支气管炎、哮喘等有一定效果，同时对缓解视力减退、肩背疼痛也有一定作用。

肩中俞穴配肺俞穴（膀胱经）、内关穴（心包经）、足三里穴（胃经），治支气管炎；配大杼穴（膀胱经）、附分穴（膀胱经）、肺俞穴（膀胱经）、厥阴俞穴（膀胱经）、心俞穴（膀胱经）、膈俞穴（膀胱经），治肺结核；配大椎穴（督脉）、后溪穴（小肠经）、委中穴（膀胱经），治肩背痛。

天窗穴——开窍醒神·耳鸣

天窗穴位于人体颈外侧部，与喉结持平，喉结旁开3.5寸处（见图30）。

天窗穴，出自《黄帝内经·素问·气穴论》。天，天部；窗，房屋通风透气之孔。小肠经气血在此穴散发，如同打开一扇天窗，故名。

天窗穴的主要功效是聪耳利窍、熄风宁神。《针灸大成》认为，天窗穴主治"肩痛引项不得回顾，耳聋颊肿"。现代临床主治疾病有耳鸣、耳聋、咽喉肿痛、颈项强痛、暴喑以及颈椎病等。

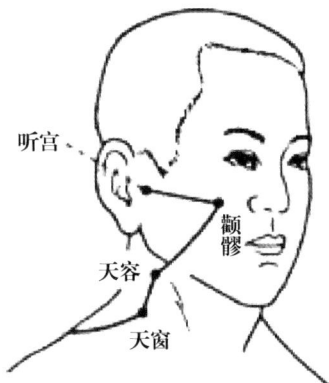

图30

天窗穴最明显的作用是开窍醒神。俗话说，目窍开则眼明，听窍开则耳聪，鼻窍开则神怡。所以，经常伏案工作者最好每天按摩一下此穴。用拇指点按此穴要轻缓，不宜用力，时间不用太长，1分钟左右即可。按摩后，肩膀通常会有轻松感。

天窗穴配列缺穴（肺经），治颈项强痛；配外关穴（三焦经）、听宫穴（小肠经），治耳鸣。

天容穴——利咽消肿·咽喉肿痛

天容穴位丁人体颈外侧部，下颌角后方，胸锁乳突肌的前缘凹陷处（见图30）。

天容穴，出自《黄帝内经·灵枢·本输》。天，天部；容，容纳，包容。小肠经气血在此穴云集汇合，包容其中，故名。

天容穴的功效主要为利咽消肿、聪耳降逆。《备急千金要方》载，天容穴可治"喉痹、哽咽"等症。《针灸大战》载可治"聋嘈嘈若蝉鸣"。现代临床上主治耳鸣、咽喉肿痛、颈项强痛。

天容穴配鱼际穴（肺经）、少商穴（肺经），治咽喉肿痛；配听宫穴（小肠经）、中渚穴（三焦经），治耳鸣、耳聋。

颧髎穴——祛风止痉·面肌痉挛

颧髎穴位于人体面部，目外眦直下，颧骨下缘凹陷处（见图30）。

颧髎穴，出自《针灸甲乙经》。颧，指颧骨；髎，指孔隙。此穴位于颧骨下凹陷处，故名。

颧髎穴的主要功效是清热消肿、祛风止痉。《针灸甲乙经》载，颧髎主治"唇痈""目赤黄"。现代常用于治疗三叉神经痛、面神经麻痹、面肌痉挛等。

颧髎穴配合谷穴（大肠经），治牙痛；配翳风穴（三焦经）、合谷穴（大肠经），治面痛、齿痛。

听宫穴——开窍聪耳·耳鸣耳聋

听宫穴位于耳屏前，下颌骨髁状突后方，耳屏正中前缘下颌凹陷处（见图30）。

听宫穴，出自《黄帝内经·灵枢·刺节真邪》。听，闻声；宫，宫音，五音之首。此穴位于耳屏前，深居耳轮之内，听觉敏锐，故名。

听宫穴的主要功能为开窍聪耳。《针灸大成》载，听宫穴主治"耳聋如物填塞无闻"。现代临床主治耳鸣、耳聋，以及牙痛、三叉神经痛、目眩头晕等症。如出现上述症状，可用双手中指指腹按揉听宫穴，由上而下按摩，每次按摩2分钟。

听宫穴配翳风穴（三焦经）、外关穴（三焦经），治耳鸣、耳聋；配颊车穴（胃经）、合谷穴（大肠经），治牙关不利、齿痛。

手少阳三焦经

手少阳三焦经一侧有23个穴位，左右两侧加起来共有46个穴位，起于无名指尺侧端的关冲穴，向上通过肘尖，沿上臂外侧通过肩部，止于眉梢的丝竹空穴。《黄帝内经·灵枢·经脉》篇是这样描述手少阳三焦经的循行路线的："三焦手少阳之脉，走于小指次指之端，上出两指之间，循手表腕，出臂外两骨之间，上贯肘，循臑外，上肩，而交出足少阳之后，入缺盆，布膻中，散络心包，下膈，循属三焦；其支者，从膻中上出缺盆，上项，系耳后直上，出耳上角，以屈下颊至䪼；其支者，从耳后入耳中，出走耳前，过客主人前，交颊，至目锐眦。"（见图31）

在中医看来，三焦就是人体躯干和脏腑之间的空腔，主要包含腹腔和胸腔。三焦不同于其

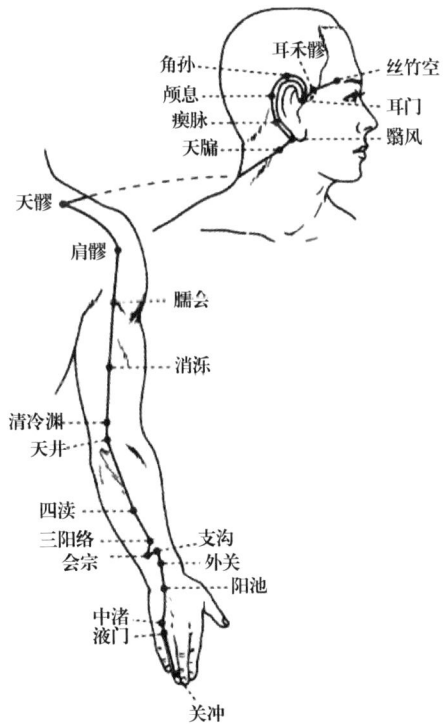

图31

他器官，实际上是指人体各个器官的联络部分。三焦包裹着人体的脏器，分为上焦、中焦和下焦，胸膈以上为上焦，包裹心肺；脐眼至胸膈为中焦，包裹脾胃；脐眼以下为下焦，包裹肝肾。三焦是身体各个器官相互联系、相互保障所必不可少的桥梁。三焦总的功能是主持诸气、疏通水道，是"水谷"出入的通路。三焦经穴位主要治疗头、耳、目、咽喉、胸胁病、热病及经脉循行部位的其他病症。比如，治疗目疾常用丝竹空、液门、关冲；治疗耳疾常用耳门、翳风、中渚、外关、液门；治疗咽喉病常用关冲、液门、阳池；治疗偏头痛常用丝竹空、角孙、外关、天井；治疗热病常用关冲、中渚、外关、支沟。再比如，翳风有疏风通络的功效，长于治疗耳、口、齿、面颊病；支沟有泻热通便的功效；中渚、阳池能治消渴。由此可见，三焦经对于人体内脏的作用不言而喻，这条经络对人体来说是极其重要的。

手少阳三焦经穴位运行顺序是：关冲→液门→中渚→阳池→外关→支沟→会宗→三阳络→四渎→天井→清冷渊→消泺→臑会→肩髎→天髎→天牖→翳风→瘈脉→颅息→角孙→耳门→耳禾髎→丝竹空。

分述如下。

关冲穴——泻热开窍·头痛目赤　★

关冲穴位于人体的手环指（无名指）末节尺侧，距指甲根角0.1寸（见图32）。

关冲穴，出自《黄帝内经·灵枢·本输》。关，指出入的要道；冲，冲出。该穴承手厥阴脉气，手少阳经气由此而出，且在少冲、中冲之间，故名。

关冲穴的主要功用为泻热开窍、清利喉舌、活血通络。《针灸甲乙经》载，关冲穴可治"热病汗不出"，"喉痹舌卷，口干烦心，心痛，臂表痛不可及头"，以及"肘痛不能自带衣，起头眩，颔痛面黑，风，肩头痛不可顾"等病症。现代临床主治头面部疾病，如头痛、头眩、目痛、口干、口苦、舌卷、舌缓不语、喉痹、耳聋耳鸣等。现代实验研究

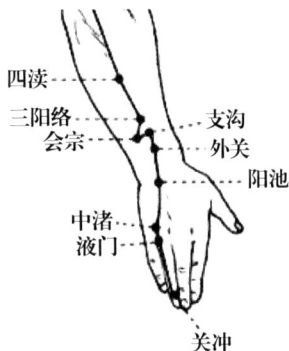

图 32

认为，对急性扁桃体炎、喉炎、结膜炎、角膜白斑等症，关冲穴也有效果，同时，对其他疾病，如脑血管病、热病、小儿消化不良等也有一定疗效。

关冲穴不仅能治疗各种头面部疾病，而且对中年女性的更年期症状也具有调节作用。女性朋友只要每天坚持按按关冲穴，就能够使更年期症状得到缓解。

醉酒理关冲。关冲穴可以缓解酒后诸多不适。这是因为三焦经总体负责人体全身水液、气血的运行，是气血精微运行的通道。关冲穴是三焦经的井穴，也是三焦经起始的地方，刺激关冲穴可以促进气血及水液代谢。饮酒后，酒精经胃肠道吸收，扩散入血，酒精的代谢也需要三焦经的运行、输布和排泄。所以刺激关冲穴，疏通三焦经，促进气血津液运行，可以加速酒精代谢，缓解酒后不适，有解酒毒的作用。具体方法为，用拇指指甲缘去点按关冲穴，刺激要强，分别点按双侧关冲穴30次，每次点5秒钟。由于此处皮下脂肪较薄，点按时较疼痛，但要强刺激，以能忍受为度。

关冲穴也是人体急救穴之一，中暑时，可用大拇指按压此穴，最好用指甲尖掐、按，以能感到明显酸、麻、胀、痛为宜，坚持1分钟后再

按压另一只手，以缓解中暑症状。

关冲穴配少商穴（肺经）、少泽穴（小肠经），治咽痛；配风池穴（胆经）、商阳穴（大肠经），治热病无汗。

液门穴——降浊升清·咽喉炎　★★

液门穴位于手背部，第四、第五指间赤白肉际处（见图32）。

液门穴，出自《黄帝内经·灵枢·本输》。液，液体，经水；门，出入之所。该穴为三焦经荥穴，属水，且位于小指、无名指间凹陷处，二指分开似门，故名。

液门穴的主要功效是清头目、利三焦，降浊升清、通络止痛。《针灸甲乙经》载，液门穴可治"疟，项痛，因忽暴逆""风寒热"等病症。现代主要用于治疗头面部病症，如头痛、咽喉炎、耳疾、齿龈炎、角膜白斑等。

"眼干口干液门关。"液门穴被称为人体第一消炎穴，可以说是人体消炎之最大药房，也可以说是人体自带的"牛黄解毒片"。按摩液门穴对治疗上火引起的干燥综合征很有效果。中医所谓人体上火，多指人体内体液流转不畅，而通过按摩液门穴，可以帮助体内液体流转。所以，如果遇到上火症状，就要多多按摩液门穴。特别是按摩液门穴对于缓解眼干、口干有显著作用，每天坚持按摩3分钟，可治口干舌燥、夜里口渴。另外，按摩液门穴对其他病症，如疟疾、前臂肌痉挛或疼痛、手背痛、颈椎病、肩周炎、精神疾患等也有一定疗效。

液门穴配中渚穴（三焦经）、阳池穴（三焦经），治手背痛；配少商穴（肺经）、鱼际穴（肺经），治喉痹咽痛；配外关穴（三焦经）、听宫穴（小肠经），治耳鸣、偏头痛。

中渚穴——清热疏风·头晕目赤

中渚穴位于手背部，当第四掌指关节的后方，第四、第五掌骨间凹陷处（见图32）。

中渚穴，出自《针灸甲乙经》。中，与外相对；渚，水中小洲。该穴为三焦经腧穴，三焦水道似江，脉气至此停顿流连，犹江中有渚，故名。

中渚穴的主要功能为清热疏风、舒筋活络。《针灸甲乙经》载，"狂，互引，头痛耳鸣，目痛，中渚主之""嗌外肿，肘臂痛，五指瘛不可屈伸，头眩，颔额颅痛，中渚主之"。现代常用于治疗头痛、神经性耳聋、梅尼埃病、眼眶上神经痛、肩周炎、急慢性腰痛等，对缓解头痛、目赤、耳鸣、耳聋、喉痹，以及肩、背、肘、臂疼痛麻木，手指不能屈伸等有一定疗效。

头晕耳鸣，中渚能解。中医认为，经常按摩刺激中渚穴，可以有效地缓解耳鸣、耳聋的症状。按摩中渚穴时，一手掌心向下，用另一手反手握住该手的小指侧，用拇指的指尖掐揉该手的中渚穴，力度以局部有酸麻感为宜，掐揉1~2分钟。然后换手交替操作。另外，如果一时出现头晕眼花的情况，也可以用手按住中渚穴，深呼吸后按压大约6秒，缓慢吐气再按压，左右交替，各做5次，以缓解头晕。

中渚穴配太白穴（脾经），缓解治疗大便难；配角孙穴（三焦经），缓解治疗耳鸣、耳聋。

阳池穴——生发阳气·体寒肢冷　★★★

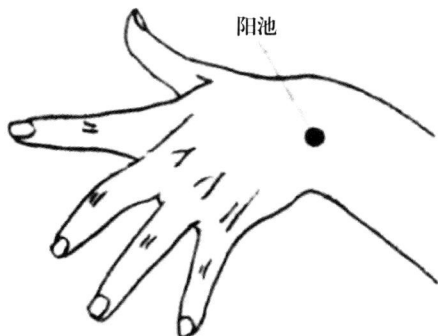

阳池

图33

阳池穴位于腕背部横纹处，无名指直上与腕部交接凹陷处（见图33）。

阳池穴，出自《黄帝内经·灵枢·本输》。阳，天部阳气；池，水停积处。三焦经气血在此化为阳热之气，穴如阳气生发之池，故名。

阳池穴为三焦经的原穴，主要功能是生发阳气，清热通络。阳池之意，就是囤聚身体阳气之处，故按摩阳池穴能将身体热能发散开来，遍及全身。因此，阳池穴是治疗三焦失调最有用的穴位。《针灸大成》载，阳池穴治"消渴，口干烦闷""肩臂痛不得举"等症。现代常用于治疗糖尿病、疟疾、腕关节炎、流行性感冒、风湿热、扁桃体炎、前臂肌痉挛或麻痹等。

手脚冰凉，阳池化之。按摩阳池穴有助于改善局部的血液循环，对治疗女性体寒、手脚冰凉有较为明显的效果。具体做法是一手按压另一只手的阳池穴，慢慢地进行，力度要缓，按摩3~5分钟，至局部微微发热发胀即可。阳池穴不仅可以治惧冷症，而且可以增强内脏器官的免疫功能，对治疗感冒、气喘、胃肠病、肾功能失调等病症都有助益。阳池穴与合谷穴一样，称得上是万能穴。

另外，中医认为，阳池穴也是肩关节、腕关节保养的重要穴位，《针灸甲乙经》认为："肩痛不能自举，汗不出，颈痛，阳池主之。"经常搓揉阳池穴，可缓解肩关节、腕关节疲劳。按摩阳池穴最好慢慢进行，时间要长，力度要缓。最好是两手齐按，先用一手拇指按另一手阳池穴，再换手施以同样手法，时间长了就会收到奇效。

阳池穴配外关穴（三焦经）、曲池穴（大肠经），治前臂麻木疼痛；配少商穴（肺经）、廉泉穴（任脉），治咽喉肿痛；配脾俞穴（膀胱经）、太溪穴（肾经），治糖尿病。

外关穴——补阳益气·偏头痛

外关穴位于手背部腕横纹上2寸处（见图34）。

外关穴，出自《黄帝内经·灵枢·经脉》。外，外部；关，关卡。三焦经气血在此膨胀外行，穴外的气血物质无法入于穴内，外来之物如被卡住一般，使之成为主治头肢、躯干疾患的关键穴位，故名。

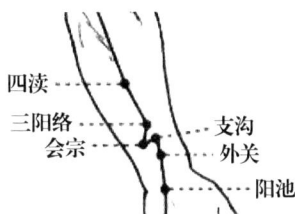

图34

外关穴是于少阳三焦经的络穴，主要功能为联络气血，补阳益气。中医认为刺激外关穴具有清热解表、通经活络的功效。《铜人腧穴针灸图经》载，外关穴可治"肘臂不得屈伸，手五指尽痛不能握物，耳聋无所闻"等病症。现代临床常用于治疗偏头痛、高热、神经性耳聋、肋间神经痛、落枕、急性腰扭伤等。按摩刺激外关穴，可以采用掐按的方式，用拇指的指尖掐按外关穴100~200次。每天坚持可以有效地治疗便秘、头痛、耳鸣、耳聋等症状。

外关穴配率谷穴（胆经），治偏头痛；配足临泣穴（胆经），治耳聋、目痛、颊肿、项强、肩痛；配后溪穴（小肠经），治落枕；配阳池穴（三焦经）、中渚穴（三焦经），治手指疼痛、腕关节疼痛。

支沟穴——清利三焦·便秘　★★

支沟穴位于手背部腕横纹上3寸处（见图34）。

支沟穴，出自《黄帝内经·灵枢·本输》。支，通肢；沟，指沟渠。此穴位于上肢前臂尺、桡二骨之间，脉气行于两骨间如水行于渠，故名。

支沟穴主要功能是清利三焦，通腑降逆。《针灸甲乙经》载，支沟穴主治"热病汗不出，互引，颈嗌外肿，肩臂酸重，胁腋急痛，不举，痂疥，项不可顾"等病症。现代常用于治疗习惯性便秘、肋间神经痛、肩臂痛、心绞痛、心肌炎、胸膜炎、肺炎、乳汁分泌不足、上肢瘫痪、呕吐等。

大便闭塞，勤掏支沟。支沟穴为通便之特效穴。中医典籍上有多处记载，如《针灸神书》云："大便闭塞不能通，气上支沟阳有功。"《类经图翼》载："支沟……凡三焦相火炽盛，及大便不通……俱宜写（泻）之。"《玉龙歌》言："大便秘结不能通，照海分明在足中，更把支沟来泻动，方知妙穴有神功。"如此等等，不一而足。便秘通常是因为大肠功能失调，粪便在肠内停留时间过长，水分被吸收导致干燥坚硬，难以排出。按支沟穴能梳理少阳之气，使三焦腑气得通，津液得下，故能帮助排便。便秘者可于每日清晨用拇指分别按压双侧支沟穴，由轻到重，20分钟后即可感到肠道蠕动有便意，一般来讲，坚持10天即可奏效。

按摩支沟穴的好处，还在于能排毒，起到疏泄之功，对身体的多个小毛病都有缓解作用。比如泻火，缓解咽喉疼痛、眼睛红肿等。按摩支沟穴的方法，主要为指腹按压，用大拇指指腹按压在支沟穴上，每次按压到所在部位有酸胀感就行，按摩时间60秒，左右手交替进行即可。

按摩支沟穴对进补过多，阳热太盛也有缓解作用。中医认为，"阴平阳秘，精神乃治"，也就是说阴阳相平、和谐是养生的基本要求。而饮食偏于甘温，进补太过，就会使阳热内聚、偏盛，火热邪气内生，而表现出口干、咽痛等症状。因此，冬季进补之余，可按摩支沟穴以通利三焦，协助食材的吸收。而且按摩支沟穴可以清泻阳热，以防温热太过，起到更好的养生效果。

支沟穴配天枢穴（胃经）、照海穴（肾经），缓解大便秘结；配章门穴（肝经）、外关穴（三焦经），治胁肋痛；配关冲穴（三焦经），治肩臂酸重。

会宗穴——聪耳止鸣·神经性耳聋

会宗穴位于前臂背侧，当腕背横纹上3寸，支沟尺侧，尺骨的桡侧缘（见图34）。

会宗穴，出自《针灸甲乙经》。会，会合；宗，祖宗，为老、为尊、为长，此指穴内物质为天部的阳气。三焦经的阳气在天部汇合，如宗气之所汇，故名。

会宗穴的主要功能为吸湿降浊、清利三焦、安神定志、疏通经络。《备急千金要方》认为，会宗穴主治"耳浑浑淳淳，聋无所闻"。现代临床常用于治疗前臂疼痛麻木、神经性耳聋等。每天坚持用大拇指按揉会宗穴约200次，或按揉3~5分钟，能治疗耳鸣、耳聋。

会宗穴配曲池穴（大肠经）、臂臑穴（大肠经），治上肢臂痛；配听会穴（胆经）、翳风穴（三焦经），治耳鸣、耳聋；配大椎穴（督脉）、百会穴（督脉），治小儿癫痫。

三阳络穴——开窍镇痛·前臂麻木

三阳络穴位于前臂背侧，当腕背横纹上4寸、会宗穴上1寸（见图34）。

三阳络穴，出自《针灸甲乙经》。三阳，指手三阳经；络，即联络。此穴联络手之三条阳经，意指手三阳经的气血物质在此交会，故名。

三阳络穴的主要功能是舒筋通络、开窍镇痛。《针灸甲乙经》指出，三阳络穴主治"嗜卧，身体不能动摇，大温"等症。现代常用于治疗前臂疼痛麻木、神经性耳聋等。用中指指腹按摩三阳络穴，有宣通气血，开窍镇痛的功效。

三阳络穴配曲池穴（大肠经）、臂臑穴（大肠经），治手臂疼痛；配听宫穴（小肠经）、中渚穴（三焦经），治耳聋。

四渎穴——去湿降浊·耳聋

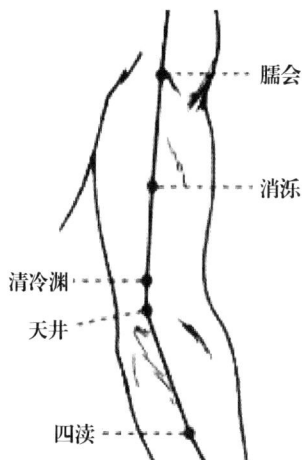

图35

四渎穴位于前臂背侧，肘尖下方5寸，当阳池穴与肘尖的连线上，尺骨与桡骨之间（见图35）。

四渎穴，出自《针灸甲乙经》。四为数字，渎即河流，古代称长江、黄河、淮河、济水为四渎，三焦经气至此，渗灌更广，故名。

四渎穴的主要功效为去湿降浊、开窍聪耳、清利咽喉。《备急千金要方》载，四渎穴主治"暴聋""呼吸短气，咽中如息肉状"等症。现代多用于治疗喉头炎、腮腺炎以及肘关节炎、臂神经痛、麻痹等。由于四渎穴的主要功能是去湿降浊、清利咽喉，每天坚持分别按摩双臂四渎穴200下左右，对缓解慢性咽喉炎有一定帮助。

四渎穴配三阳络穴（三焦经）、消泺穴（三焦经）、肩髎穴（三焦经）、天髎穴（三焦经）、肩外俞穴（小肠经），治肩臂痛；配天牖穴（三焦经）、听宫穴（小肠经），治急性耳聋；配合谷穴（大肠经）、颊车穴（胃经），治下齿痛；配外关穴（三焦经）、曲池穴（大肠经），治前臂痛；配液门穴（三焦经）、膻中穴（任脉），治呼吸气短。

天井穴——行气散结·肘关节炎

天井穴位于手臂外侧，屈肘时当肘尖直上1寸凹陷处（见图35）。

天井穴，出自《黄帝内经·灵枢·本输》。天，天部；井，土地出水曰井。该穴处于上臂尺骨鹰嘴之上，居天位，其处凹陷颇深，犹似深井，故名。

天井穴的主要功能为行气散结，安神通络。《针灸甲乙经》载，天井穴主治"疟，食时发，心痛，悲伤不乐"以及"胸痹心痛，肩肉麻木"等症。现代常用于治疗肘关节及周围软组织疾患，如手背无力、上肢不遂等。刺激天井穴可以采用按摩的方式，用一手轻握另一手肘下，食指中指二指并拢，用指腹按揉天井穴，力度可稍重，以穴位局部有酸胀感为宜，左右两侧的穴位，每次各按揉1~2分钟即可。刺激天井穴还可以采用拍打的方式，用双手手掌拍打各30次。

天井穴配曲池穴（大肠经）、少海穴（心经），治肘痛；配天突穴（任脉）、水突穴（胃经），治瘿气；配翳风穴（三焦经）、耳门穴（三焦经），治耳聋。

清冷渊穴——清热泻火·头痛咽肿　★

清冷渊穴位于手臂外侧，屈肘时当肘尖直上2寸，即天井穴上1寸（见图35）。

清冷渊穴，出自《针灸甲乙经》。清，即清凉；冷，即寒冷；渊，即深潭。此穴能解三焦之热，使人如入清凉之深水，故名。

清冷渊穴的主要功能是清热泻火、通经止痛。《针灸甲乙经》载，"头痛振寒，清冷渊主之"。《备急千金要方》认为，"清冷渊、阳谷，主肩不举，不得带衣"。现代常用于治疗头目疾患，如目黄、颈项强急肿痛、头晕头痛、目痛目赤等。

上火就去清冷渊。由于清冷渊穴的主要功能是清热泻火，当我们着急上火，出现牙痛、嗓子痛、眼红眼痛等情况时，就要及时揉一揉清冷渊穴，这样火气便会马上降下去。

清冷渊穴配肩髃穴（大肠经）、曲池穴（大肠经），治肩臂痛；配太阳穴（经外奇穴）、率谷穴（胆经），治头痛；配内关穴（心包经）、期门穴（肝经），治胁痛。

消泺穴——清热安神·肩臂疼痛

消泺穴位于手臂外侧，当清冷渊穴与臑会穴连线的中点处，在肱三头肌肌腹中间（见图35）。

消泺穴，出自《针灸甲乙经》。消，散也；泺，泊也。此穴位于上臂外侧，当肱三头肌肌腹中间之浅凹处，三焦脉气流注此穴，似水流入散泊之中，故名。

消泺穴的主要功能是除湿降浊、清热安神。《针灸甲乙经》载，"头痛，项背急，消泺主之"。现代临床主要用于治疗肩臂疼痛、麻木，以及头痛、齿痛、项强、癫痫等症。

消泺穴配本神穴（胆经）、通天穴（膀胱经）、强间穴（督脉）、风府穴（督脉），治项如拔不能回顾；配丝竹空穴（三焦经）、瞳子髎穴（胆经）、攒竹穴（膀胱经）、地仓穴（胃经），治急惊风；配脑户穴（督脉）、通天穴（膀胱经）、天突穴（任脉），治瘿瘤。

臑会穴——化肿消结·臂痛

臑会穴位于臂外侧，当肘尖与肩髎穴的连线上，肩髎穴下3寸，三角肌的后下缘（见图35）。

臑会穴，出自《针灸甲乙经》。臑，上臂。此穴位于上臂处，为手阳明大肠经、手少阳三焦经络脉之会，故名。

臑会穴的主要功能是降浊除湿、化肿消结。《备急千金要方》载，臑会穴主治"肘节痹，臂酸重，腋急痛，肘难屈伸"等症。现代临床主要用于治疗上肢臂痛、瘰疬、瘿气等症。

经常按摩臑会穴有助于缓解肌肉疼痛、上臂神经痛、肩部关节疼痛、五十肩等颈肩臂部不适症状。尤其当肩膀、手臂疼痛无法高举时，按摩此穴可以缓解疼痛感。

臑会穴配肩髃穴（大肠经）、臂臑穴（大肠经），治臂痛；配天宗穴（小肠经），治肩胛痛；配天突穴（任脉）、水突穴（胃经），治肋间神经痛。

肩髎穴——通经活络·肩周炎

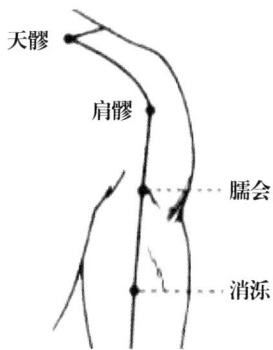

天髎

肩髎

臑会

消泺

图 36

肩髎穴位于肩部,肩髃后方,当臂外展时,于肩峰后下方呈现凹陷处(见图 36)。

肩髎穴,出自《针灸甲乙经》。肩,指穴在肩部;髎,孔隙。此穴正当肩关节部骨隙处,故名。

肩髎穴的主要功能是祛风除湿、通经活络。《针灸甲乙经》载,"肩重不举,臂痛,肩髎主之"。现代临床上主治肩周炎、脑血管疾病后遗症、胸膜炎、肋间神经痛等。

肩关节炎、肩周炎是困扰一些中老年人的顽症。如果坚持按摩肩髎穴,可以使病情得到舒缓和改善。具体做法是,身体站直,一手手臂向外伸直,一手前举到对侧肩部,由拇指、食指和中指拿捏穴位,按摩 3~5 分钟,每天早晚各按摩一次。

肩髎穴配曲池穴(大肠经)、肩髃穴(大肠经),治肩臂痛;配外关穴(三焦经)、章门穴(肝经),治肋间神经痛。

天髎穴——祛风除湿·颈椎病

天髎穴位于肩胛部,肩井穴与曲垣穴的中间,当肩胛骨上角处(见图 36)。

天髎穴,出自《针灸甲乙经》。天,上部;髎,骨空处。此穴处于肩胛骨上角凹陷处,故名。

天髎穴的主要功能是祛风除湿、通经解痛。《针灸甲乙经》载，天髎穴主治"身热汗不出，胸中热满"等症。现代常用于治疗颈椎病、落枕、肩周炎等病症。

每天坚持用大拇指按揉天髎穴约200次，或按揉3~5分钟，能治疗肩背痛、落枕。按摩天髎穴时，可先将右手搭到左肩，四指尽量展开，抓牢肩部，掌心紧贴肌肉，用拇指做旋转按摩，同时其余四指做抓提按摩。

天髎穴配肩髃穴（大肠经）、曲池穴（大肠经），治肩臂痛；配风池穴（胆经），治颈项强痛。

天牖穴——清头明目·落枕

天牖穴位于颈部，横平下颌角，胸锁乳突肌的后缘凹陷中，在胸锁乳突肌止部后缘（见图37）。

天牖穴，出自《黄帝内经·灵枢·本输》。天，上部；牖，窗口。此穴位于耳后乳突后下方，胸锁乳突肌后缘，主治"耳目不明"等症，中医认为，耳目诸窍似天部之窗牖，故名。

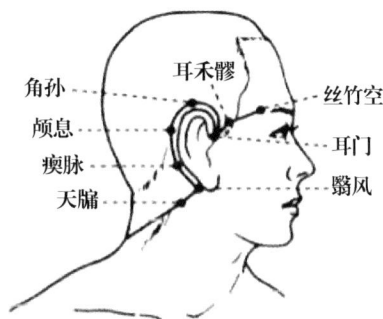

图 37

天牖穴的主要功能是清头明目、通经活络。《针灸大成》认为，天牖穴主治"头风面肿，项强不得回顾，目中痛"等症。现代常用于治疗颈后神经痛、落枕、颈椎病等。

平时按压天牖穴，如果感觉到有些发硬，就说明头部的血液循环不太好，这时可以以中指用力按压，直到把天牖穴压得发软，大脑才会感到轻松舒服。按摩时，用大拇指指腹按压在天牖穴，然后以穴位为中心，保持一定的力量，先顺时针方向后逆时针方向进行旋转按揉，力度以有酸胀感为宜，每次按揉5~10分钟。

天牖穴配风池穴（胆经）、率谷穴（胆经），治偏头痛；配肩髃穴（大肠经）、曲池穴（大肠经），治肩臂痛；配悬钟穴（胆经），治落枕。

翳风穴——聪耳通窍·耳聋耳鸣　★

翳风穴位于耳垂后，当乳突与下颌骨之间凹陷处（见图37）。

翳风穴，出自《针灸甲乙经》。翳，古时用羽毛做的华盖，为遮蔽之物；风，风邪。此穴位于耳后，喻以耳遮蔽风邪，故名。

翳风穴的主要功能是聪耳通窍、散内泻热。《针灸甲乙经》认为，翳风主要治疗"痉，不能言"。现代常用于主治头面五官科各种疾病，包括耳聋耳鸣、头痛牙痛、腮腺炎、下颌关节炎、口眼㖞斜、面神经麻痹等。

风寒乍起，翳风对举。中医认为，翳风穴对一切邪风导致的疾病都有疗效。坚持按摩此穴能增强身体抵御风寒的能力。风寒感冒刚起时，多按摩翳风穴能比较快地消除不适症状。同时，经常按摩翳风穴，也有助于缓解颈椎出现的毛病，可以提神醒脑。对于预防和治疗面瘫，翳风穴也是一个重要的穴位。

翳风穴配听宫穴（小肠经）、听会穴（胆经），治耳鸣、耳聋；配地仓穴（胃经）、颊车穴（胃经）、阳白穴（胆经），治面瘫；配下关穴（胃经）、颊车穴（胃经）、合谷穴（大肠经），治颊痛。

瘛脉穴——熄风解痉·视物不清

瘛脉穴位于耳后乳突中央,当角孙穴与翳风穴之间沿耳轮连线的中、下1/3的交点处(见图37)。

瘛脉穴,出自《针灸甲乙经》。瘛,指犬的发狂之状,此处指穴内气血急速运行之状;脉,脉气。三焦经经气在此急速胀散,外冲如犬发狂时狂奔之状,故名。

瘛脉穴主要功能是熄风解痉、活络通窍。《针灸甲乙经》指出,瘛脉穴可治"小儿痫瘛,呕吐泄注,惊恐失精,瞻视不明"等症。《针灸大成》认为,瘛脉穴可治"头风耳鸣"。现代主治病症为头面五官科疾病,如耳聋耳鸣、视物不清,以及消化系统疾病,如呕吐泄泻等。对一些神经系统疾病,如小儿惊痫、惊恐、瘛疭、头痛等也有疗效。

瘛脉穴配行间穴(肝经)、曲池穴(大肠经)、百会穴(督脉),治疗肝阳上亢之眩晕、高血压;配天枢穴(胃经)、合谷穴(大肠经)、外关穴(三焦经)、阴陵泉穴(脾经)、上巨虚穴(胃经)、下巨虚穴(胃经),治疗湿热泻痢等病症。

颅息穴——镇惊止痫·中耳炎

颅息穴位于耳后,当角孙穴与翳风穴之间沿耳轮连线的上、中1/3的交点处(见图37)。

颅息穴,出自《针灸甲乙经》。颅,即头颅;息,即安宁。此穴位于头颅部,可安脑宁神,故名。

颅息穴的主要功能是通窍熄风、镇惊止痫。《针灸甲乙经》载,颅息穴主治"身热痛，胸胁痛不可反侧"等症。《针灸大成》载，颅息穴治"耳鸣痛，喘息，小儿呕吐涎沫"等症。现代常用于治疗头痛、中耳炎等。用食指、中指并拢轻轻贴于耳后根处，顺时针按摩颅息穴1~3分钟，每天早晚各1次，可以起到通窍聪耳、泻热镇惊的作用。

小儿惊风，急按颅息。按摩颅息穴等穴位，对帮助小孩子镇静有较好作用。生活中，如遇到小儿惊风出现抽搐的情况，可以先让孩子安静下来，然后轻轻按摩孩子的颅息穴，使用温热的手掌轻轻地抚摸3分钟，接着用中指指腹揉按孩子的支沟穴1分钟，最后按摩印堂穴1分钟即可有效缓解症状。

颅息穴配角孙穴（三焦经）、头维穴（胃经），治偏头痛；配水沟穴（督脉）、中冲穴（心包经）、合谷穴（大肠经），治小儿惊痫；配支沟穴（三焦经）、印堂穴（督脉），治小儿惊风抽搐。

角孙穴——清热散风·牙龈肿痛　★

角孙穴位于人体的头部，折耳廓向前，当耳尖直上入发际处（见图37）。

角孙穴，出自《黄帝内经·灵枢·寒热病》。角，即角隅；孙，指孙络。此穴在颞颥部，相当于耳上角对应处，布有孙络，故名。

角孙穴的功能主要是吸湿降浊、清热散风。《针灸甲乙经》认为，角孙穴可治"齿牙不可嚼，龈肿"《备急千金要方》认为，角孙穴可治"颈肿项痛不可顾"。现代临床主要用于治疗耳部肿痛、目赤肿痛、目翳、齿痛、唇燥、项强、头痛等症，特别是对缓解偏头痛有较为明显的效果。经常按摩角孙穴可以散风止痛、清热消肿，能起到吸湿、降浊、明目的作用。

中老年人视力减退，有时候还会伴有牙龈肿痛的情况，这个时候就要坚持每天按摩角孙穴，可以调理气血，起到改善视力、缓解牙痛的作用。方法是用大拇指指腹揉按穴位，使有胀痛的感觉。每天早晚各揉按1次，每次左右各（或双侧同时）1~3分钟。

角孙穴配听宫穴（小肠经）、翳风穴（三焦经），治耳部肿痛；配头维穴（胃经）、太冲穴（肝经），治偏头痛；配足临泣穴（胆经），治眩晕。

耳门穴——降浊升清·中耳炎

耳门穴位于面部，当耳屏上切迹与下颌骨髁状突之间的凹陷处，听宫穴直上0.5寸（见图37）。

耳门穴，出自《针灸甲乙经》。门，指出入之所，此处指经气出入之所。此穴位于耳屏上方切迹凹陷处，三焦经从耳后入耳中，由此穴出走耳前，穴居外耳道口，有如声音入耳之门户，故名。

耳门穴的主要功能是降浊升清。《针灸甲乙经》载，耳门穴主治"耳鸣聋，头颌痛"等症。现代临床常用于治疗中耳炎、下颌关节炎等。

耳门穴配听宫穴（小肠经）、听会穴（胆经）、翳风穴（三焦经），治耳鸣、耳聋、聤耳；配颊车穴（胃经）、下关穴（胃经）、合谷穴（大肠经），治牙痛；配颧髎穴（小肠经）、颊车穴（胃经）、翳风穴（三焦经），治下颌关节炎。

耳禾髎穴——聪耳通窍·耳鸣

耳禾髎穴位于侧头部，当鬓发后缘，平耳廓根之前方，颞浅动脉的后缘（见图37）。

耳禾髎穴，出自《针灸甲乙经》。耳，耳部；禾，五谷；髎，孔隙。三焦经的经气在此如细雨从孔隙中漏落一般浇灌五谷，聪耳通窍，故名。

耳禾髎穴的主要功能是祛风通络、聪耳通窍、解痉止痛。《针灸大成》载，耳禾髎穴主治"头重痛，牙车引急，颈颔肿，耳中嘈嘈"等症。现代临床主治病症有耳鸣、牙关拘急、鼻准肿痛、流涕、头痛、颊肿、面瘫、面肌痉挛、耳炎、鼻炎等。经常用食指指腹点按耳禾髎穴，每次1~3分钟，对鼻部有良好的保养作用，对过敏性鼻炎、鼻前庭炎和慢性鼻炎也有较好疗效。

耳禾髎穴配听宫穴（小肠经）、翳风穴（三焦经），治耳鸣；配颊车穴（胃经）、地仓穴（胃经）、阳白穴（胆经），治面神经麻痹；配太阳穴（经外奇穴）、印堂穴（督脉）、足临泣穴（胆经），治偏头痛。

丝竹空穴——开窍泻热·目赤肿痛

丝竹空穴位于眉梢凹陷处，在眼轮匝肌处（见图37）。

丝竹空穴，出自《针灸甲乙经》。丝竹，古指管弦乐器；空，空虚。本穴为三焦经终点之穴，穴内气血空虚，穴外经气如同天空中的声音飘然而至，故名。

丝竹空穴的主要功能是开窍泻热、降浊除湿。《铜人腧穴针灸图经》指出，丝竹空穴治"目眩头痛，目赤"。现代主治目赤肿痛、头痛、齿痛、癫狂痫等症，也常用于治疗面神经麻痹、面肌痉挛、结膜炎等。

另外，按摩丝竹空穴有助于消除眼角鱼尾纹，具体做法是，双手食指弯曲，从眉头一直按揉到眉梢，然后顺势按摩到太阳穴入发际处，再沿着眼周按摩一圈。这样不仅有助于消除鱼尾纹，而且对明目、舒缓紧张情绪、调整自主神经都有好处。

丝竹空穴配瞳子髎穴（胆经）、晴明穴（膀胱经）、攒竹穴（膀胱经），治目赤肿痛；配太阳穴（经外奇穴）、外关穴（三焦经），治偏头痛；配足通谷穴（膀胱经）、太冲穴（肝经），治癫痫。

第三部分　足三阴经

足太阴脾经　　足少阴肾经　　足厥阴肝经

足太阴脾经

足太阴脾经左右各21穴，共42穴，起于足大趾内侧端，沿内侧赤白肉际，上行过内踝的前缘，沿小腿内侧正中线上行，在内踝上8寸处，交出足厥阴肝经之前，上行沿大腿内侧前缘，进入腹部属脾络胃，向上穿过膈肌，沿食道两旁，连舌本，散舌下。《黄帝内经·灵枢·经脉》是这样描述足太阴脾经的循行路线的："脾足太阴之脉，起于大指之端，循指内侧白肉际，过核骨后，上内踝前廉，上端内，循胫骨后，交出厥阴之前，上膝股内前廉，入腹，属脾，络胃，上膈，挟咽，连舌本，散舌下；其支者，复从胃，别上膈，注心中。"（见图38）

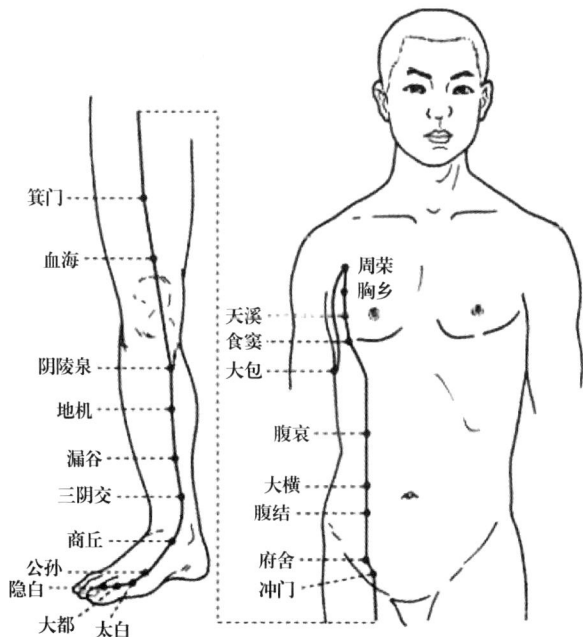

箕门
血海
阴陵泉
地机
漏谷
三阴交
商丘
公孙
隐白
大都　太白

周荣
胸乡
天溪
食窦
大包
腹哀
大横
腹结
府舍
冲门

图38

脾是重要的淋巴器官，位于腹腔的左上方，呈扁椭圆形。从人体机能上讲，脾脏相当于人体的血液"调节库"：当人体休息、安静时，它贮存血液；当人体处于运动、失血、缺氧等应激状态时，它又将血液排送到循环系统中，以增加血容量。在这个过程中，脾脏犹如一台"过滤器"，其中的巨噬细胞、淋巴细胞会去除掉血液中出现的病菌、抗原、异物、原虫，维持血液健康。中医认为脾主运化，为后天之本，对于维持消化功能及将食物化为气血起着重要的作用。若脾经出现问题，会出现腹胀、便溏、下痢、胃脘痛、嗳气、身重无力等。此外，舌根强痛、下肢内侧肿胀等均显示脾经失调。足太阴脾经主治脾胃病、妇科、前阴病及经脉循行部位的其他病症，如胃脘痛、食则呕、嗳气、腹胀、便溏、黄疸、身重无力、下肢内侧肿胀等。

足太阴脾经穴位运行顺序是：隐白→大都→太白→公孙→商丘→三阴交→漏谷→地机→阴陵泉→血海→箕门→冲门→府舍→腹结→大横→腹哀→食窦→天溪→胸乡→周荣→大包。

分述如下。

隐白穴——调经统血·月经不调

隐白穴位于足大趾内侧，趾甲角旁开0.1寸处（见图39）。

隐白穴，出自《黄帝内经·灵枢·本输》。隐，隐秘、隐藏；白，肺之色，指手太阴之气。此穴为足太阴脾经的井穴，足太阴在五行上属土，土为金之母，金属水，故足太阴脉气之所起，为手太阴经气之所隐，不易被觉察，如隐秘之肺气，故名。

隐白穴的主要功能是调经统血、生发脾气。《针灸甲乙经》载，隐白穴可治"腹胀、逆息热气、足胫中寒""膈中闷、呕吐、不欲食饮"等症。现代常用于治疗月经不调、急性胃肠炎等。多按摩隐白穴，可以激发手脚上的阳气，缓解手脚冰冷的症状。

隐白穴配气海穴（任脉）、血海穴（脾经）、三阴交穴（脾经），治月经过多；配脾俞穴（膀胱经）、上脘穴（任脉）、肝俞穴（膀胱经），治吐血；配大敦穴（肝经），治昏厥。

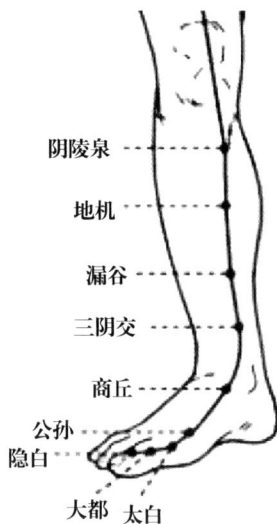

图39

大都穴——健脾利湿·手足逆冷　★

大都穴位于足内侧缘，足大趾本节（第一跖趾关节）前下方赤白肉际凹陷处（见图39）。

大都穴，出自《黄帝内经·灵枢·本输》。大，指穴内气血场的强大；都，都市，含脾土之意。脾主四肢，此穴名意指隐白穴传来的生发之气，如都市之物在此聚散。

大都穴的主要功能是健脾利湿、和胃安神。《铜人腧穴针灸图经》载，大都穴可治"热病汗不出，手足逆冷，腹满，善呕，烦热闷乱，吐逆"等症。现代临床主要用于治疗腹胀、胃痛、呕吐、泄泻、便秘、热病等病症。

腿抽筋，大都商丘来理顺。大都穴常被认为是最强健脾穴，经常按摩大都穴利于强健脾胃，提高消化能力。有的老年人晚上会腿抽筋，医生通常诊断为缺钙，可吃了大量补钙的药物和食物，都毫无效果。其实，有可能是脾经堵塞，钙无法吸收。这时可以每天按摩脾经大都、商丘两穴各3分钟，一般情况下三天后腿抽筋症状即可缓解。另外，大都穴对缓解抑郁也有效果，且方法简便，每天用双手拇指按揉双侧大都穴，不要太用力，以穴位有感即可，每次10分钟，即可有效舒缓抑郁紧张情绪。

大都穴配足三里穴（胃经），治腹胀；配商丘穴（脾经）、阴陵泉穴（脾经），治脾虚腹泻。

太白穴——理气和胃·腹胀便秘　★

太白穴位于足内侧缘，足大趾本节（第一跖趾关节）后下方赤白肉际凹陷处（见图39）。

太白穴，出自《黄帝内经·灵枢·本输》。太，大；白，肺之色，属金。此穴属脾经土穴，按五行说法，土生金，金色白，穴为金气所始。太白为星座名，即金星，亦含土能生金之意，故名。

太白穴的主要功能是健脾化湿、理气和胃。《针灸甲乙经》载，太白穴可治"大便难"。现代临床主要用于治疗胃痛、腹胀、肠鸣、泄泻、便秘、痔漏、脚气、体重节痛、痢疾等病症。

太白穴是人体健脾要穴，能治各种原因引起的脾虚，如先天脾虚、肝旺脾虚、心脾两虚、脾肺气虚、病后脾虚等，并有双向调节作用，揉此穴，腹泻可止，便秘可通。按摩时要注意力道，以穴位处微微感到胀痛为度，不必用太大力气，每天坚持按揉3~5分钟即可。太白穴对缓解肌肉酸痛也有效果。中医认为，脾主肌肉，如果运动过度造成肌肉酸痛，可用拳头轻轻敲击太白穴加以缓解。

太白穴配三阴交穴（脾经）、足三里穴（胃经）、天枢穴（胃经）、中脘穴（任脉）、内关穴（心包经）、太冲穴（肝经），治腹胀、腹痛；配中渚穴（三焦经）、大肠俞穴（膀胱经）、天枢穴（胃经），治便秘。

公孙穴——和胃理中·急慢性胃炎　★★

公孙穴位于足内侧缘，第一跖骨基底的前下方，赤白肉际处（见图39）。

公孙穴，出自《黄帝内经·灵枢·经脉》。公，长辈，此处指主脉；孙，小辈、旁辈，此处指孙脉。此穴名指足太阴脾经之正经如公，另走足阳明胃经之别络如孙，正经与别络在此穴位分行，故名。

公孙穴的主要功能是健脾化湿、和胃理中。《针灸甲乙经》载："凡好太息，不嗜食，多寒热，汗出，病至则善呕，呕已乃衰，即取公孙及井俞。"现代常用于治疗急慢性胃炎、消化道溃疡、急慢性肠炎、神经性呕吐、消化不良等。

消化不良责公孙。公孙穴别络足阳明胃经，故长期以来被中医视为调理脾胃的重要穴位，有"健脾益胃第一穴"之称。经常按摩公孙穴，可补脾和胃，增强脾胃功能，促进消化，缓解消化不良和胃胀的症状，身体自然就会强健起来。

公孙穴配中脘穴（任脉）、足三里穴（胃经），治胃脘胀痛；配丰隆穴（胃经）、膻中穴（任脉），治呕吐、眩晕；配解溪穴（胃经）、中脘穴（任脉）、足三里穴（胃经），治饮食停滞、胃脘疼痛。

商丘穴——健脾化湿·急慢性肠炎　★

商丘穴位于内踝前下方凹陷中，舟骨结节与内踝尖连线的中点处

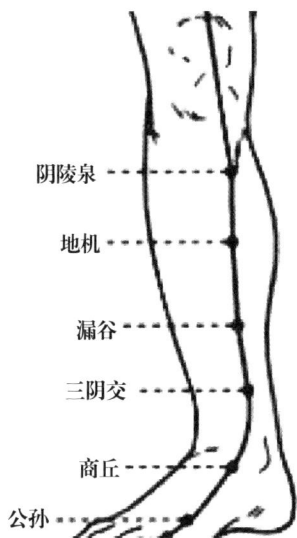

阴陵泉

地机

漏谷

三阴交

商丘

公孙

图 40

（见图40）。

商丘穴，出自《黄帝内经·灵枢·本输》。商，五音之一，属金；丘，土丘。此穴为脾经经穴，属金，位于内踝骨前下，故名。

商丘穴的主要功能是健脾化湿、肃降肺气。《针灸甲乙经》载，商丘穴主治"寒热善呕"。现代临床多用于治疗神经性呕吐、消化不良、胃炎、急慢性肠炎、腓肠肌痉挛、踝关节及周围软组织疾患等症。

消炎大药商丘穴。中医认为，商丘穴在消炎方面有独到的作用，可以说是人体自带的"消炎大药"。按摩商丘穴，可以调节脾经，把新鲜的血液输送到病灶上去，清除感染因子，自然也就消除了炎症。每天按压商丘穴3~5次，每次2~4分钟，可以缓解各种炎症。

另外，按摩商丘穴还有助于缓解感冒后的恶心、呕吐。有的人感冒后最明显的表现是恶心、呕吐，一般是脾胃不好。这时，可通过按摩商丘穴，以及督脉的百会穴，心包经的曲泽穴、间使穴、劳宫穴，加以缓解。

商丘穴配阴陵泉穴（脾经）、曲泉穴（肝经）、阴谷穴（肾经），治腹部胀满不得息；配三阴交穴（脾经），治脾虚不便；配天枢穴（胃经）、阴陵泉穴（脾经），治慢性肠炎。

三阴交穴——健脾补肾·妇科诸症　★★★

三阴交穴位于内踝尖直上3寸，胫骨后缘，足内踝上缘，四横指处（见图41）。

三阴交穴，出自《针灸甲乙经》，首见于《黄帝明堂经》。三阴，指足太阴脾经、足少阴肾经、足厥阴肝经；交，交会。三阴交穴名意指足部的三条阴经在此穴交会。

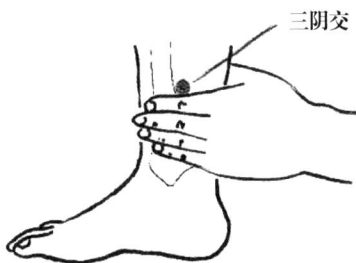

三阴交

图 41

三阴交穴别名血郄，为人体养生长寿大穴之一，主要功能为健脾和胃、调补肝肾、行气活血、疏经通络。《针灸甲乙经》载，三阴交穴主治"足下热痛不能久坐，湿痹不能行"等病症。《针灸大成》载，三阴交穴可治"梦遗失精""月水不止，妊娠胎动横生，产后恶露不行"等病症。现代临床主要用于调治肠鸣、腹胀、腹泻等脾胃虚弱诸症，月经不调、带下、阴挺、不孕、滞产等妇产科病症，遗精、阳痿、遗尿等泌尿生殖系统病症，以及心悸、失眠、高血压、眼袋浮肿、小便不利等病症。

我国民间素有"妇科三阴交"一说。顾名思义，就是此穴对于妇科病症甚有疗效，凡经期不顺、白带异常、月经过多或过少、经前期综合征、更年期综合征等，皆可治疗，可以说是妇科病的"万灵丹"。经常按摩三阴交穴，可以帮助中老年妇女延缓衰老，推迟更年期。三阴交穴同时也是脾经的大补穴，按揉左右腿的三阴交穴健脾，能使肌肉饱满、肤色红润。具体方法：将拇指的指腹对准三阴交穴，以穴位为中心，施以一定的力度，进行旋转按揉，每次按揉1~3分钟，每天早晚各一次。

三阴交穴配足三里穴（胃经），治肠鸣、泄泻、胃痛；配中极穴（任脉），治月经不调；配内关穴（心包经）、神门穴（心经），治失眠；配百会穴（督脉），治更年期综合征。

漏谷穴——健脾和胃·腹胀肠鸣

漏谷穴位于小腿内侧，内踝尖与阴陵泉穴的连线上，距内踝尖6寸，胫骨内侧缘后方（见图40）。

漏谷穴，出自《针灸甲乙经》。漏，渗漏也；谷，指凹陷处。脾经之气如细小谷粒由此渗漏，故名。

漏谷穴的主要功能是健脾和胃、利尿除湿。《铜人腧穴针灸图经》载，漏谷穴治"心腹胀满"。现代临床研究表明，漏谷穴对腹胀肠鸣、尿路感染、下肢麻痹及腹中热、心悲气逆、小腹胀急、小便不利、失精、足踝肿痛等，有一定治疗效果。

排毒消炎下漏斗。顾名思义，漏谷穴就像一个漏斗，对人体来讲也相当于一个过滤器。按摩刺激漏谷穴，能够把身体内的毒素排除出去，从根本上缓解腹胀肠鸣、消化不良、小便不利等病症，使身体更加健康。

漏谷穴配地机穴（脾经），治便秘；配足三里穴（胃经），治腹胀肠鸣；配中极穴（任脉）、蠡沟穴（肝经）、承扶穴（膀胱经），治小便不利、失精。

地机穴——健脾渗湿·痛经

地机穴位于人体的小腿内侧，内踝尖与阴陵泉的连线上，漏谷穴上4寸（见图40）。

地机穴，出自《针灸甲乙经》。地，脾土；机，要也。此穴为足太阴之郄穴，即气血深聚之要穴，故名。

地机穴的主要功能是健脾渗湿、调理月经，为活血化瘀之要穴。《针灸甲乙经》载，地机穴可治"溏瘕，腹中痛，脏痹"等病症。现代临床主治痛经、崩漏、月经不调等妇科病，以及腹痛、腹胀、食欲不振、泄泻、水肿、小便不利、痢疾、遗精等症。

地机穴配三阴交穴（脾经），治痛经；配气海穴（任脉），治月经不调。

阴陵泉穴——排渗脾湿·小便不利　★

阴陵泉穴位于小腿内侧，胫骨内侧髁下缘与胫骨内侧缘之间的凹陷中，在胫骨后缘与腓肠肌之间，比目鱼肌起点上（见图40）。

阴陵泉穴，出自《黄帝内经·灵枢·本输》。阴，膝之内为阴；陵，指胫骨内侧髁高突如土陵；泉，指髁下凹陷似泉。此穴位于肉之凹陷处，为足太阴之合穴，脾土物质沉积如水，故名。

阴陵泉穴的主要功能是排渗脾湿、健脾理气、益肾调经。《针灸甲乙经》载，阴陵泉穴可缓解"腹中气盛、腹胀逆不得卧"等症状。现代临床常用于治疗急慢性肠炎、细菌性痢疾、尿潴留、尿失禁、尿路感染、阴道炎、膝关节及周围软组织疾患等。

尿不净，勤按阴陵泉。对老年人来讲，经常按摩阴陵泉穴，可有效缓解尿不净、尿频、尿淋沥等症。可以采用按揉的方式，用拇指的指腹按揉阴陵泉穴，每天一次，每次3~5分钟，以穴位局部有明显的酸胀感为度。

阴陵泉穴配足三里穴（胃经）、上巨虚穴（胃经），治腹胀、腹泻；配曲泉穴（肝经），治小便不利。

血海穴——运化脾血·月经不调 ★★

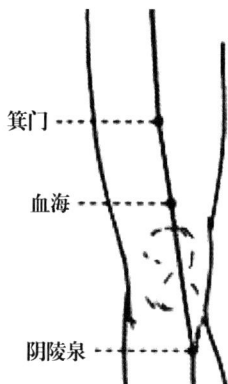

箕门

血海

阴陵泉

图 42

血海穴位于大腿内侧，髌底内侧端上2寸处，股四头肌内侧头的隆起处（见图42）。

血海穴，出自《针灸甲乙经》。血，生命之液；海，大也。此穴为脾经所生之血的聚集之处，气血物质充盈如海，故名。

血海穴的主要功能是补血活血、调经止带、清热利湿。《针灸甲乙经》载："若血闭不通，逆气胀，血海主之。"现代临床常用于治疗血液中血浊、血毒、血热引起的疮疡，以及凡与血液循环有关的疾病，如月经不调、功能性子宫出血、子宫内膜炎、睾丸炎、湿疹、荨麻疹、瘙痒症、神经性皮炎、下肢溃疡、贫血等。用拍穴法可治血虚、血燥、血稠引起的皮肤痒，以及风寒外侵肌表引发的一连串皮肤丘疹。

中医认为治风先治血，血行风自灭。按摩血海穴可促进血液循环，对各种退化性关节炎、风湿性膝关节炎有治疗作用，同时能够通过推动气血上升，改善头部毛囊微循环，使头发易长不脱落。血海穴还是妇女调经要穴，经常按摩此穴，对月经失调、经血淋漓不尽、闭经、痛经等都有一定缓解。

眼干常记按血海。按摩血海穴还有助于补肝血，缓解人体眼部病症。现代人看手机、电脑过多，常常感觉眼睛酸胀干涩，这时候，可以按摩血海穴和足三里穴来补足肝血，缓解这些症状。

血海穴配膈俞穴（膀胱经）、脾俞穴（膀胱经）、足三里穴（胃经）、三阴交穴（脾经），治脾虚紫斑、月经过多；配关元穴（任脉）、中极穴

（任脉）、大巨穴（胃经）、水道穴（胃经）、地机穴（脾经）、三阴交穴（脾经），治痛经；配犊鼻穴（胃经）、阴陵泉穴（脾经）、阳陵泉穴（胆经）、阴谷穴（肾经）、三阴交穴（脾经），治膝关节疼痛、小腿内侧痛等。

箕门穴——健脾渗湿·小便不利

箕门穴位于大腿内侧，血海与冲门连线上，血海上6寸处（见图42）。

箕门穴，出自《针灸甲乙经》。箕，簸也。张腿而坐称为箕踞，是不端之状。此穴位于大腿内侧，取穴时人需敞腿兀坐，两腿分张，形如箕状，故称箕坐。两腿内侧，肌肉丰腴，此穴在腴肉上缘，犹当箕星之门，故名。

箕门穴的主要功效是健脾渗湿、通利下焦。《针灸大成》载，箕门穴可治"小便不通，遗溺，鼠蹊肿痛"等症。现代主治小便不利、遗尿、尿潴留、腹股沟肿痛等症。

箕门穴配三阴交穴（脾经）、中极穴（任脉），治小便不通；配气冲穴（胃经）、太冲穴（肝经），治腹股沟肿痛。

冲门穴——健脾化湿·腹痛

冲门穴位于人体腹股沟外侧，距耻骨联合上缘中点3.5寸，髂外动脉搏动处的外侧（见图43）。

冲门穴，出自《针灸甲乙经》。冲，冲射、冲突；门，出入之处。此穴位于腹股沟外端，可触及动脉之冲动，足太阴之

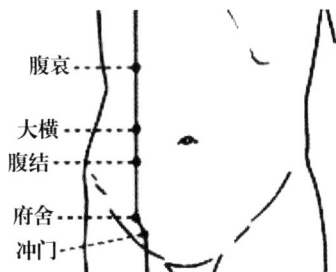

腹哀
大横
腹结
府舍
冲门

图43

气由此而上冲入腹中，故名。

冲门穴的主要功能是健脾化湿、理气缓痉。《针灸甲乙经》指出，冲门穴可治"寒气腹满""身热、腹中积聚疼痛"等症。现代临床常用于治疗腹痛、疝气、带下、小便淋沥、产后血崩、白带异常、气喘、小儿抽筋等症。

冲门穴配足三里穴（胃经）、归来穴（胃经）、大横穴（脾经）、合谷穴（大肠经），治寒积腹痛；配脾俞穴（膀胱经）、水分穴（任脉）、足三里穴（胃经）、阴陵泉穴（脾经），治脾虚水肿。

府舍穴——润脾止燥·腹胀腹痛

府舍穴位于人体下腹部，脐下4寸，冲门上方0.7寸（见图43）。

府舍穴，出自《针灸甲乙经》。府，聚集；舍，居所。此穴为足太阴、厥阴、少阴、阳明、阴维五条经脉气血汇集之所，故名。

府舍穴的主要功能是润脾止燥、生发脾气。《针灸甲乙经》有云："腹痛积聚，厥逆霍乱，府舍主之。"现代临床常用于治疗腹胀、腹痛、腹股沟痛、疝气、积聚痞块等症。

府舍穴配太冲穴（肝经）、天枢穴（胃经）、足三里穴（胃经）、阳陵泉穴（胆经），治腹胀腹满、积聚痞块；配气海穴（任脉），治腹痛；配气冲穴（胃经）、箕门穴（脾经）、大敦穴（肝经），治腹痛、疝气。

腹结穴——温脾镇痛·便秘

腹结穴位于人体下腹部，府舍穴上方3寸处（见图43）。

腹结穴，出自《针灸甲乙经》。腹，腹部也，指肚腹；结，集结，聚集。脾经的气血在此穴聚集，故名。

腹结穴的主要功能是温脾止泄、镇痛止咳。《针灸大成》载，腹结穴主治"咳逆，绕脐痛"等症。现代临床主要用于治疗消化系统疾病，包括消化不良、痢疾、胃溃疡、便秘等。按摩腹结穴，可以缓解便秘、侧腹痛、下腹神经痛等症状。

腹结穴配天枢穴（胃经）、大横穴（脾经），治腹痛；配支沟穴（三焦经）、足三里穴（胃经），治便秘。

大横穴——通调腑气·便秘

大横穴位于人体下腹部，脐中旁开4寸（见图43）。

大横穴，出自《针灸甲乙经》。横，指横结肠。此穴位于腹部中间，内部就是横结肠，横结肠是解剖学上的概念，它涉及的范围很广，活动度也很大，所以古人就直接将其名为大横。

大横穴的主要功能是理气止痛、通调腑气。《针灸甲乙经》载："大风逆气，多寒善悲，大横主之。"现代常用于治疗气血瘀滞化热引起的便秘、肠痈，以及虚寒洞泄、着凉腹痛、体虚多汗等症。

经常按摩大横穴，可以起到除湿散结、理气健脾、通调肠胃的作用，对于保持肠胃健康很有益处，能够缓解多种肠胃不适，增强脾胃运化功能，使人体的五脏保持年轻的状态。

大横穴配天枢穴（胃经）、足三里穴（胃经），治腹痛；配支沟穴（三焦经）、足三里穴（胃经）、天枢穴（胃经），适用于习惯性便秘。

腹哀穴——健脾和胃·消化不良

腹哀穴位于人体上腹部，脐中上3寸，距前正中线4寸（见图43）。

腹哀穴，出自《针灸甲乙经》。腹，腹部；哀，哀求。此穴当腹部，犹如腹部发出哀鸣的声音，故名。

腹哀穴的主要功能是健脾消食、通降腑气。《针灸甲乙经》载："便脓血，寒中，食不化，腹中痛，腹哀主之。"现代临床主要用于治疗消化不良、腹痛、便秘、痢疾等症。举凡腹中疼痛难忍，发出哀鸣，通过按摩或针刺此穴均能缓解。

腹哀穴配中脘穴（任脉）、关元穴（任脉），治疗胃下垂；配气海穴（任脉），缓解肠鸣。

食窦穴——利水消肿·腹痛肠鸣　★

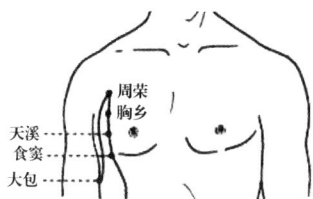

图44

食窦穴位于人体胸外侧部，第五肋间隙，距前正中线6寸（见图44）。

食窦穴，出自《针灸甲乙经》。食，胃之所受五谷；窦，孔穴、地宫。"食窦"即食道，有开通食饮之孔道的作用，故名。

食窦穴的主要功能是宣肺平喘、健脾和中、利水消肿。《针灸大成》载，食窦穴主治"胸胁支满，膈间雷鸣，常有水声，膈痛"等症。现代临床主要用于治疗胸胁胀痛、噫气、反胃、腹胀、水肿等。

腹胀难消通食窦。长期坚持按摩食窦穴，对胸胁胀痛、反胃、食入即吐等症及水肿、尿潴留、肋间神经痛等都有一定的功效。按摩方法：

以手指指腹或指节向下按压，并作圈状按摩。

食窦穴配膈俞穴（膀胱经）、气海穴（任脉）、璇玑穴（任脉），治疗胃气上逆引起的呃逆；配脾俞穴（膀胱经）、足三里穴（胃经）、阴陵泉穴（脾经）、水分穴（任脉），治脾虚水肿等症。

天溪穴——宽胸通乳·丰乳健胸

天溪穴位于人体胸外侧部，胸大肌外下缘，第四肋间隙，前正中线旁开6寸（见图44）。

天溪穴，出自《针灸甲乙经》。天，指上部；溪，沟溪。此穴位于胸部乳旁，主要作用是宽胸通乳，恰如畅通溪水，故名。

天溪穴的主要功能是宽胸通乳、理气止咳。《铜人腧穴针灸图经》载，天溪穴"治胸中满痛，乳肿贲膺"。《针灸大成》载，天溪穴能治"妇人乳肿溃痛"等症。现代临床主要用于治疗呼吸系统疾病，如肺炎、支气管炎、哮喘等病症。对改善乳汁分泌不足、缓解肋间神经痛也有一定效果。

丰乳上天溪。大溪穴是进行丰乳按摩不可或缺的穴位。丰胸按摩方法：大拇指旋作圈状按压天溪穴，一边按压一边吐气，速度要均匀。按压刺激天溪穴，能令乳腺发达，还能增加胸部的弹性，让胸部更加丰盈。每日睡前、沐浴前后按压，效果较好。

天溪穴配膻中穴（任脉），治肋间神经痛；配脾俞穴（膀胱经）、肺俞穴（膀胱经）、丰隆穴（胃经）、太渊穴（肺经）、合谷穴（大肠经），治痰湿咳嗽。

胸乡穴——宽胸理气·肋间神经痛

胸乡穴位于人体胸外侧部，第三肋间隙，距前正中线6寸（见图44）。

胸乡穴，出自《针灸甲乙经》。胸，胸部；乡，乡村，此处意指胸廓之侧。此穴居胸廓外侧，故名。

胸乡穴的主要功能是宽胸理气、疏肝止痛。《针灸甲乙经》载，胸乡穴主治"胸胁榰满，却引背痛，卧不得转侧"等症。现代常用于治疗肋间神经痛、支气管炎等。按摩胸乡穴，可缓解肋间隐痛。

胸乡穴配支沟穴（三焦经）、中庭穴（任脉）、期门穴（肝经）、侠溪穴（胆经）、日月穴（胆经），治气滞胸胁胀痛；配内关穴（心包经）、神门穴（心经）、三阴交穴（脾经），治心悸、失眠。

周荣穴——降呃止咳·咳嗽气喘

周荣穴位于人体胸外侧部，第二肋间隙，距前正中线6寸（见图44）。

周荣穴，出自《针灸甲乙经》。周，指周行；荣，指荣养。此穴为足太阴脾经腧穴，位于肺经中府穴之下，当脾、肺经气相接处。脾气散精，上归于肺，赖肺气敷布调节以荣养周身，故名。

周荣穴的主要功能是宽胸理气、降呃止咳，是中医调理气逆咳嗽的重要穴位。《针灸大成》载，周荣穴主治"胸胁满不得俯仰，食不下"等症。现代常用于治疗肋间神经痛、胸膜炎、肺脓疡、支气管扩张、胸背痛、食道狭窄、呃逆等症。

经常按摩周荣穴，对于咳嗽、气逆、胸胁胀满等病症，具有明显的改善作用。按摩时，用大拇指的指腹按压在两侧周荣穴上，按压3秒松开休息，反复按压，每天早晚各揉按一次，每次揉按1~3分钟。

周荣穴配膻中穴（任脉），治胸肋胀痛、胸膜炎；配尺泽穴（肺经），治咳嗽、气逆；配大包穴（脾经），治肋间神经痛；配大肠俞穴（膀胱经），治食不下。

大包穴——宽胸益脾·四肢无力 ★

大包穴位于人体侧胸部，腋中线上，当第六肋间隙处（见图44）。

大包穴，出自《黄帝内经·灵枢·经脉》。大，穴内气血涉及的范围广；包，裹也、受也。此穴为脾之大络，统络阴阳诸经，故名。

大包穴的主要功能是宣肺理气、宽胸益脾。《针灸大成》载，大包穴主治"胸胁中痛，喘气，实则身尽痛"等症。现代临床主要用于治疗气喘、哮喘、胸闷、心内膜炎、胸膜炎、肋间神经痛、胸胁痛等疾病，全身疼痛、四肢无力、食多身瘦等症。

头晕心慌，大包全包。工作了一整天，很多人会感觉到疲劳、困倦、气色不好，这往往是脾胃虚弱造成的。脾虚的典型表现还有腹胀、没有食欲、消化功能差、倦怠疲劳、头晕、四肢无力、大便溏稀、怕冷、面色萎黄、腹泻、肥胖浮肿等，女性还有可能出现月经不调的现象。如果出现以上这些症状，那么按摩大包穴就是一个非常不错的选择。大包穴同时也是一个强心要穴，刺激大包穴能快速增强心肌收缩力，增加心肌血液供应，对于突发心血供给不足、心悸等有一定效果。按摩大包穴，可采用轻拍的方法，用掌心从上而下拍打此穴约5分钟，这样便可起到疏通脾经气血的作用。也可以双手握拳，顶压圈按大包穴。需要提醒的是，上午9点至11点为气血主脾之时，在这个时间段按摩大包穴效果最好。

大包穴配三阳络穴（三焦经）、阳辅穴（胆经）、足临泣穴（胆经），治胸肋痛；配足三里穴（胃经），治四肢无力。

足少阴肾经

足少阴肾经共27穴，左右合54穴。循行部位起于足小趾下面，斜行于足心（涌泉穴），出行于舟状骨粗隆之下，沿内踝后缘，分出进入足跟，向上沿小腿内侧后缘，至腘内侧，上股内侧后缘入脊内（长强穴），穿过脊柱，属肾，络膀胱。此经脉直行于腹腔内，从肾上行，穿过肝和膈肌，进入肺，沿喉咙到舌根两旁。此经脉一分支从肺中分出，络心，注于胸中，交于手厥阴心包经。足少阴肾经与足太阳膀胱经相表里。《黄帝内经·灵枢·经脉》这样描述足少阴肾经的循行路线："肾足少阴之脉，起于小指

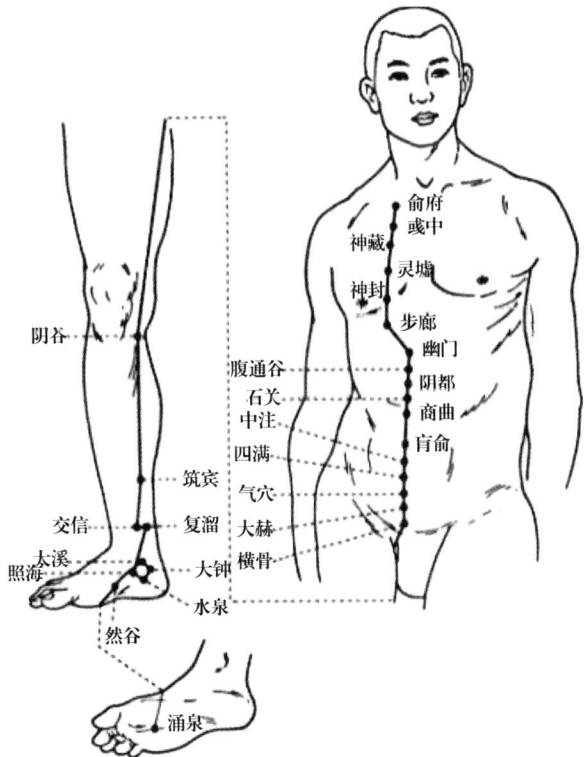

图45

之下，邪走足心，出于然谷之下，循内踝之后，别入跟中，以上踹内，出腘内廉，上股内后廉，贯脊，属肾，络膀胱；其直者，从肾上贯肝膈，入肺中，循喉咙，挟舌本；其支者，从肺出络心，注胸中。"（见图45）

中医认为，肾脏是人体最重要的脏器，肾的主要生理功能是藏精，精是推动人体生命活动的基本物质。现代医学研究表明，肾脏能分泌包括肾素、前列腺素在内的活性物质，对保持血压平衡、血压调控、水盐代谢，维持体内电解质平衡、酸碱平衡有重要的作用。人体每天有1500~1800升的血液通过肾脏过滤，废物和多余的水形成尿排出。肾脏能够分泌促红细胞生成素，进而刺激骨髓制造红细胞，保证机体对钙、磷的吸收和促进骨骼正常生长，维持骨骼的强壮。

肾经就是肾脏所主之所，它的气血运行通畅与否直接关系到肾藏精的功能，间接影响脏腑阴阳，因此肾经是决定人生老病死的关键。人在肾经虚弱的情况下会出现四肢无力、头晕头痛和腰膝酸软的症状。如发生病变，人会出现饥不欲食，面色发黑，喘息气逆，咳唾有血，目花，心悸，口舌干燥，咽喉肿痛，心烦心痛，黄疸肠澼，下肢肌肉萎缩，足底灼热疼痛等症状。经常刺激肾经，有利于经脉气血通畅，从而养肾补肾，并且有帮助肾脏排出毒素的作用，可以减轻肾脏负担，预防衰老。日常生活中适当按摩肾经，可以有效增加足部的血液流量，促进身体的血液循环和加快身体新陈代谢，保持青春活力。

在现代临床上，足少阴肾经主治泌尿生殖系统疾病，还可治疗神经系统、呼吸系统、消化系统、循环系统病症和此经循行部位的病症，如月经不调、水肿、遗精、阳痿、带下异常、哮喘、泄泻及下肢疼痛麻木等病症。

足少阴肾经穴位运行顺序为：涌泉→然谷→太溪→大钟→水泉→照

海→复溜→交信→筑宾→阴谷→横骨→大赫→气穴→四满→中注→肓俞
→商曲→石关→阴都→腹通谷→幽门→步廊→神封→灵墟→神藏→彧中
→俞府。

分述如下。

涌泉穴——益肾固本·精力减退　★★★

涌泉穴位于人体足底，足前部凹陷处第
二、第三跖趾缝纹头端与足跟连线的前三分之
一处（见图46）。

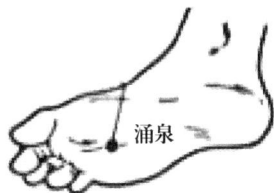

涌泉

图46

涌泉穴，出自《黄帝内经·灵枢·本输》。
涌，水外出；泉，泉水。此穴名意指体内肾经
的经水由此外涌而出体表。此穴为肾经经脉的第一穴，为井穴，它连
通肾经的体内体表经脉，肾经体内经脉中的经气初出如泉水涌出于下，
故名。

涌泉穴的主要功能是益肾固本、平肝熄风、滋阴降火、开窍醒神。
《黄帝内经·灵枢·本输》中说："肾出于涌泉，涌泉者，足心也。"意
思是说：肾经之气犹如源泉之水，来源于足下，涌出灌溉周身四肢各
处。《针灸大成》载，涌泉穴主治"善恐，惕惕如人将捕之，舌干咽肿，
上气嗌干，烦心，心痛"等病症。可以说，涌泉穴在养生、防病、治
病、保健等各个方面都显示出重要作用。涌泉穴治疗范围较广，现代主
要用于治疗神经衰弱、精力减退、倦怠无力、妇科病、失眠、高血压、
晕眩、焦躁、糖尿病、过敏性鼻炎、更年期障碍、怕冷、肾脏病、头顶
痛、咽喉痛、失声、舌干、小儿惊风、癫痫、神经性头痛等。

俗话说："若要老人安，涌泉常不干。"中国民间自古以来就有"搓

脚心治百病"的说法，"搓脚心"就是指经常按摩涌泉穴，这是我国流传已久的自我养生保健按摩疗法之一。据临床应用观察，每日坚持推搓涌泉穴，可使老人肾精充足，耳聪目明，精力充沛，腰膝壮实不软，防病能力提升。据统计，推搓涌泉穴可以防治老年性哮喘、腰腿酸软无力、失眠多梦、神经衰弱、头晕、头痛、高血压、耳聋、耳鸣、大便秘结等50余种病症。具体做法：每晚临睡前，在床上取坐位，双脚自然分开，或取盘腿坐位，两脚心相对，然后用双手拇指从足跟推向足尖方向涌泉穴处，前后反复推搓；或用双手手掌自然轻缓地拍打涌泉穴，以足底部有热感为适宜。

涌泉穴配百会穴（督脉）、水沟穴（督脉）、合谷穴（大肠经）、颊车穴（胃经），治中风昏迷；配中脘穴（任脉）、丰隆穴（胃经）、心俞穴（膀胱经）、足三里穴（胃经）、列缺穴（肺经）、神门穴（心经）、内关穴（心包经），治健忘；配照海穴（肾经）、内关穴（心包经）、大陵穴（心包经）、合谷穴（大肠经），治五心烦热。

然谷穴——升清降浊·阴虚火旺　★★

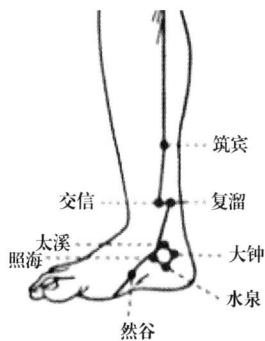

图47

然谷穴位于内踝前下方，足舟骨粗隆前下方凹陷处（见图47）。

然谷穴，出自《黄帝内经·灵枢·本输》。然，指足舟骨，即然骨；谷，指凹陷处。此穴位于足舟骨粗隆前下方凹陷处，故名。

然谷穴的作用是升清降浊、平衡水火。《针灸大成》载，然谷穴主治"小腹胀""喉痹"。现代常用于治疗咽喉炎、膀胱炎、尿道炎、月经不调等。中医认为，然谷穴是治阴虚火旺的首选穴位，最常用的就是治疗烦躁口干、咽喉肿痛。有的人体内火气特别重，心里起急，伴有口干，晚上还会心烦睡不着觉，便可以在睡觉之前按揉然谷穴，能够有所缓解。

过饱揉然谷。然谷穴还含有"燃烧谷物"之意，可以增强脾胃功能，促进消化。因此，推拿然谷穴可以很快产生饥饿感，同时还能缓解过度饮食后的不适。

然谷穴配肾俞穴（膀胱经）、太溪穴（肾经）、关元穴（任脉）、三阴交穴（脾经），治月经不调；配肾俞穴（膀胱经）、志室穴（膀胱经）、气海穴（任脉），治遗精；配尺泽穴（肺经）、孔最穴（肺经）、鱼际穴（肺经），治咯血；配中极穴（任脉）、血海穴（脾经）、蠡沟穴（肝经）、三阴交穴（脾经），治阴痒。

太溪穴——壮阳强腰·小便频数　★★★

太溪穴位于足内侧，内踝后方与脚跟骨筋腱之间的凹陷处，也就是说在脚的内踝尖与跟腱之间的凹陷处（见图48）。

太溪穴，出自《黄帝内经·灵枢·本输》。太，极大；溪，沟溪。此穴为足少阴之原穴，气血所注

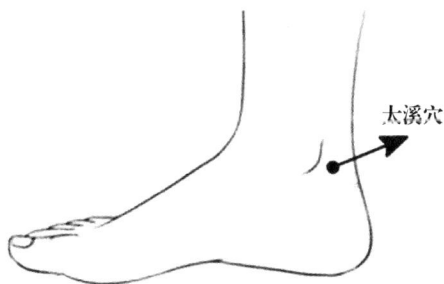

图48

之处。足少阴脉气出于涌泉，流经然谷，至此聚留而成大溪，故名。

太溪穴主要功用是滋阴益肾、壮阳强腰。《针灸大成》载，太溪穴治"久疟咳逆，心痛如锥刺，心脉沉，手足寒至节"等症。现代临床主

治头痛目眩、咽喉肿痛、齿痛、耳聋、耳鸣、气喘、胸痛咯血、消渴、月经不调、失眠、健忘、遗精、阳痿、小便频数、腰脊痛、下肢厥冷、内踝肿痛等症。

补肾大穴唯太溪。太溪穴为肾经原穴，是肾之经气所聚之处，既能补阳，也能滋阴，是调理肾气虚损的首选穴，无论肾阴亏耗，还是肾阳虚衰的病症，都可以通过太溪穴调治。中医认为，太溪穴既是肾的大补穴，又是全身的大补穴，常按摩太溪穴可补益肾气、固精护肾，有清热生气的作用，益肾、清热、健腰膝、调节内脏。

按摩太溪穴的时候，要正坐垂足，抬起一只脚放在另一只脚的膝盖上；用另一侧的手轻握住脚，四指放在脚背上，大拇指弯曲，从上往下刮按穴位，用力适度，每天早晚各刮按1~3分钟，有胀痛感为宜。

太溪穴配少泽穴（小肠经），治咽喉炎、齿痛；配飞扬穴（膀胱经），治头痛目眩；配肾俞穴（膀胱经）、志室穴（膀胱经），治遗精、阳痿、肾虚腰痛。

大钟穴——益肾平喘·哮喘

大钟穴位于足内侧，内踝后下方，当跟腱附着部的内侧前方凹陷处（见图47）。

大钟穴，出自《黄帝内经·灵枢·经脉》。大，巨大；钟，指汇聚之势。足少阴之脉气在此汇聚得以深大，故名。

大钟穴的主要功能是益肾平喘、调理二便。《针灸大成》载，大钟穴主治"胸胀喘息，腹满便难"。现代常用于治疗尿潴留、神经衰弱、哮喘等症。

按揉大钟穴对防治中老年人精力不足、昏昏沉沉的问题有帮助。具体方法是，用指腹按住此穴6秒钟，然后慢慢松开，如此反复按压，不拘时做。此外，大钟穴还可治失声，如果嗓子总是说不出话来，可能是肾气不足或肾阴不足引起的，通过按揉大钟穴能有所缓解。

大钟穴配尺泽穴（肺经）、孔最穴（肺经）、鱼际穴（肺经），治咯血；配肾俞穴（膀胱经）、关元穴（任脉）、三阴交穴（脾经），治月经不调；配肾俞穴（膀胱经）、太溪穴（肾经）、委中穴（膀胱经），治腰脊强痛。

水泉穴——清热益肾·小便不利

水泉穴位于内踝后下方，太溪直下1寸，跟骨结节内侧凹陷处，跟骨上方（见图47）。

水泉穴，出自《针灸甲乙经》。水，水液；泉，水源。此穴为肾之气血所深聚之处，似深处之水源，肾经经气在此穴聚集后如同水潭，故名。

水泉穴的主要功能是清热益肾、通经活络。《针灸甲乙经》载，水泉穴治"月水不来而多闭，心下痛"。《针灸大成》载，水泉穴治"小便淋沥，腹中痛"。现代临床主治月经不调、痛经、小便不利。老年男性容易有前列腺疾病，每天坚持按揉水泉穴，对防治前列腺硬化造成的小便淋沥有帮助。

水泉穴配关元穴（任脉）、三阴交穴（脾经）、太冲穴（肝经），治痛经、小腹痛；配中极穴（任脉）、阴谷穴（肾经），治小便不利。

照海穴——调阴宁神·失眠   ★

照海穴位于足内侧，内踝尖下方凹陷处（见图47）。

照海穴，出自《针灸甲乙经》。照，其异体字为炤，炤同昭，含明显之意；海者，百川之所归。此穴为足少阴脉气归聚处，脉气阔大如海，故名。

照海穴的主要功能是调阴宁神、通调二便。《针灸甲乙经》载，照海穴可治"小腹热，咽干""惊，善悲不乐，如堕坠"等病症。现代临床主治咽干咽痛、目齿肿痛等五官热性病症，小便不利、小便频数等泌尿系统病症，月经不调、痛经、赤白带下等妇科病症，以及失眠等精神疾患。

宁神安眠进照海。照海穴对缓解失眠症有特殊作用。失眠大都是因为心肾不交，照海穴通于阴跷脉，主窹寐，通过按揉刺激照海穴，可以有效缓解失眠病症。晚上睡前按揉几分钟照海穴，可以让人舒舒服服地睡个好觉。

照海穴配合谷穴（大肠经）、列缺穴（肺经），治咽喉肿痛；配中极穴（任脉）、三阴交穴（脾经），治月经不调、痛经、带下；配三阴交穴（脾经）、神门穴（心经），治失眠。

复溜穴——补肾益气·腰痛

复溜穴位于小腿内侧，脚踝内侧中央上二指宽处，太溪穴上2寸，胫骨与跟腱间（见图49）。

复溜穴，出自《黄帝内经·灵枢·本输》。复，指返还；溜，同

"流"。足少阴脉气由涌泉经然谷、太溪，下行大钟、水泉，再绕至照海，复从太溪直上而流于此穴，故名。

复溜穴的主要功能是补肾益阴、温阳利水。《针灸大成》载，复溜穴主治"腰脊内引痛，不得俯仰起坐"。现代临床主治泌尿生殖系统疾病，如肾炎、睾丸炎、尿路感染等，以及小儿麻痹后遗症、脊髓炎、功能性子宫出血、腹膜炎、痔疮、腰肌劳损等。复溜穴被称为人体自带的六味地黄丸，每天按揉复溜穴3~5次，每次2~3分钟，以产生酸胀感为宜，即可相当于服用一天六味地黄丸的效果。

图49

复溜穴配三阴交穴（脾经）、行间穴（肝经），治手足心热、舌红少苔；配太渊穴（肺经）、太溪穴（肾经）、内庭穴（胃经），治因阴虚燥热造成的消渴；配心俞穴（膀胱经）、大陵穴（心包经）、神门穴（心经）、太溪穴（肾经），治肾阴不足、虚火扰心造成的失眠、心悸、健忘等。

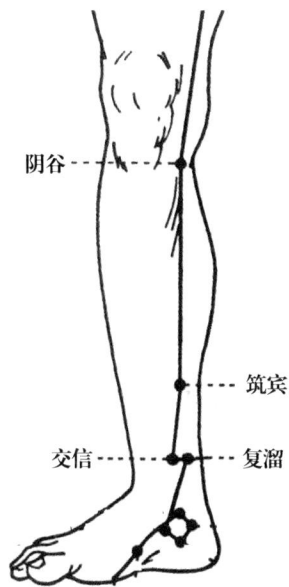

交信穴——益肾调经·月经不调

交信穴位于小腿内侧，太溪直上2寸，复溜穴前0.5寸，胫骨内侧缘的后方（见图49）。

交信穴，出自《针灸甲乙经》。交，交流、交换；信，同"伸"。此穴与复溜穴相并，交会于足太阴脾经的三阴交穴，肝脾二经于此交合延伸，故名。

交信穴的功效是益肾调经、调理二便。《针灸大成》载，交信穴主治"癫疝，阴急""女子漏血不止，阴挺出，月水不来"等症。现代常用于治疗月经不调、肾炎、睾丸炎、尿路感染等。

关于交信穴，还有一种说法，认为"交"是指与脾经的三阴交穴相交，"信"是指月信（月经）。因此，交信穴是调理女子月经的大穴。当女性月经到期不来或者出现崩漏等情况时，按揉交信穴可以得到较大的改善。

交信穴配中极穴（任脉）、地机穴（脾经）、气海穴（任脉）、关元穴（任脉）、三阴交穴（脾经），治月经不调、赤白带下；配阴陵泉穴（脾经）、太溪穴（肾经），治下肢内侧痛。

筑宾穴——益肾排毒·肾炎　★

筑宾穴位于小腿内侧，太溪穴与阴谷穴的连线上，太溪穴上5寸（见图49）。

筑宾穴，出自《针灸甲乙经》。筑，建筑；宾，宾客，此处隐指阴维脉。足少阴脉气在此与阴维脉相聚，如同建舍待宾，故名。

筑宾穴的主要功能是调理下焦、通络止痛。《医心方》载，筑宾穴治"狂、癫疾"。现代常用于治疗肾炎、膀胱炎，以及精神情志疾病等。

补肾排毒，筑宾常按。筑宾穴具有清热利湿的功能，是补肾排毒的重要穴位。经常刺激按摩筑宾穴，可以促使体内的毒素排出体外，使瘀滞的气血恢复正常。具体方法：用指压法对准穴位进行按压，手指施加压力，直到感觉有些疼，然后松开，反复多次。此外，用指按压筑宾穴还能治疗化脓性扁桃体炎，长期反复患扁桃体炎的人，经常按揉筑宾穴有助于减轻病症。

筑宾穴配劳宫穴（心包穴）、水沟穴（督脉）、上脘穴（任脉）、大钟穴（肾经），治痰火扰心造成的癫狂症；配大敦穴（肝经）、归来穴（胃经），治疝气。

阴谷穴——益肾补阳·小便淋沥

阴谷穴位于膝后区，腘窝内，半腱肌肌腱外侧缘（见图49）。

阴谷穴，出自《黄帝内经·灵枢·本输》。阴，阴性水湿也；谷，两山所夹空隙也。此穴位于膝窝阴侧面，半腱肌与半膜肌之间，深陷如谷，故名。

阴谷穴的主要功能是清热利湿、益肾补阳。《针灸甲乙经》载，阴谷穴主治"男子如蛊，女子如阻，寒热，少腹偏肿"。现代临床主治肾精亏虚造成的阳痿、月经不调、崩漏、小便难等诸多病症。

阴谷穴配中极穴（任脉）、复溜穴（肾经）、水道穴（胃经）、阴陵泉穴（脾经），治疗小肠湿热造成的小便赤痛、小便不通等；配水道穴（胃经）、阳陵泉穴（胆经）、足三里穴（胃经），治疗湿热黄疸、水肿。

横骨穴——补益肝肾·遗精遗尿　★

横骨穴位于下腹部，脐中下5寸，前正中线旁开0.5寸（见图50）。

横骨穴，出自《针灸甲乙经》。横骨，指横于阴上之骨，其上为少腹，其下即交骨，此穴因位于交骨之上而得名，属骨穴同名。

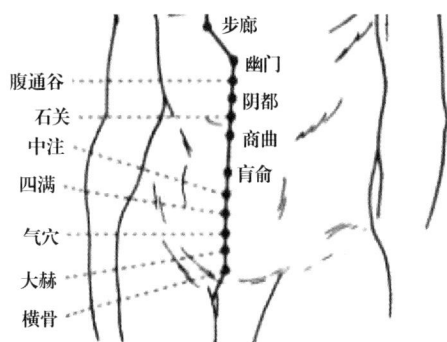

图50

横骨穴的主要功效是补益肝肾、理气止痛。《针灸甲乙经》载，横骨穴可治"少腹痛，溺难，阴下纵"等症。现代临床主治腹胀、小便不利、遗尿、尿闭、遗精、阳痿、疝气、睾丸肿痛、尿失禁等症。古代医家大都将横骨穴视为肾经主穴之一，每天坚持用大拇指按揉横骨穴100~200次，能够治疗疝气、阳痿。

横骨穴配肾俞穴（膀胱经）、志室穴（膀胱经）、关元穴（任脉）、三阴交穴（脾经），治肾虚阳痿、遗精；配中极穴（任脉）、肾俞穴（膀胱经）、膀胱俞穴（膀胱经）、太溪穴（肾经）、三阴交穴（脾经），治疗肾虚导致的遗尿症；配阴陵泉穴（脾经）、三阴交穴（脾经），治疗湿热下注造成的小便不利。

大赫穴——补肾固精·阳痿　★

大赫穴位于下腹部，脐中下4寸，前正中线旁开0.5寸（见图50）。

大赫穴，出自《针灸甲乙经》。大，盛大；赫，显赫。此穴位于横骨穴上1寸，与任脉的中极穴平齐，与穴下深位的胞宫精室相应，因元气盛大显赫，故名。

大赫穴的主要功能是补肾固精、调经止带。《针灸大成》载，大赫穴可治男子"虚劳失精""阴器结缩"和"妇人赤带"等病症。现代临床主治月经不调、痛经、带下等妇科疾患，遗精、阳痿等男科病症。经常按摩大赫穴，能够增强性器官活力、提高性功能、防止阳痿早泄，增加性生活快感。具体方法：每晚临睡前，仰卧床上，将一只手掌放在腹部，掌心朝下，拇指正对肚脐眼，用手掌轻轻压揉，每次压揉3~5分钟。

大赫穴配带脉穴（胆经）、大敦穴（肝经）、中极穴（任脉），治疗阳痿、遗精。

气穴穴——补益肾气·月经不调

气穴穴位于下腹部，脐中下3寸，前正中线旁开0.5寸（见图50）。

气穴穴，出自《针灸甲乙经》。气，在此意指元气；穴，即腧穴，亦有窟藏之意。此穴为肾气归聚之所，故名。

气穴穴的主要功能是补益肾气、调理下焦。《备急千金要方》载，气穴穴主治"月水不通，奔泄气，上下引腰脊痛"等症。现代临床主治月经不调、带下、小便不利、泄泻等症。

气穴穴配天枢穴（胃经）、大肠俞穴（膀胱经），治消化不良；配归来穴（胃经）、三阴交穴（脾经）、命门穴（督脉）、肾俞穴（膀胱经），治月经不调；配中极穴（任脉）、阴陵泉穴（脾经）、膀胱俞穴（膀胱经），治小便不利。

四满穴——除湿降浊·月经不调

四满穴位于下腹部，脐中下2寸，前正中线旁开0.5寸（见图50）。

四满穴，出自《针灸甲乙经》。四，四面八方；满，充满。此穴为大小肠、膀胱、胞宫精室所包裹，肾气饱满，故名。

四满穴的主要功能是除湿降浊、调经利水。《针灸大成》载，四满穴主治"脐下切痛""妇人月水不调"等症。现代临床主治月经不调、崩漏、带下、不孕、产后恶露不净、小腹痛、遗精、遗尿、疝气、便秘、水肿等症。

四满穴配气海穴（任脉）、三阴交穴（脾经）、大敦穴（肝经）、归来穴（胃经），治疝气、睾丸肿痛；配气海穴（任脉）、三阴交穴（脾经）、肾俞穴（膀胱经）、血海穴（脾经），治月经不调、带下、遗精。

中注穴——通调腑气·便秘 ★

中注穴位于下腹部，脐中下1寸，前正中线旁开0.5寸（见图50）。

中注穴，出自《针灸甲乙经》。中，与外相对，指内部；注，注入。因此穴内应胞宫，以肾气直达胞中，故名。

中注穴的主要功能是通调腑气、利湿健脾。《针灸甲乙经》有云："大便难，中注及太白主之。"现代临床主治腹痛、便秘、泄泻等肠胃病症以及月经不调。特别是便秘，可采用按揉中注穴的方式缓解，方法是将食指的指腹按压在中注穴穴位上，轻度旋转按揉左右两侧的穴位，每天可按揉一次，每次各按揉3~5分钟。

中注穴配三阴交穴（脾经）、血海穴（脾经）、肾俞穴（膀胱经）、太冲穴（肝经）、阴交穴（任脉）、中极穴（任脉），治月经不调、卵巢炎、睾丸炎等；配肾俞穴（膀胱经）、委中穴（膀胱经）、气海俞穴（膀胱经），治腰背痛。

肓俞穴——理气止痛·腹痛腹泻

肓俞穴位于人体的腹中部，脐中旁开0.5寸（见图50）。

肓俞穴，出自《针灸甲乙经》。肓，心下隔膜，指穴内物质为膏脂之类；俞，同输。此穴为肓膜要会之地，肾脉由此深入输注肓膜之处，故名。

　　肓俞穴的主要功能是理气止痛、润肠通便。《针灸甲乙经》载："大肠寒中，大便干，腹中切痛，肓俞主之。"现代临床主要用于治疗腹痛、腹泻、便秘等肠胃病症。经常按摩肓俞穴，可以保持肠道畅通，缓解便秘，对伴有便秘的肥胖患者尤为有效。

　　肓俞穴配天枢穴（胃经）、足三里穴（胃经），治便秘、泄泻；配中脘穴（任脉）、天枢穴（胃经）、足三里穴（胃经）、内庭穴（胃经），缓解胃痛、腹痛、疝痛、排尿、尿道涩痛；配天枢穴（胃经）、大肠俞穴（膀胱经）、足三里穴（胃经），缓解便秘、泄泻、痢疾。

商曲穴——消积止痛·腹胀　★

　　商曲穴位于人体腹部脐中上2寸，前正中线旁开0.5寸（见图50）。

　　商曲穴，出自《针灸甲乙经》。商，五音之一，属金；曲，隐秘。此穴处在胃与大肠之间，胃肠俱具屈曲之象；胃与大肠俱有喜燥恶湿之性，具有秋商肃敛之气，故名。

　　商曲穴的主要功能是消积止痛、清热降温。《针灸甲乙经》载，商曲穴可以调理"腹中积聚，时切痛"等病症。现代主治嗳气、反胃、腹胀、水肿等脾胃病症。如果平时总是胃胀、食欲不振，可以经常按摩商曲穴，能有效缓解腹胀、腹中积聚、腹痛、腹泻等问题。按摩商曲穴，可以用指腹对穴位进行点按或者按揉。每天早晚左右两侧各按揉一次，每次1~3分钟。

　　商曲穴配中脘穴（任脉）、足三里穴（胃经），治胃痛、腹痛；配支沟穴（三焦经），治便秘。

石关穴——调理气血·脾胃虚寒

石关穴位于人体腹部脐中上3寸，前正中线旁开0.5寸（见图50）。

石关穴，出自《针灸甲乙经》。石，岩石；关，紧要之处。古代把腹水病称作石水，此穴为治疗腹水的要穴，故名。

石关穴的主要功效是消食通便、调理气血。《备急千金要方》载，石关穴主治"大便闭，寒气结，心坚满"等症。现代常用于治疗胃腑之气上逆引起的呕吐、呃逆，以及胃肠气机紊乱造成的腹胀腹痛、大便闭塞等病症。同时，对寒凝胞宫、瘀血内阻造成的痛经、月经不调等也有疗效。特别是现在一些人喜欢喝冷饮，夏天待在空调温度很低的房间，容易造成体内阴寒大盛、脾胃虚寒，经常按摩石关穴，可以缓解脾胃虚寒的症状。

石关穴配中脘穴（任脉）、内关穴（心包经），可缓解胃痛、呕吐、腹胀。

阴都穴——温阳散寒·胃溃疡

阴都穴位于人体腹部脐中上4寸，前正中线旁开0.5寸（见图50）。

阴都穴，出自《针灸甲乙经》。阴，阴经；都，都市，汇聚。此穴为足少阴经及冲脉之会，故名。

阴都穴的主要功能是温阳散寒、调和肠胃。《针灸甲乙经》载，阴都穴主治"身寒热""心满气逆"等病症。现代常用于治疗胃炎、胃溃疡等，是治疗胃肠气机逆乱所致腹痛、泄泻、便秘诸疾的常用穴。用大拇指按揉阴都穴约200次，能缓解胃脘胀痛、呕吐。

阴都穴配足三里穴（胃经）、建里穴（任脉），治腹胀、腹痛；配中脘穴（任脉）、内关穴（心包经）、公孙穴（脾经）、太冲穴（肝经），治疗腹胀腹痛、便秘。

腹通谷穴——健脾除湿·消化不良

腹通谷穴位于人体腹部脐中上5寸，前正中线旁开0.5寸（见图50）。

腹通谷穴，又称通谷，出自《针灸甲乙经》。腹，指此穴位于腹部；通，通道、通孔；谷，水谷，食物。此穴为食物由食管下行入胃行经之处，由于此穴所治多为脾胃病症，能起到上通下达的作用，故名。

腹通谷穴的主要功能是清降浊气、健脾除湿。《针灸甲乙经》载，腹通谷穴可治"食饮善呕，不能言"。现代临床主治心痛、心悸、腹胀腹痛、呕吐、消化不良等病症。腹通谷穴除了健脾和胃，还有宽胸安神的作用。心情不佳的时候，可以试着按摩腹通谷穴。方法是用拇指或食指指腹对腹通谷穴垂直按压并作圈状按摩，每次3~5分钟即可。

腹通谷穴配申脉穴（膀胱经）、照海穴（肾经），治疗癫痫、惊悸；配内关穴（心包经）、中脘穴（任脉），治胃气逆；配足三里穴（胃经）、天枢穴（胃经），治胃痛。

幽门穴——健脾和胃·慢性胃炎

幽门穴位于人体腹部脐中上6寸，前正中线旁开0.5寸（见图50）。

幽门穴，出自《针灸甲乙经》。幽门，指胃之下口，此穴正当其处，故名。

幽门穴的主要功能是健脾和胃、行气导滞。《针灸甲乙经》载，幽门穴主治"胸胁背相引痛……饮食不下"。现代常用于治疗胃痉挛、慢性胃炎、胃扩张、胃溃疡、肋间神经痛、支气管炎、肝炎、妊娠呕吐等。遇到食多不化的情况，多揉揉幽门穴，可以缓解因腹胀带来的不适。

幽门穴配下脘穴（任脉）、梁门穴（胃经）、天枢穴（胃经）、梁丘穴（胃经）、足三里穴（胃经）、内关穴（心包经），治因饮食积滞带来的胃痛、腹痛、消化不良、呕吐、呃逆；配中脘穴（任脉）、足三里穴（胃经）、天枢穴（胃经）、脾俞穴（膀胱经），治脾虚泄泻；配玉堂穴（任脉），治烦心呕吐；配大敦穴（肝经）、石关穴（肾经）、腹通谷穴（肾经）、胆俞穴（膀胱经），治干呕。

步廊穴——宽胸理气·咳嗽气喘

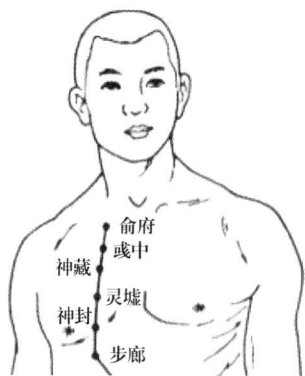

图51

步廊穴位于人体胸部，第五肋间隙，前正中线旁开2寸（见图51）。

步廊穴，出自《针灸甲乙经》。步，步行；廊，走廊。肾经左右两线夹住任脉，沿胸骨两侧各肋骨均有穴位，就好像中庭两侧房廊相对，排列匀整。肾经脉气至此，慢步绕回，犹如步入胸之廊庑，故名。

步廊穴的主要功能是宽胸理气、止咳平喘。《针灸大成》载，步廊穴可治"咳逆呕吐，不嗜食，喘息，不得举臂"等症。现代主治咳嗽气喘、胸痛、呕吐等病症。

步廊穴配膈俞穴（膀胱经）、三阳络穴（三焦经）、郄门穴（心包经），治疗气滞血瘀造成的胸满、胁痛；配肺俞穴（膀胱经）、脾俞穴

（膀胱经）、丰隆穴（胃经）、合谷穴（大肠经）、太渊穴（肺经），治疗痰湿造成的咳喘。

神封穴——宽胸理肺·胸胁支满　★

神封穴位于人体胸部，第四肋间隙，前正中线旁开2寸（见图51）。

神封穴，出自《针灸甲乙经》。神，神明；封，疆界。此穴上临心脏，心主神明，穴为神机封藏之所，故名。

神封穴的主要功能是宽胸理肺、降逆止呃。《针灸甲乙经》提出，神封穴主治"胸胁楮满，不得息，咳逆，乳痈"等病症。现代主治咳嗽气喘、胸胁支满、呕吐、不嗜食、乳痈以及肋间神经痛等病症。

咳嗽不止靠神封。神封穴有较好的止咳效果，如遇咳嗽不止的情况，可以按压神封穴。除了止咳，神封穴也具有缓解和治疗气喘的作用。此外，按摩神封穴对于心失所养导致的心悸、心慌、失眠等问题，都可以起到不错的调理和缓解作用。按摩时用手指的指腹垂直向下按压穴位，作圈状运动，每次3~5分钟即可。

神封穴配阳陵泉穴（胆经）、支沟穴（三焦经），可缓解胸胁胀痛；配天突穴（任脉）、列缺穴（肺经），治哮喘；配心俞穴（膀胱经）、神门穴（心经），治失眠。

灵墟穴——疏肝宽胸·风寒咳嗽

灵墟穴位于人体胸部，第三肋间隙，前正中线旁开2寸（见图51）。

灵墟穴，出自《针灸甲乙经》。灵，神灵；墟，土丘或故城遗址。此穴指神封穴传来的"阳气化神，阴气化灵，肾阴之精华藏于胸内墟起中"(《会元针灸学》)，故名。

灵墟穴的主要功能是疏肝宽胸、壮阳益气。《针灸甲乙经》载，灵墟穴可治"胸胁槒满，痛引膺，不得息，闷乱烦满，不得饮食"等症。现代常用于治疗支气管炎、鼻塞、嗅觉减退、肋间神经痛、胸膜炎、乳腺炎、呕吐、食欲不振等。生活中，遇到风寒咳嗽、痰多的情况，及时按揉灵墟穴，可以止咳化痰。另外，经常按摩灵墟穴还可以肃肺气、壮阳气。按摩时将食指或者中指置于灵墟穴上，先点按穴位1分钟左右，再分别沿着顺时针和逆时针方向按揉灵墟穴2分钟即可。

灵墟穴配行间穴（肝经）、膻中穴（任脉）、内关穴（心包经）、期门穴（肝经），有理气行滞的作用，治疗气郁、胸胁胀满疼痛；配神藏穴（肾经）、俞府穴（肾经）、巨阙穴（任脉），治呕吐胸满；配神门穴（心经）、神藏穴（肾经），治失眠健忘。

神藏穴——安神定志·失眠 ★

神藏穴位于人体胸部，第二肋间隙，前正中线旁开2寸（见图51）。

神藏穴，出自《针灸甲乙经》。神，神明；藏，收藏。此穴位于心旁，为心神所藏之所，故名。

神藏穴的主要功能是收敛神气、安神定志。《针灸甲乙经》载，神藏穴主治"胸满咳逆，喘不得息，呕吐烦满，不得饮食"等症。现代临床主要用于治疗咳嗽、喘不得息、哮喘、支气管炎、胸痛、呕吐等病症。此外，经常按摩神藏穴可以安神定志、收敛心神，对治疗失眠也有着不错的效果。按摩方法：睡前仰卧，静心凝神，用中指或者食指先点按1分钟，再沿顺时针方向按揉2分钟，然后沿逆时针方向按揉2分钟即可。

神藏穴配云门穴（肺经）、人迎穴（胃经），治咳逆、喘不得息；配俞府穴（肾经）、灵墟穴（肾经）、巨阙穴（任脉），治呕吐胸满；配期门穴（肝经）、大杼穴（膀胱经）、风门穴（膀胱经）、步廊穴（肾经）、太渊穴（肺经）、尺泽穴（肺经）、阳陵泉穴（胆经），治胁肋痛。

彧中穴——宽胸顺气·胸膜炎

彧中穴位于胸部，第一肋间隙，前正中线旁开2寸（见图51）。

彧中穴，出自《针灸甲乙经》。彧，富有文采；中，中部。此穴位置接近肺脏，传统中医认为肺属文郁之府，故名。

彧中穴的主要功效是宽胸顺气、止咳平喘。《备急千金要方》载，彧中穴主治"咳逆上气，涎出多唾，呼吸喘悸，坐不安席"等病症。现代常用于治疗支气管炎、胸膜炎、肋间神经痛、胃炎。

彧中穴配大椎穴（督脉）、肺俞穴（膀胱经）、天突穴（任脉），治风痰咳嗽；配天突穴（任脉）、俞府穴（肾经）、中府穴（肺经），治哮喘；配石门穴（任脉），治咳逆上气、心悸。

俞府穴——止咳平喘·支气管炎

俞府穴位于人体胸部，锁骨下缘，前正中线旁开2寸（见图51）。

俞府穴，出自《针灸甲乙经》。俞，同输，转运之意；府，聚集。足少阴肾经脉气由足至胸转输最终汇聚此穴，故名。

俞府穴的功效是止咳平喘、和胃降逆。《针灸大成》载，俞府穴可治"咳逆上气，呕吐，喘嗽，腹胀不下食饮"等病症。现代常用于治疗胸膜炎、支气管炎、哮喘、呼吸困难等。

　　俞府穴还有一个重要作用，就是能够把肾经的气血调动上来。生活中有些人总是感觉饿，但又不想吃饭，或者总是感觉喘不上气来，还有一些女性朋友经常会感到脚心发凉，这些都是肾不纳气造成的，需要及时把气血调上来。经常按摩俞府穴，就可以把肾经的气血调上来。如果同时再按摩肝经的太冲穴、肾经的复溜穴，就能使整个肝肾气血都运转起来，效果会更加明显。

　　俞府穴配足三里穴（胃经）、合谷穴（大肠经），缓解胃气上逆造成的呕吐、呃逆；配天突穴（任脉）、肺俞穴（膀胱经）、鱼际穴（肺经），缓解咳嗽、咽痛。

足厥阴肝经

足厥阴肝经有14个穴位，左右两侧共28穴。足厥阴肝经循行路线：从大趾背部开始（大敦），沿着足背内侧（行间、太冲）上行，离内踝1寸（中封），上行小腿内侧（会三阴交，经蠡沟、中都、膝关），离内踝8寸处交出足太阴脾经之后，上膝腘内侧（曲泉），沿着大腿内侧（阴包、足五里、阴廉），进入阴毛中，环绕至小腹（急脉），夹胃旁边，属于肝，络于胆（章门、期门）；向上通过膈肌，分布胁肋部，沿气管之后，向上进入颃颡（喉头部），连接目系（眼球后的脉络联系），上行出于额部，与督脉交会于头顶。它的一个支脉从"目系"下向颊里，环绕唇内。另一支脉从肝分出，通过膈肌，向上

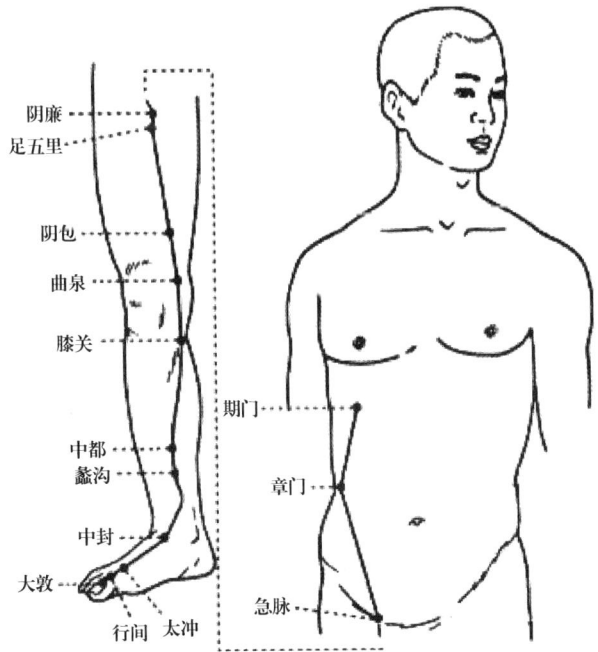

图52

流注于肺。《黄帝内经·灵枢·经脉》是这样描述足厥阴肝经的循行路线的:"肝足厥阴之脉,起于大趾丛毛之际,上循足跗上廉,去内踝一寸,上踝八寸,交出太阴之后,上腘内廉,循股阴入毛中,过阴器,抵小腹,挟胃属肝络胆,上贯膈,布胁肋,循喉咙之后,上入颃颡,连目系,上出额,与督脉会于巅;其支者,从目系下颊里,环唇内;其支者,复从肝别贯膈,上注肺。"(见图52)。

中医认为,肝主疏泄和藏血。肝的疏泄功能体现在两方面:一是促进血液与津液的运行输布,二是促进脾胃的运化和胆汁的分泌排泄。肝脏每天都非常尽职地将人体血液中的毒素排解出体外,可以说是人体血液的清道夫。肝具有储藏血液、调节血量的作用,通过贮藏血液来维持人体的阴阳平衡、气血和调。另外,肝也主人体升发,升发顺畅与否,关系到人体五脏六腑的运行是否正常。肝还主筋,肝好,人的四肢才能有力。同时,肝还关系人的精气神。《黄帝内经·素问·灵兰秘典论》说:"肝者,将军之官,谋虑出焉。"如果一个人肝气不足,在遇事决断的时候往往会犹豫不决;而如果一个人肝气太盛,遇事时又会操之过急,有失稳重。《黄帝内经·素问·六节脏象论》中还有一句话形容肝脏的重要性:"肝者,罢极之本,魂之居也。"这句话的意思是说,肝是人体耐力和精神力的根本,人能够有精、气、神,都是通过肝脏的运作得以体现。所以,一个人如果过度劳累,首先伤到的一定是他的肝脏。足厥阴肝经善于收集、储藏人体的"阴血"。因此,肝经具有主血、主筋、主疏泄的功能,主治诸如胸满、呃逆、腰痛、疝气、遗尿、小便不利、月经不调、子宫出血、性功能减退、烦躁易怒、失眠、视力减退、头晕眼花、易疲劳、口咽干燥、皮肤枯黄、面色晦暗等病症。维护好肝经各个穴位,对保持人体精气神具有十分重要的作用。

足厥阴肝经穴位运行顺序为：大敦→行间→太冲→中封→蠡沟→中都→膝关→曲泉→阴包→足五里→阴廉→急脉→章门→期门。

分述如下。

大敦穴——熄风开窍·焦虑不安　★

大敦穴位于足大趾（靠第二趾一侧）甲根边缘约2毫米处（见图53）。

大敦穴，出自《黄帝内经·灵枢·本输》。大，广阔；敦，厚实。此穴位于足大趾端内侧，其肉敦厚，足厥阴脉气由此聚结，至广至厚，也如大树墩在春天生发新枝，故名。

大敦穴的主要功能是调理肝肾、熄风开窍。《针灸甲乙经》载，大敦穴主治"卒心痛，汗出""阴跳，遗溺"等症。现代临床多用于治疗功能性子宫出血、子宫脱垂、阴茎痛、糖尿病、疝气等症。

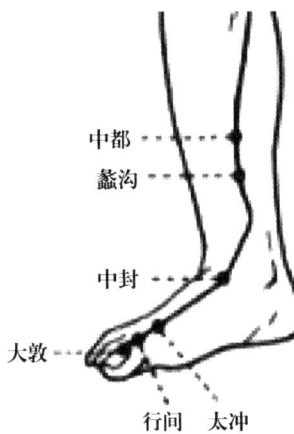

图53

复神智，靠大敦。大敦穴被视为镇静及恢复神智的要穴。适时按摩大敦穴可缓解焦躁情绪。指压大敦穴，能使头脑清晰、眼睛明亮。具体做法是用拇指强压大敦穴7~8秒钟，慢慢吐气，每日就寝前重复10次左右。

大敦穴配太冲穴（肝经）、气海穴（任脉）、地机穴（脾经），治疝气；配隐白穴（脾经），治功能性子宫出血；配百会穴（督脉）、三阴交穴（脾经）、照海穴（肾经），治子宫脱垂。

行间穴——平肝熄风·目赤肿痛 ★

行间穴位于足背，第一、第二趾间，趾蹼缘的后方赤白肉际处（见图53）。

行间穴，出自《黄帝内经·灵枢·本输》。行，行走、流动；间，二者当中。此穴位于第一、二趾间缝纹端，可谓脉气行于两趾间，故名。

行间穴的主要功能是平肝熄风、安心宁神。《黄帝内经·灵枢·厥病》记载"厥心痛，色苍苍如死状……取之行间"。《针灸甲乙经》载，行间穴主治"胫足下热，面尽热，嗌干渴"等症。现代主治宿醉不适、眼部疾病、腿抽筋、夜尿症、肝脏疾病、腹气上逆、肋间神经痛、月经过多、黏膜炎等。

解醉走行间。行间穴能起到平肝熄风的作用，对加快酒精代谢有一定效果。喝酒过多宿醉难受，按摩行间穴可以有效缓解。具体做法是按压行间穴5秒钟，压到有酸感后，休息5秒钟再按压，一共按压20次。

行间穴配睛明穴（膀胱经）、太冲穴（肝经）、侠溪穴（胆经），治疗肝胆火盛引起的目赤肿痛；配尺泽穴（肺经）、肺俞穴（膀胱经）、经渠穴（肺经）、太冲穴（肝经），治疗肝火犯肺引发的咳嗽、咳血；配足窍阴穴（胆经）、风池穴（胆经）、神门穴（心经），治疗肝火上扰造成的失眠。

太冲穴——清热利湿·头痛眩晕 ★★★

太冲穴位于足背，第一、第二跖骨间，跖骨接合部前方凹陷中（见图54）。

太冲穴，出自《黄帝内经·灵枢·本输》。太，盛大；冲，交通要道。此穴位于足背第一、第二跖骨底之间凹陷中，属足厥阴肝经原穴，为气血盛大的要道，故名。

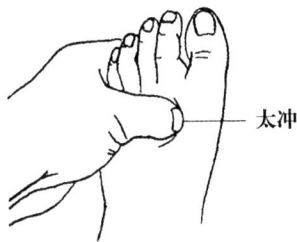

图54

太冲穴的主要功能是平肝熄风、清热利湿、通络止痛。《黄帝内经·灵枢·厥病》载"厥心痛，色苍苍如死状，终日不得休息，肝心痛也，取之行间、太冲"。太冲穴应用十分广泛，举凡上焦的心肺病，中焦的脾胃病，下焦的肝肾病，大小肠病及头面五官病，均为太冲穴的主治范围。现代临床主要用于治疗头痛、眩晕、目赤肿痛、中风、癫痫、面瘫、小儿惊风、黄疸、胁痛、呃逆、腹胀、月经不调、痛经、经闭、带下、遗尿、下肢痿痹、足跗肿痛等症。

补肝仰太冲。太冲穴是养肝大穴。肝火旺盛或者容易心情郁闷的人，可以尝试多按摩太冲穴，有助于降血压、平肝清热、清利头目，使心情恢复平静。太冲穴还可缓解感冒症状，当感冒初起，有流涕、咽痛、周身不适等症状时，可通过按摩太冲穴减轻感冒带来的不适。另外，指压太冲穴和日月穴（胆经），还可以防止肌肉老化，练习时，缓缓吐气，在每个穴位连压6秒钟，重复30次，有助于增强肌肉活力。

太冲穴配上脘穴（任脉）、阳陵泉穴（胆经）、梁丘穴（胃经）、内关穴（心包经），治胃痛呕吐、呃逆；配阴陵泉穴（脾经）、天枢穴（胃经），治腹痛、泄泻；配合谷穴（大肠经），治头痛、眩晕。

中封穴——理气消疝·疝气腹痛

中封穴位于足背，足内踝前，胫骨前肌腱的内侧凹陷处（见图53）。

中封穴，出自《黄帝内经·灵枢·本输》。中，正中；封，封堵。此穴位于踝前凹陷之处，两侧为两大筋所封闭，故名中封。

中封穴的主要功能是疏肝健脾、理气消疝。中医认为，中封穴为肝经上的"金穴"，在人体保养精血方面有特殊作用，可以有效抑制肝火过旺。《针灸甲乙经》载，中封穴可治"身黄，时有微热，不嗜食，膝内廉内踝前痛，少气，身体重"等症。现代常用于治疗疝气、腹痛、黄疸、踝关节扭伤、遗精、尿路感染等。按摩中封穴能缓解胸腹胀满、小便不利、肝炎黄疸等病症。按摩时可用双手拇指交叉按压，左右各按揉20次左右。

中封穴配阳陵泉穴（胆经）、太冲穴（肝经）、内庭穴（胃经），治黄疸、疟疾；配足三里穴（胃经）、阴廉穴（肝经），治阴缩入腹、阴茎痛、遗精、淋症、小便不利等症。

蠡沟穴——止经调带·月经不调

蠡沟穴位于人体的小腿内侧，足内踝尖上5寸，胫骨内侧面的中央（见图53）。

蠡沟穴，出自《黄帝内经·灵枢·经脉》。蠡，在古代是虫蛀之木的意思，也有瓠瓢之意；沟，指沟渠，凹陷。此穴当胫骨边缘凹陷处，又主治阴门瘙痒，有如虫行，故名。

蠡沟穴的主要功能是疏肝理气、止经调带。蠡沟穴是肝经的络穴，跟胆经相络，所以它不但能治肝经的慢性病，还可以治胆经的慢性疾病，专门调和肝胆。《针灸大成》载，蠡沟穴治"疝痛，小腹胀满，暴痛如癃闭""女子赤白带下，月水不调"等症。现代主治月经不调、崩漏、小腹痛、赤白带下、阴挺、阴痒、小便不利、腰背部及膝关节急性损伤、下肢麻痹等病症。

蠡沟穴配带脉穴（胆经）、中极穴（任脉）、阴陵泉穴（脾经）、下髎穴（膀胱经）、行间穴（肝经），治湿毒带下；配关元穴（任脉）、三阴交穴（脾经）、隐白穴（脾经），治湿热、月经不调；配三阴交穴（脾经）、阴陵泉穴（脾经）、中极穴（任脉），治湿热、小便不利。

中都穴——益肝藏血·少腹满痛

中都穴位于内踝上7寸，胫骨内侧面的中间，胫骨后缘处（见图53）。

中都穴，出自《针灸甲乙经》。中，中间，内部；都，都市，汇聚之地。此穴位于膝胕骨与髁骨中间，肝经之气血汇聚其中，故名。

中都穴的主要功能是益肝藏血、行气止痛。《针灸大成》载，中都穴治"肠澼，㿗疝，小腹痛不能行立，胫寒"等症。现代主治肝肾、少腹等部位疾患，如急性肝炎、疝气、遗精、崩漏、少腹满痛、湿痹、胫内廉红肿，也治疗下肢神经痛、膝关节及其周围软组织疾患等。因此，按压此穴还有缓解膝盖疼痛、足部疼痛的作用。

中都穴配足三里穴（胃经）、梁丘穴（胃经），治腹胀、泄泻；配太冲穴（肝经），治疝气；配三阴交穴（脾经）、阴陵泉穴（脾经）、膝关穴（肝经），治下肢痿痹瘫痛。

膝关穴——温经化湿·膝膑肿痛　★

膝关穴位于小腿内侧，胫骨内髁的后下方，阴陵泉穴后1寸，腓肠肌内侧头的上部（见图55）。

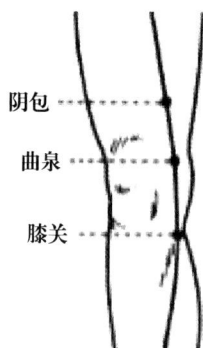

阴包

曲泉

膝关

图 55

膝关穴，出自《针灸甲乙经》。膝，膝部；关，关卡。此穴位于膝部，主治各种膝痛病症，故名。

膝关穴的主要功能是温经化湿、祛风消肿。《针灸甲乙经》载，膝关穴可治"膝内廉痛引髌，不可屈伸，连腹引咽喉痛"等症。现代临床主要用于治疗膝膑肿痛、历节风痛、下肢痿痹等症，特别是对于膝痛、膝髌肿痛、风湿等关节疾病有较好的治疗效果。

老寒腿，揉膝关。膝关穴在治疗膝膑肿痛方面有特别效果，平时多按摩膝关穴，对膝部活血去寒、增强膝关节韧性很有益处，尤其是老年人，由于年老体弱，膝部很容易受寒，多按摩膝关穴，能有效增强膝部功能。膝关穴除了能治疗膝膑肿痛外，对腿部受寒导致的上咽喉疼痛也有一定治疗效果。

膝关穴配阳陵泉穴（胆经）、髀关穴（胃经）、伏兔穴（胃经）、足三里穴（胃经）、丰隆穴（胃经），治中风下肢不遂、小儿麻痹；配委中穴（膀胱经）、足三里穴（胃经），治两膝红肿疼痛。

曲泉穴——疏肝解郁·小便不利　★★

曲泉穴位于膝内侧横纹头上方，半腱肌、半膜肌止端的前缘凹陷处（见图 55）。

曲泉穴，出自《黄帝内经·灵枢·本输》。曲，屈曲；泉，低洼处。此穴位于膝内侧横纹头上方凹陷处，为足厥阴之合穴，属水，故名。

曲泉穴的主要功能是疏肝解郁、调通前阴。《铜人腧穴针灸图经》载，曲泉穴可治"㿉疝，阴股痛，小便难，腹胁支满"等病症。现代临床主治月经不调、痛经、带下、阴挺、阴痒、产后腹痛等妇科病症，以及遗精、阳痿、小便不利、膝膑肿痛、下肢痿痹等症。

小便难，揉二泉。曲泉穴配合阴陵泉穴一起按摩，对缓解老年男性小便不利有较好的效果。按摩方法：以手指指腹或指节向下按压两穴，作圈状按摩，双手可同时进行，每日早晚各1次，每次5分钟左右即可。

曲泉穴配丘墟穴（胆经）、阳陵泉穴（胆经），治胆道疾患；配肝俞穴（膀胱经）、章门穴（肝经）、商丘穴（脾经）、太冲穴（肝经），治肝炎；配复溜穴（肾经）、肾俞穴（膀胱经），治肝肾阴虚造成的眩晕、翳障。

阴包穴——疏肝调经·月经不调 ★

阴包穴位于大腿内侧，股骨上髁上4寸，股内肌与缝匠肌之间（见图55）。

阴包穴，出自《针灸甲乙经》。阴，水湿；包，收裹。此穴位于大腿内侧，为足厥阴肝经上的穴位，如肝经水湿的包收之地，故名。

阴包穴的主要功能是疏肝调绎、清利湿热。《针灸甲乙经》载："腰痛，少腹痛，阴包主之。"现代主要用于治疗泌尿生殖系统疾病，如月经不调、盆腔炎、遗尿、小便不利等。对其他疾病，如腰腿痛、骶髂关节炎、腰肌劳损、腹股沟淋巴结炎也有一定疗效。经常按摩阴包穴，可以改善月经不调。按摩方法是每天用双手拇指搓揉阴包穴数十下，以穴位发热为止。

消肝火，用阴包。阴包穴是大名鼎鼎的"消气穴"。在生活中，我们经常会因为一些事情或者人而发火生气。人在生气的时候，就会变得非常紧张，这也就是人们经常说的肝火太旺。肝火旺盛会导致气血难以下行，从而会牵连到阴包穴。对于急躁易怒的人来说，如果在生气的时候，注意按摩阴包穴，就可以对冲肝火，帮助消气，保护肝脏器官。

阴包穴配血海穴（脾经）、太冲穴（肝经）、三阴交穴（脾经），治疗气滞血瘀造成的月经不调；配气海穴（任脉）、中极穴（任脉）、肾俞穴（膀胱经），治疗肾虚造成的遗尿。

足五里穴——除湿降浊·少腹胀痛

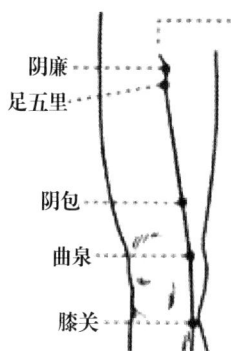

图56

足五里穴位于大腿内侧，大腿根部，耻骨结节的下方，长收肌的外缘，气冲穴直下3寸处（见图56）。

足五里穴，又称五里，出自《针灸甲乙经》。足，指穴在足部；里，与理同。此穴居足厥阴肝经倒数第五位，又有理气活血之功效，故名。

足五里穴的主要功能是固化脾土、除湿降浊。《备急千金要方》载，足五里穴可治"心下胀满而痛"。现代主治疾病包括少腹胀痛、阴挺、嗜卧、四肢倦怠、阴囊湿疹、睾丸肿痛、尿潴留、遗尿、股内侧痛等。在日常生活中，若出现四肢倦懒不想动的情况，可以用手掌的大鱼际来回推揉足五里穴，每次3~5分钟就可以去倦归神。

足五里穴配中极穴（任脉）、阴陵泉穴（脾经）、三阴交穴（脾经），治下焦湿热造成的小便不通、小腹胀痛、尿闭、遗精等症；配脾俞穴（膀胱经）、足三里穴（胃经）、三焦俞穴（膀胱经）、阴陵泉穴（脾经），治痰湿困脾引起的嗜卧、四肢倦怠等症。

阴廉穴——疏肝调经·痛经

阴廉穴位于大腿根部内侧，耻骨结节的下方，长收肌的外缘，足五里穴上1寸（见图56）。

阴廉穴，出自《针灸甲乙经》。阴，阴器；廉，侧边。此穴位于股内侧阴器旁，故名。

阴廉穴的主要功能是疏肝调经、通经止痛。《针灸甲乙经》等古代医书载，阴廉穴可治妇人不孕。现代临床主治月经不调、赤白带下、少腹疼痛等妇科疾病，还用于治疗股内侧痛、下肢挛急等病症。

解难经，阴廉帮。对痛经的女性来讲，阴廉穴可谓"福利穴"，按揉阴廉穴，可以缓解痛经等女性难症。按揉方法是，将食指或中指的指腹按压在阴廉穴上，旋转按揉，左右两侧的阴廉穴可同时进行，每天可按揉数次，每次各按揉1~3分钟即可。刺激按摩阴廉穴时力度要轻柔。

阴廉穴配曲骨穴（任脉）、次髎穴（膀胱经）、三阴交穴（脾经），治月经不调、白带多、阴门瘙痒、股癣等症；配肾俞穴（膀胱经）、大赫穴（肾经）、命门穴（督脉）、太溪穴（肾经），治不孕。

急脉穴——调肝止痛·股内侧痛

急脉穴位于耻骨结节的外侧，气冲穴外下腹股沟股动脉搏动处，前正中线旁开2.5寸（见图57）。

急脉穴，出自《黄帝内经·素问·气府论》。急，急速；脉，动脉。此穴位于阴旁动脉处，脉动急速，故名。

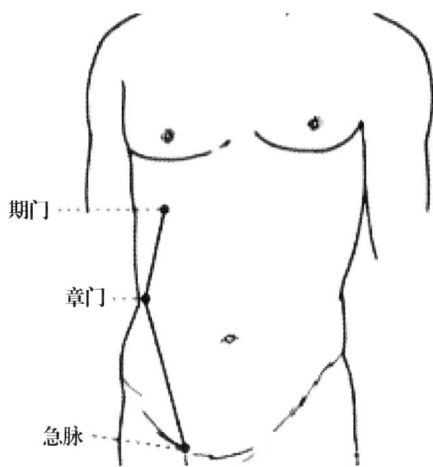

期门

章门

急脉

图 57

急脉穴的主要功能是调肝止痛、理气导滞。急脉穴与阴廉穴属同穴，古代医籍少有专论。现代临床主治疝气、阴挺、阴茎痛、月经不调、少腹痛、股内侧痛、腿痛等症。通过按摩急脉穴可以缓解因肝气滞顿造成的腹痛。具体做法是，以手指指腹或指节向下按压急脉穴，并作圈状按摩，按摩时力量要适度，不要过度用力。

静脉曲张按急脉。如出现静脉曲张的情况，可以通过按摩急脉穴加以缓解。具体做法是，先从小腹开始轻揉，按到急脉穴的位置时用力按压，默数 12 下后抬手，反复按揉后如感到一股热流通过静脉直冲脚踝，就收到了效果。

急脉穴配大敦穴（肝经），治疝气、阴挺、阴茎痛、阳痿；配关元穴（任脉）、归来穴（胃经），可缓解小腹痛。

章门穴——疏肝健脾·腹痛腹胀　★★

章门穴位于人体的侧腹部，第十一肋游离端的下方（见图 57）。

章门穴，出自《脉经》。章，通"障"；门，为出入的门户。章门是指经络的强劲风气在此穴位风停气息，就如同进入了门户一样。由于此穴在肋部左右分列成门状，故名。

章门穴的主要功能是疏肝健脾、理气散结、清利湿热。《备急千金要方》载，章门穴主治"少腹坚大，胸胀，食不消"等症。现代临床主治消化系统疾病，如消化不良、腹痛腹胀、肠炎泄泻、肝炎黄疸、肝脾肿大、小儿疳积，以及高血压、胸胁痛、腹膜炎、烦热气短、胸闷肢倦、腰脊酸痛等多种病症。

强肝化郁赴章门。章门穴是脏器大穴，中医有"脏会章门"之说，指五脏的气血都在此穴汇聚。按摩或敲打章门穴，可疏散肝气，增强脾的功能。章门穴还能清肝火，中医认为"肝喜调达而恶抑郁"，如果心情经常感到压抑，或经常喝酒，都可以时不时按摩一下章门穴，便能有效保护肝脏。按摩时，将双手放在两侧穴位上，吸气，用手指缓缓按摩，按摩10秒后吐气放手，吸气后再次按摩刺激穴道，反复多次。另外，拍打章门穴还有助于消食减肥，因为通过疏通章门穴，可以增加胆汁分泌，胆汁分泌多了，消化能力就强了，多余的脂肪就容易消耗掉。

章门穴配梁门穴（胃经）、足三里穴（胃经），治腹胀；配内关穴（心包经）、阴陵泉穴（脾经），治胸胁痛；配足三里穴（胃经）、太白穴（脾经），治呕吐。

期门穴——理气活血·胸胁胀痛

期门穴位于人体胸部，乳头直下，第六肋间隙，前正中线旁开4寸（见图57）。

期门穴，出自《伤寒杂病论》。期，周期；门，出入之处。肝经的气血到达期门穴时，正好走完一个周期，此穴又分列两厢，形如门扇，故名。

期门穴的主要功能是健脾疏肝、理气活血。《针灸大成》载，期门穴主治"腹坚硬，大喘不得安卧，胁下积气"等症。现代临床主治疾病包括胸胁胀满疼痛、呕吐、呃逆、吞酸、腹胀、泄泻、饥不欲食、胸中热、喘咳、疟疾等。经常按摩这个穴位，能起到很好的护肝效果，而且没有任何副作用，长期坚持可以帮助排解抑郁、疏理肝气。按摩时可以采用按揉方式，以感到酸胀得气为佳，每次2~3分钟即可。

期门穴配大敦穴（肝经），治疝气；配肝俞穴（膀胱经）、公孙穴（脾经）、中脘穴（任脉）、太冲穴（肝经）、内关穴（心包经），治肝胆疾患、胆囊炎、胆结石，以及肝气郁结造成的胁痛、胃痛、呕吐、呃逆、食不化等病症。

第四部分　足三阳经

足阳明胃经　　足太阳膀胱经　　足少阳胆经

足阳明胃经

　　足阳明胃经共45穴，左右合90穴，起于鼻翼旁（迎香穴），挟鼻上行，左右侧交会于鼻根部，旁行入目内眦，与足太阳经相交，向下沿鼻柱外侧，入上齿槽中，还出，挟口两旁，环绕嘴唇，在颏唇沟承浆穴处左右相交，退回沿下颌骨后下缘到大迎穴处，沿下颌角上行过耳前，经过上关穴，沿发际，到额前。足阳明胃经的一支分支从大迎穴前方下行到人迎穴，沿喉咙向下后行至气舍穴，折向前行，入缺盆穴，下行穿过膈肌，属胃，络脾。直行向下一支是从缺盆穴出体表，沿乳中线下行，挟脐两旁（旁开2寸），下行至腹股沟外的气冲穴。又一分支从胃下口幽门处分出，沿腹腔内下行到气冲穴，与直行之脉会合，而后下行大腿前侧，至膝膑沿下肢胫骨外侧下行至足背，入足第二趾外侧端（厉兑穴）。本经脉另一分支从膝下3寸处（足三里穴）分出，下行入中趾外侧端。又一分支从足背上冲阳穴分出，前行入足大趾内侧端，交于足太阴脾经（隐白穴）。

　　《黄帝内经·灵枢·经脉》这样描述足阳明胃经的循行路线："胃足阳明之脉，起于鼻之交頞中，旁纳太阳之脉，下循鼻外，入上齿中，还出挟口，环唇，下交承浆，却循颐后下廉，出大迎，循颊车，上耳前，过客主人，循发际，至额颅；其支者，从大迎前下人迎，循喉咙，入缺盆，下膈，属胃，络脾；其直者，从缺盆下乳内廉，下挟脐，入气街中；其支者，起于胃口，下循腹里，下至气街中而合，以下髀关，抵伏兔，下膝膑中，下循胫外廉，下足跗，入中指内间；其支者，下膝三寸而别，下入中指外间；其支者，别跗上，入大指间，出其端。"（见图58）

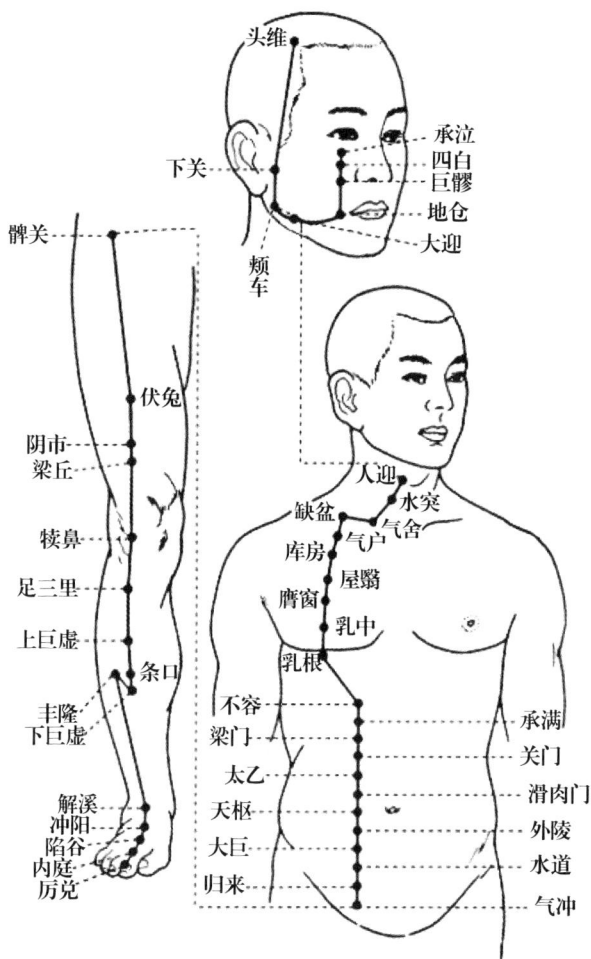

图 58

胃是人体的消化器官，位于膈下，上接食道，下通小肠。中医认为，胃是人的"后天之本"。《黄帝内经·素问·灵兰秘典论》载："脾胃者，仓廪之官，五味出焉。"胃是身体能量的发源地，主受纳饮食和腐熟水谷。中医认为，脾与胃互为表里，胃的消化有赖于脾的作用，而脾的功能也离不开胃的支持。脾胃相互作用，才能够化生出足够的气血。脾胃掌管着能量的吸收和分配，如果脾胃不好，人体的能量就会不足，从而导致很多器官运作代谢减慢，工作效率降低。如果胃经上出现问题，就说明气血运行出现了异常，人体就会出现头痛、发高热、出汗、牙齿痛、咽喉肿痛、脖子肿，或者口角歪斜、流鼻血或流浊鼻涕等情况，也会时常膝盖肿痛，胸乳部、腹部、大腿部、下肢的外侧及足背部和足中趾等多处出现疼痛症状，在精神方面易受惊吓、狂躁。很多胃不好的人，不但身材消瘦，精神也往往显得很萎靡，这就是身体气血化生不足造成的。因此，养好后天的脾胃非常重要。

调养脾胃有多种方式，就经络养生来讲，就是要及时敲打胃经或按摩胃经上的重要穴位。敲打胃经能够增强胃的功能，改善经脉循行部位的病变情况，为身体提供充足的营养，让五脏六腑气血充盈。当身体气血充足、经脉畅通时，身体自然更加强健。

拍打胃经的做法如下：右手握拳，从锁骨下，沿着两乳、腹部到双腿外侧前缘依次敲打，一直敲打到踝部。在敲打胸腹部时，用力宜轻，可轻轻按揉拍打，而敲打到腿部时，可稍稍加重力道，感觉腿部微痛为度。敲打胃经的最佳时刻是上午7~9点，或吃过早餐以后，因为这个时刻是胃经当令的时刻，胃的功能最活跃，敲打胃经能够起到促进消化的作用。敲打胃经可每天进行，长期坚持，身体的气血就会越来越旺盛，不但胃口会变好，人的气色也会变好，可以起到美容养颜的效果。

足阳明胃经穴位运行顺序为：承泣→四白→巨髎→地仓→大迎→颊车→下关→头维→人迎→水突→气舍→缺盆→气户→库房→屋翳→膺窗

→乳中→乳根→不容→承满→梁门→关门→太乙→滑肉门→天枢→外陵
→大巨→水道→归来→气冲→髀关→伏兔→阴市→梁丘→犊鼻→足三里
→上巨虚→条口→下巨虚→丰隆→解溪→冲阳→陷谷→内庭→厉兑。

　　分述如下。

承泣穴——散风清热·老花眼　★

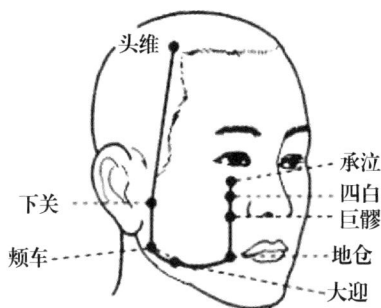

图 59

承泣穴位于人体面部，瞳孔直下，在眼球与眶下缘之间（见图59）。

　　承泣穴，出自《针灸甲乙经》。承，接受；泣，眼泪，水液。此穴在瞳孔下七分，泣时泪下，穴处承受，故名。

　　承泣穴的功效主要是散风清热，明目止泪。《针灸甲乙经》载，承泣穴可治"目不明，泪出"。现代主治病症为眼部病症，包括近视、远视、夜盲、眼颤动、眼睑痉挛、角膜炎、眼睛疲劳、迎风流泪、老花眼、白内障、急慢性结膜炎、散光、青光眼、色盲、目赤肿痛、视力模糊、口眼歪斜等。平时多按摩承泣穴，可以缓解眼睛疲劳、干涩疼痛，对于迎风流泪、老花眼等眼部的病症也能起到比较好的调理作用。

　　承泣穴配睛明穴（膀胱经）、瞳子髎穴（胆经）、合谷穴（大肠经），治迎风流泪；配足三里穴（胃经）、肝俞穴（膀胱经）、瞳子髎穴（胆经），治目昏暗；配睛明穴（膀胱经）、风池穴（胆经）、曲池穴（大肠经）、太冲穴（肝经），治青光眼。

四白穴——祛风明目·口眼歪斜　★

四白穴位于人体面部，瞳孔直下，在眶下孔凹陷处（见图59）。

四白穴，出自《针灸甲乙经》。四，周围，四方广阔；白，明亮。本穴在目下1寸，刺激可使眼睛明亮，易于辨视四方，故名。

四白穴的功效主要是清热解毒，祛风明目。《针灸大成》载，四白穴主治"头痛，目眩，目赤痛，僻泪不明，目痒"等病症。现代主治病症包括目赤痛、眼睑动、口眼歪斜、头痛眩晕、面神经麻痹、面肌痉挛、角膜炎、结膜瘙痒等。指压本穴，能提高眼睛机能，对于近视、色盲等眼部疾病很有疗效。

中医有"面容清，揉二白"一说，就是说按摩四白穴和阳白穴（胆经，位于眉毛上方中部）对改善面部肤色，使面部清朗有一定效果。按摩时，首先要将双手搓热，用搓热的手掌按在眼皮上轻抚，然后将食指指腹分别置于四白穴和阳白穴穴位上，按先后顺序，点按或旋转按揉穴位1~3分钟即可。

四白穴配廉泉穴（任脉）、承浆穴（任脉），治口眼歪斜；配涌泉穴（肾经）、大杼穴（膀胱经），治头痛目眩；配睛明穴（膀胱经）、合谷穴（大肠经）、头临泣穴（胆经），治眼红肿痛。

巨髎穴——清热熄风·面颊肿痛

巨髎穴位于人体面部，瞳孔直下，平鼻翼下缘处（见图59）。

巨髎穴，出自《针灸甲乙经》。巨，大也；髎，孔隙。本穴在鼻旁颧骨内下缘，穴处凹陷甚大，故名。

巨髎穴的功效主要是清热熄风，明目退翳，通鼻利窍。《备急千金要方》载，巨髎穴主治"面恶风寒，颊肿痛"等病症。现代用于治疗面神经麻痹、三叉神经痛、牙痛、鼻炎等。

巨髎穴配地仓穴（胃经）、颊车穴（胃经），治口歪；配合谷穴（大肠经），治齿痛；配天窗穴（小肠经），治颊肿痛。

地仓穴——祛风止痛·三叉神经痛　★★

地仓穴位于人体面部，口角外侧，上直对瞳孔（见图59）。

地仓穴，出自《针灸甲乙经》。地，指地格；仓，藏谷处。本穴位于鼻下口唇旁，此处古人称为地格，加之近口，口为入食之处，古人谓仓，故名。

地仓穴的功效主要是祛风止痛，安神利窍，舒筋活络。《备急千金要方》认为，地仓穴可治"口缓不收、不能言"。现代主治口角歪斜、齿痛、流涎、三叉神经痛、眼睑跳动、口渴、失音、目昏等病症。

三叉神经痛有时也被称为脸痛，是一种在面部三叉神经分布区内反复发作的阵发性剧烈神经痛，发作时令人非常痛苦。这时，如果及时加以穴位按摩，可以有效缓解痛苦。治疗三叉神经痛的配伍穴位主要有地仓穴、下关穴、颊车穴、内关穴、外关穴、印堂穴。按摩顺序与技法如下。双目微闭平视，放松心情，调匀呼吸，静息2分钟。先按摩地仓穴3分钟；然后用双手食指或中指分别放在同侧下关穴上，适当用力揉按1分钟；再将双手拇指分别放在同侧颊车穴上，适当用力揉按1分钟；接着用一手中指和拇指指尖，放在对侧外关穴和内关穴，用力按压1分钟，双手交替进行；再以一手拇指指腹放于印堂穴上，其余四指附于对侧目外，适当用力自印堂向上推至发际处，反复推20~30次。

地仓穴配颊车穴（胃经），治面神经麻痹；配颊车穴（胃经）、合谷穴（大肠经），治口歪、流涎、齿痛等。

大迎穴——消肿止痛·面痛齿痛 ★

大迎穴位于人体面部，下颌角前方咬肌附着部前缘，在面动脉搏动处（见图59）。

大迎穴，出自《黄帝内经·素问·气穴论》。本穴位所处下颌角前方之骨为大迎骨，故名。

大迎穴的功效主要是祛风通络，消肿止痛。《针灸甲乙经》载，大迎穴可治"下牙痛，颊肿，恶寒，口不收，舌不能言，不得嚼"等多种面部病症。现代主治疾病包括齿痛、颊肿、牙关紧闭、面肿、面痛，以及五官科系统疾病，如龋齿痛、智齿冠周炎、面部蜂窝织炎、眼睑痉挛、颈淋巴结结核，神经系统疾病，如面神经麻痹、面肌痉挛、三叉神经痛等。

若要气色好，大迎勤按揉。经常按摩刺激大迎穴，除了有消肿止痛的功效外，还能帮助胃经的气血输送到头面部位，促进面部的气血循环，让皮肤坚实、气色好，更显年轻。按摩大迎穴时，用指腹按揉，每次3~5分钟即可。

大迎穴配颊车穴（胃经），治齿痛；配下关穴（胃经）、合谷穴（大肠经），治牙关紧闭；配下关穴（胃经）、耳门穴（三焦经）、合谷穴（大肠经），治经筋松弛造成的牙关脱落。

颊车穴——安神利窍·面部神经麻痹

颊车穴位于面颊部，下颌角前上方，耳下大约一横指处，即因咀嚼而肌肉隆起时出现的凹陷处（见图59）。

颊车穴，出自《黄帝内经·灵枢·经脉》。颊，指穴所在的部位为面颊；车，运载工具。本穴位所处之耳前颧侧下颌骨，古称"颊车骨"，穴在其处，故名。

颊车穴的功效主要是安神利窍，熄风通络，清热解毒。《备急千金要方》载，颊车穴主治"口僻痛，恶风寒，不可以嚼"。现代主治病症包括口歪眼斜、面神经麻痹、腮腺炎、颞颌关节炎、齿痛、面部痉挛、三叉神经痛等。

颊车穴配地仓穴（胃经）、合谷穴（大肠经），治口角歪斜、齿痛、颊肿；配下关穴（胃经）、合谷穴（大肠经），治颞颌关节炎。

下关穴——消肿止痛·下颌疼痛

下关穴位于面部耳前方，在颧弓与下颌切迹所形成的凹陷中（见图59）。

下关穴，出自《黄帝内经·灵枢·本输》。下，下颌；关，机关，关卡。因此穴位于下颌关节"牙关"处，故名。

下关穴的功效主要是消肿止痛，安神利窍，聪耳通络。《针灸甲乙经》载，下关穴主治"失欠，下齿龋，下牙痛、颌肿"等病症。现代主治病症有耳聋、耳鸣、牙痛、鼻炎、口眼斜、三叉神经痛、下颌疼痛、牙关紧闭、面痛、面瘫等。下关穴具有较好的聪耳通络之功，经常按摩下关穴，对调理和缓解耳鸣、耳聋等听力问题有一定作用。

下关穴配颊车穴（胃经）、合谷穴（大肠经），治牙痛；配地仓穴（胃经）、四白穴（胃经）、颊车穴（胃经）、合谷穴（大肠经），治面瘫。

头维穴——清头明目·头痛头晕

头维穴位于头侧部，在额角发际上0.5寸，头正中线旁4.5寸处（见图59）。

头维穴，出自《针灸甲乙经》。头，头部；维，维护。头部为诸阳之会，它要靠各条经脉不断地输送阳气及营养物质才能维持正常运行。本穴为足阳明脉气所发，在头部额角入发际处，对头部各项功能的正常运转起着重要的维护作用，故名。

头维穴的功效主要是清头明目，安神利窍，止痛镇痉。《针灸甲乙经》载，头维穴主治"寒热，头痛如破，目痛如脱，喘逆烦满，呕吐，流汗，难言"等病症。现代主治病症包括偏头痛、喘逆烦满、呕吐流汗、迎风流泪、目视不明、高血压、结膜炎、目眩等。头维穴对维护头部健康有很好的作用，是对缓解头痛、头晕非常有用的穴位，平常我们如果感到头部不太舒服，就应当赶紧按摩一下头维穴，时间长短不拘，以感到头痛有所缓解为宜，大多能起到良好的效果。

头维穴配大陵穴（心包经），治头病目痛；配风池穴（胆经）、本神穴（胆经），治偏头痛。

人迎穴——利咽散结·胸满气喘

人迎穴位于颈部，喉结旁开1.5寸，胸锁乳突肌的前缘，颈总动脉搏动处（见图60）。

人迎穴，出自《黄帝内经·灵

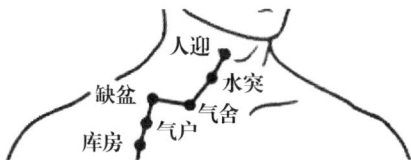
图60

枢·本输》。人，人体；迎，迎受。本穴位于喉结两侧，胃经气血由本穴向胸腹以下的身体部位传输，迎受五脏六腑之气以养人体，故名。

人迎穴的功效主要是理气降逆，利咽散结，通经活络。《针灸大成》载，人迎穴治"胸中满，喘呼不得息"等症。现代主治病症有高血压、咽喉肿痛、气管炎、支气管炎、气喘、瘿气、胸满气逆、食欲不振等。按摩人迎穴，除了缓解咽喉肿痛外，还可以促进面部的气血循环，使面部肌肉更加紧密，帮助我们去掉双下巴。此外，按摩人迎穴还有一定的降压效果。按摩人迎穴，可用大拇指腹轻轻点按，不要太过用力，每次按压3~5秒钟后抬起，反复做15~30次即可。

人迎穴配大椎穴（督脉）、合谷穴（大肠经），治咽喉肿痛；配大椎穴（督脉）、俞府穴（肾经）、或中穴（肾经），治气喘；配大椎穴（督脉）、太冲穴（肝经），治高血压。

水突穴——清热利咽·咽喉肿痛　★

水突穴位于颈部，胸锁乳突肌的前缘，在人迎穴与气舍穴连线的中点（见图60）。

水突穴，出自《针灸甲乙经》。水，水液；突，突起。本穴在颈部胸锁乳突肌前，喉结突起之旁。当饮水下咽时，穴处向上突起冲动，故名。

水突穴的功效主要是清热利咽，降逆平喘。《针灸甲乙经》载，水突穴主治"咳逆，上气，咽喉痛肿，呼吸短气，喘息不通"等病症。现代主治病症有咽喉肿痛、咳嗽、气喘等。水突穴是胃经常用穴位，主要作用是去除心火上升造成的咽喉肿痛。过去我国西南地区一些农村缺医少药，人们遇到咽喉肿痛，就常常通过拉扯水突穴部位去火消炎。因此，按摩刺激水突穴对缓解甚至消除咽喉肿痛是有一定效果的。

水突穴配天突穴（任脉），治咳嗽、气喘。

气舍穴——清咽利肺·气喘呃逆

气舍穴位于胸锁乳突肌区，锁骨上小窝，锁骨胸骨端上缘，胸锁乳突肌胸骨头与锁骨头中间的凹陷中（见图60）。

气舍穴，出自《针灸甲乙经》。气，脉气；舍，居所。本穴为足阳明胃经脉气注留处所，主胸胁支满，喘满上气，故名。

气舍穴的功效主要是清咽利肺，理气散结。《针灸大成》载，气舍穴可治"咳逆上气，颈项强不得回顾，喉痹哽噎，咽肿不消"等病症。现代主治病症有咽喉肿痛、气喘、呃逆、瘿瘤、瘰疬、颈项强等，常用于治疗支气管炎、哮喘、百日咳、扁桃体炎、喉头炎、膈肌痉挛、消化不良、甲状腺肿大等。按摩气舍穴，对控制打嗝有一定作用。如果出现打嗝不停的情况，可以通过及时点按或按揉气舍穴来止嗝。

气舍穴配水突穴（胃经），治咽肿；配天突穴（任脉）、曲池穴（大肠经）、阳陵泉穴（胆经）、中封穴（肝经），治甲状腺功能亢进症。

缺盆穴——宽胸利膈·咳嗽气喘　★

缺盆穴位于人体锁骨上窝中央，距前正中线4寸（见图60）。

缺盆穴，出自《黄帝内经·素问·气府论》。缺，破散；盆，受盛之器。本穴在肩上横骨（锁骨）凹陷处，因穴在其中，骨形如破缺之盆，故名。

缺盆穴的功效主要是宽胸利膈，止咳平喘。《针灸大成》载，缺盆穴主治"胸满，喘急"等病症。现代主治病症有咳嗽、气喘、咽喉肿痛、瘰疬等，常用于缓解咳嗽、气喘。

缺盆穴是治疗呼吸系统疾病的重要穴位，也是多条经脉的承受处，所以中医称之为人体健康的"聚宝盆"，平时需要多加保护。经常按摩缺盆穴对提升心肺功能有益处。按摩缺盆穴力度要适中，可以将食指按压在缺盆穴上，稍用力深按，保持3秒钟之后放松，然后再按压，反复20~30次，再沿着顺时针、逆时针方向各揉动1~3分钟即可。

缺盆穴配肺俞穴（膀胱经）、足三里穴（胃经）、膻中穴（任脉）、乳根穴（胃经），治久咳不愈；配天牖穴（三焦经）、神道穴（督脉）、大杼穴（膀胱经）、天突穴（任脉）、水道穴（胃经）、巨骨穴（大肠经），治肩背痛。

气户穴——理气宽胸·慢性支气管炎

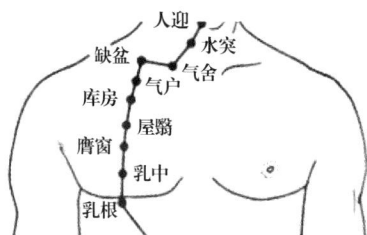

图61

气户穴位于人体胸部，在锁骨中点下缘，距前正中线4寸（见图61）。

气户穴，出自《针灸甲乙经》。气，脉气；户，古指单扇门，引申为出入的通道。本穴为胃经脉气与外界交换的门户，故名。

气户穴的功效主要是理气宽胸，止咳平喘。《针灸大成》载，气户穴主治"咳逆上气，胸背痛，咳不得息"等病症。现代主治病症有咳嗽气喘、胸胁胀满、胸痛、呃逆等，常用于治疗呼吸系统疾病，如慢性支气管炎、哮喘、胸膜炎，以及肋软骨炎、肋间神经痛等。

气户穴配肺俞穴（膀胱经），治喘咳；配膻中穴（任脉）、内关穴

（心包经），治胸闷、胸胀；配列缺穴（肺经），治咳嗽气喘；配华盖穴（任脉），治胁肋疼痛。

库房穴——宣肺平喘·支气管炎

库房穴位于人体胸部，在第一肋间隙，距前正中线4寸（见图61）。

库房穴，出自《针灸甲乙经》。库，藏物之处；房，房舍。本穴在气户之下，喻脉气自气户而来，入库深藏，故名。

库房穴的作用功效主要是宣肺平喘，清热化痰。《针灸甲乙经》载，库房穴主治"胸胁榰满，咳逆上气，呼吸多唾，浊沫脓血"等病症。现代主治病症有咳嗽气喘、胸胁胀满、咳吐脓血等。常用于治疗支气管炎、肺炎、胸膜炎、肋间神经痛等。

库房穴配屋翳穴（胃经）、膏肓穴（膀胱经），治上气咳逆；配屋翳穴（胃经）、气户穴（胃经）、膺窗穴（胃经），治胸前神经痛。

屋翳穴——宣肺止咳·胸胁胀满

屋翳穴位于人体胸部，在第二肋间隙，距前正中线4寸（见图61）。

屋翳穴，出自《针灸甲乙经》。屋，房屋；翳，古指用羽毛做的华盖或遮蔽之物。本穴主治肺疾，内应于肺。肺位于胸腔，居五脏的最高位置，有覆盖诸脏的形态，为脏腑之外卫，中医称肺为华盖，故名。

屋翳穴的功效主要是宣肺止咳，消痈止痒。《针灸大成》载，屋翳穴主治"咳逆上气，唾血多浊沫脓血，痰饮，身体肿，皮肤痛不可近衣"等病症。现代主治病症有咳嗽气喘、胸胁胀满、咳吐脓血、乳痈等。

屋翳穴配肺俞穴（膀胱经）、脾俞穴（膀胱经）、太渊穴（肺经）、丰隆穴（胃经）、太白穴（脾经）、膻中穴（任脉），治痰湿咳嗽；配中庭穴（任脉）、肝俞穴（膀胱经）、期门穴（肝经）、侠溪穴（胆经），治气郁胸胁胀痛。

膺窗穴——消肿清热·乳腺炎

膺窗穴位于人体胸部，在第三肋间隙，距前正中线4寸（见图61）。

膺窗穴，出自《针灸甲乙经》。膺，胸部；窗，比喻空孔。本穴位处乳之上、胸之旁，有孔隙通道与胸腔内部相通，如胸腔与体表间气血物质交流的一个窗口，故名。

膺窗穴的功效主要是消肿清热，止咳宁嗽。《针灸大成》载，膺窗穴主治"胸满短气卧不安，唇肿，肠鸣注泄，乳痈寒热"等病症。现代主治病症有咳嗽气喘、胸胁胀满、乳痈等。

膺窗穴配屋翳穴（胃经），治乳痈；配太冲穴（肝经），治唇肿；配乳根穴（胃经）、神阙穴（任脉）、冲门穴（脾经），治乳腺炎。

乳中穴——调气醒神·乳腺增生

乳中穴位于人体胸部，在第四肋间隙，乳头中央，距前正中线4寸（见图61）。

乳中穴，出自《针灸甲乙经》。乳，指乳房；中的意思是正。本穴在乳头之正中，故名。

乳中穴的功效主要是调气醒神，明目通窍。《针灸甲乙经》强调，"乳中，禁不可刺灸"，只可进行按摩保健。中医认为乳中穴具有调气醒神的功效，临床当中除了用于治疗乳痈、产后乳汁不足、乳腺增生等乳房疾病，还可用于治疗癫痫、目疾，改善女性性冷感，以及对月经不调进行调理。按摩乳中穴具有隆乳、健胸的作用。乳中穴还是肝经经气所经过的路线，肝开窍于目，所以如果发现在眼睛的内眼角或者眼皮上有一些细细的小疙瘩或肉瘤，每天早晚各按揉乳中穴一次，对于消除这些小疙瘩或肉瘤有比较好的效果。

乳中穴配膺窗穴（胃经）、膻中穴（任脉）、乳根穴（胃经），治乳腺增生。

乳根穴——宽胸增乳·乳房肿痛

乳根穴位于人体胸部，乳头直下，乳房根部凹陷处（见图61）。

乳根穴，出自《针灸甲乙经》。乳，乳房，即此穴所在的部位；根，本的意思。本穴在乳房之根部，故名。

乳根穴的功效主要是宣肺止咳，宽胸增乳，通乳化瘀。《针灸甲乙经》载，乳根穴主治"胸下满痛，膺肿"。现代主治病症有乳痈、乳腺炎、乳汁不足、胸痛、胸下满痛、臂肿痛、咳嗽、呃逆、乳汁分泌不足、乳房肿痛等。

乳中穴配膻中穴（任脉）、少泽穴（小肠经），治乳汁缺少；配肩井穴（胆经）、合谷穴（大肠经）、少泽穴（小肠经）、鱼际穴（肺经）、头临泣穴（胆经）、太溪穴（肾经），治乳痈肿痛。

不容穴——消食和胃·胃胀胃痛

不容穴，位于上腹部，在脐中上6寸，距前正中线2寸（见图62）。

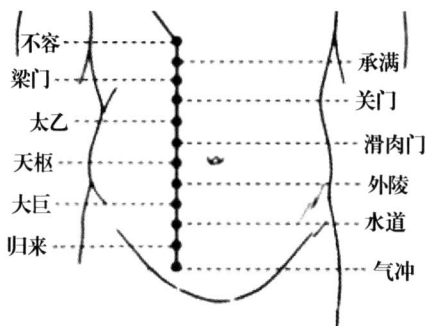

图62

不容穴，出自《针灸甲乙经》。不，不能；容，指容纳。胃经的气血物质至本穴已满，不能再容纳，加之本穴主治腹满不能受纳水谷，故名。

不容穴的功效主要是消食和胃，理气止痛。《铜人腧穴针灸图经》载，不容穴治"腹满，疝癖，不嗜食，腹虚鸣，呕吐，胸背相引痛"等病症。现代主治病症有胃胀胃痛、呕吐、食欲不振、纳呆、慢性胃炎、胃下垂、消化性溃疡等，常用于治疗胃炎、胃扩张、消化不良、腹痛、咳嗽、哮喘、肋间神经痛、肩臂部诸肌痉挛或萎缩。

不容穴配中脘穴（任脉），治胃病；配期门穴（肝经）、劳宫穴（心包经）、梁丘穴（胃经）、太冲穴（肝经）、足三里穴（胃经），治脘胁胀痛、心切痛等。

承满穴——调中化滞·肠鸣腹胀

承满穴位于上腹部，在脐中上5寸，距前正中线2寸（见图62）。

承满穴，出自《针灸甲乙经》。承，接受；满，盛溢。本穴在不容穴下方，内应胃的上部，承接不容穴溢下气血，加之本穴主治心下坚满，故名。

承满穴的功效主要是调中化滞，健脾和胃。《铜人腧穴针灸图经》载，承满穴可治"肠鸣腹胀，上喘气逆，食饮不下"等症。现代主治病症有腹胀胃痛、呕吐、吞酸、肠鸣、上喘气逆、泄泻、下痢、食欲不振、肋下坚痛等，主要用于治疗胃或十二指肠溃疡、胃痉挛、急慢性胃炎、消化不良、胃功能紊乱、腹膜炎、肝炎、痢疾、肠炎等。

承满穴配足三里穴（胃经），治胃痛；配中脘穴（任脉）、胃俞穴（膀胱经）、内关穴（心包经）、太冲穴（肝经），治胃痛、腹胀、呕吐。

梁门穴——健胃消食·胃痛腹胀　★

梁门穴位于上腹部，在脐中上4寸，距前正中线2寸（见图62）。

梁门穴，出自《针灸甲乙经》。梁，通"粱"，指谷物；门，指门户。胃为纳受水谷之处，本穴为腹部肉之隆起（脾土堆积）处，为食物出入之门户，故名。

梁门穴的功效主要是益气开郁，健胃消食。《针灸甲乙经》载，梁门穴治"腹中积气结痛"。现代主治病症有胃痛、呕吐、纳呆、泄泻、便溏、消化性溃疡、急慢性胃炎、胃下垂等，常用于治疗胃炎、胃或十二指肠溃疡、胃下垂、胃功能紊乱。梁门穴是保养肠胃的一个重要穴位，经常按摩梁门穴，可以起到振食欲、健肠胃、停腹泻的作用。按摩时，可以用食指或中指置于穴位上，分别按顺时针和逆时针方向按揉3~5分钟，每天1次。

梁门穴配公孙穴（脾经）、内关穴（心包经）、足三里穴（胃经），主治胃痛、腹胀、呕吐；配梁丘穴（胃经）、中脘穴（任脉）、足三里穴（胃经），治胃痛。

关门穴——健脾和胃·急慢性胃炎

关门穴位于上腹部，在脐中上3寸，距前正中线2寸，梁门穴下1

寸（见图62）。

关门穴，出自《针灸甲乙经》。关，关卡；门，出入之处。此穴位于梁门穴下1寸，系胃之津梁关要，为胃气出入之重要门户，故名。

关门穴的功效主要是调理肠胃、固化脾土、健脾和胃。《针灸甲乙经》载，关门穴治"腹胀善满，积气"等症。现代主治病症有腹痛、腹胀、肠鸣、泄泻、纳呆、身肿等，常用于治疗急慢性胃炎。

关门穴配足三里穴（胃经）、水分穴（任脉），治肠鸣、腹泻；配中府穴（肺经）、神门穴（心经）、委中穴（膀胱经）、三阴交穴（脾经），治脾虚遗尿。

太乙穴——镇惊化痰·心烦癫狂　★

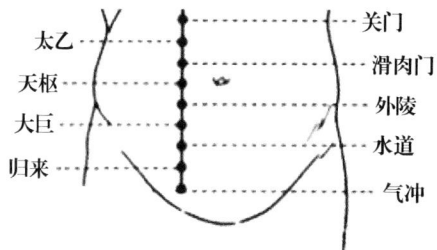

图63

太乙穴位于上腹部，在脐中上2寸，距前正中线2寸，关门穴下1寸（见图63）。

太乙穴，出自《针灸甲乙经》。太，通泰，顺畅；乙，曲折。本穴位于脐腹，内应小肠。小肠屈曲似乙形，而肠以通为顺。本穴主治肠疾，故名。

太乙穴的功效主要是消食和胃，镇惊化痰。《针灸甲乙经》载，太乙穴主治"狂癫疾，吐舌"。现代主治病症包括胃疼、腹胀等肠胃疾病，以及心烦、癫狂等神智疾病。

消食解闷求太乙。在生活中，我们有时候会突然感到胸闷心烦，情绪低落。这种情况可能是肠胃湿热过重，消化不良，身体没有得到足够滋养引起的。遇到这样的情况，就可以按摩一下太乙穴，起到除湿散热的作用，不仅能缓解腹胀，促进消化，而且可以解除胸闷、心烦等症。按摩太乙穴方法简单，将拇指置于太乙穴上，逐渐用力深按15秒，然后松开休息，连续反复多次，感到穴位局部有酸胀感即可。

太乙穴配中脘穴（任脉），治胃痛；配足三里穴（胃经）、脾俞穴（膀胱经）、胃俞穴（膀胱经），治疗饮食积滞造成的消化不良；配滑肉门穴（胃经）、飞扬穴（膀胱经），治癫病、吐舌。

滑肉门穴——理气和胃·胃痛

滑肉门穴位于上腹部，在脐中上1寸，距前正中线2寸，太乙穴下1寸（见图63）。

滑肉门穴，出自《针灸甲乙经》。滑，顺利；肉，肌肉；门，出入之处。脾生肉，本穴主治脾胃之疾，为通利脾胃之门，故名。

滑肉门穴的功效主要是理气和胃，化痰安神。《针灸大成》载，滑肉门穴主治"癫狂，呕逆，吐舌，舌强"等症。现代主治病症包括慢性胃肠病、呕吐、吐舌、重舌、胃痛、肥胖等。

减肥勤扑滑肉门。定期按摩滑肉门穴，有助于消除腹部肥肉。具体办法为，每晚临睡前仰躺床上，分别用左右手各按摩滑肉门100下，长期坚持就能收到减肥的功效。

滑肉门穴配中脘穴（任脉）、足三里穴（胃经）、合谷穴（大肠经）、梁丘穴（胃经），治疗寒积造成的胃痛；配章门穴（肝经）、公孙穴（脾经）、中脘穴（任脉）、丰隆穴（胃经），治痰浊呕吐；配下脘穴（任脉）、璇玑穴（任脉）、足三里穴（胃经）、腹结穴（脾经），治伤食呕吐。

天枢穴——理气止痛·腹痛肠鸣

天枢穴位于上腹部，横平肚脐中央，前正中线旁开2寸，滑肉门穴下1寸（见图63）。

天枢穴，出自《黄帝内经·灵枢·骨度》。天枢为北斗七星之第一星。本穴位于脐旁，在人体正中，应天枢之星象，故名。

天枢穴的功效主要是理气止痛，通经活络。《备急千金要方》载，天枢穴主治"腹中尽痛"。现代主治病症包括便秘、腹泻、细菌性痢疾、腹痛、腹胀肠鸣、呕吐等。

天枢穴配二间穴（大肠经）、上巨虚穴（胃经）、大肠俞穴（膀胱经），治疗腹痛肠鸣、腹泻、便秘；配肾俞穴（膀胱经）、命门穴（督脉）、关元穴（任脉），治泄泻；配支沟穴（三焦经）、足三里穴（胃经），治习惯性便秘。

外陵穴——调节肠胃·腹痛腹胀

外陵穴位于下腹部，在脐中下1寸，距前正中线2寸处（见图63）。

外陵穴，出自《针灸甲乙经》。外，指本穴气血作用的部位在经脉之外，此处指腹中线外侧；陵，指高起处。此穴位于脐腹外下方，当腹直肌隆起处，故名。

外陵穴的功效主要是调节肠胃，通达利气。《针灸甲乙经》载，外陵穴主治"腹中尽痛"。现代主治病症有腹痛、腹胀、泄泻、痢疾、痛经、疝气等。

外陵穴配天枢穴（胃经），治腹中痛；配归来穴（胃经）、大敦穴

（肝经）、三阴交穴（脾经），治疝气；配三阴交穴（脾经），治痛经；配天枢穴（胃经）、足三里穴（胃经）、中脘穴（任脉），可用于缓解胃痛。

大巨穴——补肾固精·小便不利　★

大巨穴位于下腹部，在脐中下2寸，距前正中线2寸，天枢穴下1寸处（见图64）。

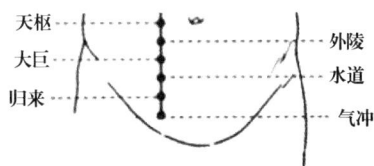

天枢 ———
大巨 ———
归来 ———
——— 外陵
——— 水道
——— 气冲

图 64

大巨穴，出自《针灸甲乙经》。大，与小相对；巨，高大。本穴在腹部最大隆起处，故名。

大巨穴的功效主要是补肾固精，和胃健脾。《针灸甲乙经》载，大巨穴主治"偏枯，四肢不用，善惊"。《备急千金要方》载，大巨穴主治"小腹满，小便难"。现代主要用于治疗消化系统疾病，如小腹胀满、阑尾炎、肠炎、肠梗阻、便秘、腹痛等，以及泌尿生殖系统疾病，如小便不利、膀胱炎、尿道炎、遗精、阳痿等。由于大巨穴的位置临近人体的肾脏及膀胱，经常按摩刺激大巨穴，可以起到固肾纳气的作用。按摩大巨穴时，可用食指指腹点按或按揉穴位，每次3~5分钟即可。

大巨穴配中极穴（任脉）、次髎穴（膀胱经），治小便不利；配肾俞穴（膀胱经）、关元穴（任脉）、三阴交穴（脾经）、太溪穴（肾经），治遗精、早泄；配天枢穴（胃经）、足三里穴（胃经）、上巨虚穴（胃经），治腹泻、小腹胀满。

水道穴——利水消肿·小腹胀满

水道穴位于下腹部，在脐中下3寸，距前正中线2寸处（见图64）。

水道穴，出自《针灸甲乙经》。水，水液；道，通行之处。大巨穴传来的三焦经水，由本穴循胃经渗注于膀胱，本穴为胃经水液通行之处，故名。

水道穴的功效主要是利水消肿，调经止痛。《针灸甲乙经》载，水道穴治"大小便不通"。现代所治病症主要有疝气、小腹胀满、小便不利、痛经、腰背强直、慢性盆腔炎、肾炎、膀胱炎、腹水等。

水道穴配三阴交穴（脾经）、中极穴（任脉），缓解治疗痛经；配三焦俞穴（膀胱经）、关元俞穴（膀胱经），缓解治疗尿痛、尿急；配筋缩穴（督脉），缓解治疗脊强。

归来穴——调经止痛·月经不调　★

归来穴位于下腹部，在脐中下4寸，距前正中线2寸，水道穴下1寸处（见图64）。

归来穴，出自《针灸甲乙经》。归，还的意思；来，返的意思。归来指的是恢复和复原。因本穴位为养生吐纳时腹气下降归根之处，故名。

归来穴的功效主要是活血化瘀，调经止痛，通经活络。《针灸甲乙经》载，归来穴主治"女子阴中寒"。现代主治病症包括月经不调、白带过多、附件炎、子宫内膜炎、阴挺、遗精、阳痿等，常用于治疗睾丸炎、阴茎痛、卵巢炎、产后恶露不止等男女生殖系统疾病。

归来穴是治疗女人月经不调等病症的常用穴位之一。坚持长期按摩归来穴，不仅可以治疗疝气和痛经、月经失调，而且对于肾虚导致的男子卵缩（睾丸内收）和女子子宫脱垂等各种生殖系统疾病，都具有良好的疗效。按摩归来穴时，用指腹点按或者按揉穴位5~10分钟即可。

归来穴配太冲穴（肝经），治疝气；配合谷穴（大肠经），缓解腹痛；配气海穴（任脉）、关元穴（任脉），缓解治疗腹胀、便秘；配三阴交穴（脾经）、中极穴（任脉），治月经不调；配涌泉穴（肾经），治阳痿。

气冲穴——理气止痛·腹痛

气冲穴位于下腹部，在脐中下5寸，距前正中线2寸，归来穴下1寸处（见图64）。

气冲穴，出自《针灸甲乙经》。气，指此处穴内的气血物质；冲，突破的意思。此穴位处的气血物质的运行状况乃冲突而行，故名。

气冲穴的功效主要是理气止痛，调理经血，舒筋活络。《黄帝明堂经》载，气冲穴主治"腹有大气，暴腹胀满"。现代主治病症包括肠鸣、腹痛、疝气，以及月经不调、不孕、阳痿、阴肿等妇科病及男科病症。

气冲穴配太冲穴（肝经）、曲泉穴（肝经），治疝气；配长强穴（督脉）、大椎穴（督脉），治小肠气满；配气海穴（任脉）、关元穴（任脉），可缓解女性月经不调、痛经、闭经等；配心俞穴（膀胱经）、脾俞穴（膀胱经）、神门穴（心经）、三阴交穴（脾经），治阳痿。

髀关穴——舒筋活络·腿膝肿痛

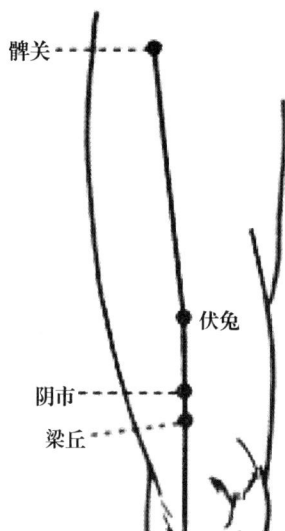

髀关 ····
伏兔
阴市 ····
梁丘 ····

图65

髀关穴位于人体大腿前面，在髂前上棘与髌底外侧端的连线上，屈股时，平会阴，居缝匠肌外侧凹陷处（见图65）。

髀关穴，出自《黄帝内经·灵枢·经脉》。髀，髀骨，即股骨；关，关节，此处指股骨上端关节处。此穴位于髂前上棘下方近股骨关节部，故名。

髀关穴的功效主要是舒筋活络，散寒止痛，强腰膝，通经络。《针灸大成》载，髀关穴主治"腰痛，足麻木，膝寒不仁，痿痹"等症。现代主治病症包括膝（髋、股）痛、膝髋麻痹、腿膝肿痛、下肢麻木、下肢屈伸不利、股外侧皮神经炎等，多用以治疗腹股沟淋巴结炎、股外侧皮神经炎、膝关节炎等。

髀关穴配风市穴（胆经）、地机穴（脾经）、丰隆穴（胃经）、悬钟穴（胆经），治腿痛；配环跳穴（胆经）、阳陵泉穴（胆经）、足三里穴（胃经），治下肢痿痹。

伏兔穴——散寒化湿·腰痛膝冷

伏兔穴位于人体大腿前面，髂前上棘与髌骨外侧端的连线上，髂骨上缘上6寸处（见图65）。

伏兔穴，出自《黄帝内经·灵枢·经脉》。伏，俯伏；兔，动物，此处比喻两腿股肌绷紧如趴着的兔子，穴在此处，状如伏兔，故名。

伏兔穴的功效主要是散寒化湿，疏通经络，缓痉止痛。《针灸大成》载，伏兔穴治"膝冷不得温"。现代主治病症主要有腰痛、膝冷、下肢神经痛、膝关节炎、荨麻疹、疝气、脚气等。坚持按摩伏兔穴，可以舒经通络、养护心脏。按摩伏兔穴，可以采用按揉的方式，将拇指的指腹按压在伏兔穴上，以穴位为中心，施以一定的力度进行旋转按揉，左右两侧每次各按揉3分钟即可，每天早晚各1次。

伏兔穴配髀关穴（胃经）、犊鼻穴（胃经），治腹痛；配足三里穴（胃经）、阴陵泉穴（脾经）、三阴交穴（脾经），治寒湿脚气。

阴市穴——散寒除湿·腿膝冷痹　★

阴市穴位于人体大腿前面，髂前上棘与髌骨外侧端的连线上，髌骨上3寸处（见图65）。

阴市穴，出自《针灸甲乙经》。阴，水也；市，聚散之地。胃为水谷所归，五味皆陈如市。该穴属胃经，又主治腰脚膝寒如阴水，故名。

阴市穴的功效主要是散寒除湿，通经活络，强腰膝，利关节。《针灸大成》载，阴市穴可治"腰脚如冷水，膝寒，痿痹不仁，不屈伸"。现代主治病症为膝关节及周围软组织疾患，如膝关节痛、腿膝麻痹或酸痛、腰膝痿痹伸屈不利、膝膑肿痛、下肢痿痹或肿胀、脚气，以及腰痛、寒疝、腹胀、腹痛等。

老寒腿，阴市去。经常按摩阴市穴，对防治"老寒腿"有较好的作用。所谓"老寒腿"，其实就是"寒邪"之气长期在腰腿部位聚集导致的，经常按摩阴市穴可以帮助腰腿部位去湿散寒，达到强腰膝、利关节的效果。按摩阴市穴方法简便，可以坐在椅子上用拇指点按，也可以用手掌按揉或手握成拳头在穴位上进行敲打，如果连同伏兔穴一起敲打，效果会更加明显，每次3~5分钟即可。

阴市穴配足三里穴（胃经）、阳陵泉穴（胆经），治腿膝痿痹；配委中穴（膀胱经）、足三里穴（胃经），治两膝红肿疼痛；配阳陵泉穴（胆经）、犊鼻穴（胃经）、足三里穴（胃经），治膝腿冷痛无力。

梁丘穴——祛风除湿·膝脚肿痛

梁丘穴位于人体大腿前面，髂前上棘与髌骨外侧端的连线上，髌骨上缘上2寸处（见图65）。

梁丘穴，出自《针灸甲乙经》。梁，屋之横梁；丘，土堆。因该穴位于膝髌骨外上缘上2寸，股直肌和外侧肌之间，穴前骨直如梁，穴后肉隆如丘，故名。

梁丘穴的功效主要是祛风除湿，和胃消肿，活络止痛。《备急千金要方》载，梁丘穴可治"膝不得屈伸"。现代主治风寒湿痹造成的膝肿、筋挛、膝不得屈伸、下肢不遂等病症，以及饮食积滞造成的腹痛、胃痉挛、胀满、呕吐、泄泻等病症。梁丘穴是胃经的"郄穴"，是非常好的养胃穴，按摩梁丘穴可以缓解腹泻，也可以快速地缓解胃部急痛。

梁丘穴配足三里穴（胃经）、中脘穴（任脉），治胃痛；配犊鼻穴（胃经）、阳陵泉穴（胆经）、膝阳关穴（胆经），治膝关节痛。

犊鼻穴——消肿止痛·膝关节炎　★

犊鼻穴位于人体膝部髌骨和髌韧带外侧的凹陷中（见图66）。

犊鼻穴，出自《黄帝内经·灵枢·本输》。犊的意思是小牛；鼻的意思是牵牛而行的上扣之处。此穴在髌韧带外侧凹陷中，犹如牛犊鼻孔，故名。

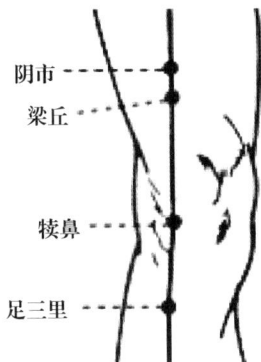

图66

犊鼻穴的功效主要是祛湿散寒，消肿止痛，舒筋活络。《针灸大成》载，犊鼻穴主治"膝中痛不仁"。现代主治病症包括腿膝疼、膝关节炎、下肢麻痹、脚气、水肿、膝脚无力而不能久站、大便失禁、腹胀、便秘等。经常按摩犊鼻穴对缓解类风湿性关节炎、膝骨性关节炎、外伤等各种膝关节病患有较好的效果，对老年人保养膝关节尤其有益处。按摩犊鼻穴方法简便，端坐屈膝，双手掌心置于膝盖外侧，中指内扣，分别按摩双腿的犊鼻穴。每天早晚各按摩1次，每次2~3分钟。

犊鼻穴配足三里穴（胃经），治膝及膝下病；配梁丘穴（胃经），主要缓解治疗膝关节炎。

足三里穴——强身健体长寿穴·体衰多病　★★★

足三里穴位于小腿前外侧，犊鼻穴下3寸，距胫骨前嵴一横指（中指）处（见图67）。

足三里穴，出自《黄帝内经·灵枢·五邪》，原名三里、下陵。《圣济总录》名足三里。足，足够；里，通理，指理上、理中、理下，分别为腹部的上中下三部分。

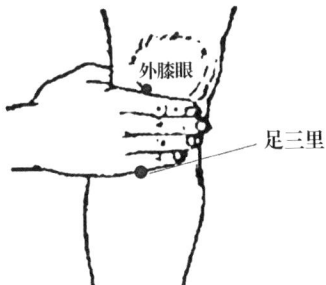

图67

此穴对人体腹部诸种病症都有防治作用，故名。另外，与手三里之名类似，此穴在外膝眼下三寸，亦当三里之称。

足三里穴的功效主要是补中益气，健脾和胃，理气降逆，通经活血。《黄帝内经·灵枢·五邪》指出："邪在脾胃，则病肌肉痛。阳气有余，阴气不足，则热中善饥；阳气不足，阴气有余，则寒中肠鸣腹痛；阴阳俱有余，若俱不足，则有寒有热。皆调于三里。"足三里穴是足阳明胃经的合穴，"合治内腑"，可以说，凡是六腑之病都可以通过此穴防治。因此，传统中医一直认为，足三里穴是人体保健第一大穴，有调节机体免疫力、增强抗病能力、调理脾胃、补中益气等作用。主治病症包括胃肠虚弱、胃肠功能低下、食欲不振、瘿气、腹泻、便秘、胃痉挛、急慢性胃炎、急慢性肠炎、胃下垂、尿路感染、高血压、肥胖、口臭等。

古今大量实践证实，足三里穴是抗衰老的有效穴位，经常按摩本穴，对于抗衰老、延年益寿大有裨益。民间有谚："常拍足三里，胜吃老母鸡。"现代医学研究证实，刺激足三里穴，可使胃肠蠕动有力而规律，并能提高多种消化酶的活力，增进食欲，帮助消化；在神经系统方面，可促进脑细胞机能的恢复，提高大脑皮层细胞的工作能力；在循环系统、血液系统方面，可改善心功能，调节心律，维持红细胞、白细胞和血红蛋白和血糖的动态平衡；在内分泌系统方面，对垂体肾上腺皮质系统功能有双向良性调节作用，能够提高机体防御疾病的能力。

用足三里穴防病健身的方法简便易行。一是指按足三里穴。每天用大拇指或中指按压足三里穴1~2次，每次每穴按压5~10分钟，每分钟按压15~20次，使足三里穴有酸胀、发热的感觉即可。二是捶打足三里穴。手握空拳，拳眼向下，垂直捶打足三里穴，每次可在100~200下。捶打之时，也会产生一定酸、麻、胀、痛和走窜等感觉，反复操作数次即可。按摩或捶打足三里穴要长期坚持，每天1~2次，可在早起和临睡前各进行1次，方法简便，既可在床上也可坐在矮凳上进行按摩或捶打，长期坚持，必有效果。

另外，如有条件，也可在家自行艾灸足三里穴。《针灸真髓》曰："三里养先后天之气，灸三里可使元气不衰，故称长寿之灸。"常灸足三里穴可以保健防病，延年益寿，增强体力，解除疲劳，预防衰老，对结核病、感冒、高血压、低血压、动脉硬化、冠心病、心绞痛、风心病、肺心病、脑出血等都有防治作用。对体质虚弱者，尤其是肠胃功能不好、抵抗力降低的人宜用此法增强体质。对足三里穴施灸时，可取清艾条一根点燃，距穴位约3厘米，如局部有温热舒适感觉，就固定不动，每次灸10~15分钟，以灸至局部稍有红晕为度，隔日施灸1次，每月灸10次即可。

足三里穴配肩井穴（胆经）、大椎穴（督脉）、膏肓穴（膀胱经），治诸虚百损、五劳七伤；配关元穴（任脉）、中脘穴（任脉）、肓俞穴（肾经）、然谷穴（肾经）、水泉穴（肾经）、肾俞穴（膀胱经），治胃中寒；配太渊穴（肺经）、鱼际穴（肺经）、膈俞穴（膀胱经）、胃俞穴（膀胱经）、肾俞穴（膀胱经），治胃脘痛；配中脘穴（任脉）、天枢穴（胃经）、三阴交穴（脾经），治泄泻。

上巨虚穴——调和肠胃·肠鸣腹痛

上巨虚穴位于人体小腿前外侧，在犊鼻穴下6寸，足三里穴下3寸（见图68）。

上巨虚穴，出自《千金翼方》。上，上部；巨，范围广大；虚，中空。此穴位于下巨虚穴的上方，胫、腓骨之间的空隙处，故名。

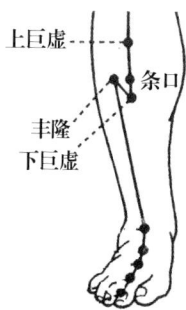

上巨虚----
条口
丰隆----
下巨虚

图 68

上巨虚穴的功效主要是调和肠胃，通经活络。《针灸大成》载，上巨虚穴又名上廉，主治"夹脐腹两胁痛，肠中切痛雷鸣"。现代主治病症有肠鸣泄泻、阑尾炎、胃肠炎、腹痛胀满、痢疾、便秘、膝胫酸痛、膝关节肿痛、下肢痿痹、脚气等。经常按摩上巨虚穴，可以起到通腑化滞、理肠和胃的作用。

上巨虚穴配天枢穴（胃经）、阴陵泉穴（脾经）、水分穴（任脉）、关元穴（任脉）、神阙穴（任脉），治寒湿泄泻、腹痛肠鸣；配天枢穴（胃经）、曲池穴（大肠经），治细菌性痢疾；配支沟穴（三焦经）、大肠俞穴（膀胱经），治便秘；配阳陵泉穴（胆经）、足三里穴（胃经），治膝痛。

条口穴——除湿通络·膝关节炎

条口穴位于人体小腿外侧，犊鼻穴下 8 寸，犊鼻穴与下巨虚穴连线上（见图 68）。

条口穴，出自《针灸甲乙经》。条，长形之物；口，气血出入的门户。此穴位于上、下巨虚之间，胫、腓骨间隙中，胃经经气至此有溢出之势，加之穴处肌肉凹陷有如长条，故名。

条口穴的功效主要是除湿通络，理气和中。《针灸甲乙经》载，条口穴主治"胫痛，足缓失履，湿痹"等病症。现代常用于治疗膝关节炎、肩周炎、胃痛、肠炎、扁桃体炎等。

条口穴配解溪穴（胃经）、丘墟穴（胆经）、太白穴（脾经），治膝肿转筋；配承山穴（膀胱经），治肩关节周围炎；配天枢穴（胃经）、气海穴（任脉）、上巨虚穴（胃经），治寒凝腹痛、虚寒痢疾。

下巨虚穴——清胃调肠·腹泻痢疾

下巨虚穴位于人体小腿前外侧，在犊鼻穴下9寸，距胫骨前缘一横指，上巨虚穴下3寸（见图68）。

下巨虚穴，出自《备急千金要方》。下，下方；巨，巨大；虚，中空。此穴位于胫、腓骨之间的空隙下方，故名。

下巨虚穴的功效主要是清胃调肠，理气活络，镇惊安神。《针灸大成》载，下巨虚穴又名下廉，治"小肠气不足""伤寒胃中热，不嗜食，泄脓血"等病症。现代主治腹泻、痢疾、小腹痛等胃肠病症，以及下肢痿痹、乳痈等。

下巨虚穴配天枢穴（胃经）、气海穴（任脉），治腹痛；配曲池穴（大肠经）、太白穴（脾经），治泻痢脓血；配阳陵泉穴（胆经）、解溪穴（胃经），治下肢麻木。

丰隆穴——健脾化痰·咳嗽痰多

丰隆穴位于足外踝上8寸处（大约在外膝眼与外踝尖的连线中点）（见图68）。

丰隆穴，出自《黄帝内经·灵枢·经脉》。丰，丰满；隆，隆起。此穴位于伸趾长肌外侧和腓骨短肌之间，该处肌肉丰满而隆起，故名。

丰隆穴的功效主要是健脾化痰，止咳平喘。《针灸甲乙经》载，丰隆穴治"喉痹不能言"。现代所治病症主要有头痛、咳嗽、痰多、胸闷、眩晕、下肢神经痉挛或麻痹、便秘、尿闭、支气管炎等。经常按摩丰隆穴，可以调理脾胃两经，治疗各种胃肠疾病。

丰隆穴配阴陵泉穴（脾经）、商丘穴（脾经）、足三里穴（胃经），治痰湿诸症；配肺俞穴（膀胱经）、尺泽穴（肺经），治咳嗽痰多；配风池穴（胆经），治眩晕。

解溪穴——清热化痰·牙疼目赤

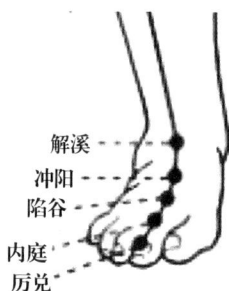

解溪穴位于人体足背踝关节横纹的中点，两筋之间的凹陷处，在系解鞋带之处（见图69）。

解溪穴，出自《黄帝内经·灵枢·本输》。解，散的意思；溪，沟溪。胃经的地部经水由本穴解散并流溢四方，故名。

图69

解溪穴的功效主要是清热化痰，镇惊安神，舒经活络。《针灸甲乙经》载，解溪穴治"面目赤，口痛啮舌"等诸多病症。现代主治病症有牙疼、烦心、目赤、神经性头痛、眩晕、腹胀、便秘、脚踝疼痛、下肢痿痹、肾炎、胃肠炎等。按摩本穴，可祛风止痛，缓解脑供血不足。

解溪穴配昆仑穴（膀胱经）、太溪穴（肾经），治踝部痛；配商丘穴（脾经）、血海穴（脾经），治腹胀；配内关穴（心包经）、液门穴（三焦经）、膏肓穴（膀胱经）、神门穴（心经），治健忘不寐。

冲阳穴——清胃泻热·胃痛

冲阳穴位于人体的足背最高处，在拇长伸肌腱和趾长伸肌腱之间，足背动脉搏动处（见图69）。

冲阳穴，出自《黄帝内经·灵枢·本输》。冲，冲动；阳，阳面，此处指足背。此穴位于足背高处，为动脉冲动之处，故名。

冲阳穴的功效主要是清胃泻热，镇惊安神，祛风活络。《针灸甲乙经》载，冲阳穴可治"腹大不嗜食"。现代常用于治疗胃痛、食欲不振、头痛、面瘫、牙痛、足背痛、下肢疼或麻痹、足关节炎等。冲阳穴是人体胃经的原穴，经常按摩冲阳穴，可以帮助胃生发阳气，化解湿气，对于胃胀、消化不良，或者腹泻不止有一定的疗效。

冲阳穴配大椎穴（督脉）、丰隆穴（胃经），治癫狂痫；配足三里穴（胃经）、仆参穴（膀胱经）、飞扬穴（膀胱经）、复溜穴（肾经），治足痿骨痛。

陷谷穴——健脾和胃·足背肿痛　★

陷谷穴位于人体的足背，在第二、第三跖骨结合部前方凹陷处（见图69）。

陷谷穴，出自《黄帝内经·灵枢·本输》。陷，凹下之处；谷，山地深处。因此穴位于第二、第三跖骨结合部前方，此处凹陷如山谷，胃经脉气在此下沉聚集，故名。

陷谷穴的功效主要是健脾和胃，消肿止痛。《备急千金要方》载，陷谷穴主治"腹大满"。现代主治病症包括腹痛胀满、肠鸣泻痢、面目浮肿、目赤痛、疝气、热病、足背肿痛等。由于陷谷穴为足阳明胃经的腧穴，在清热泻火、通络止痛方面有特殊作用，因此中医普遍认为陷谷穴是人体较好的"消肿穴"。通过按摩这个穴位，可以缓解面目痛肿、目赤肿痛、足背肿痛等问题。按摩陷谷穴，可以用拇指的尖端垂直对穴位进行点按，每次3~5分钟即可。

陷谷穴配内关穴（心包经）、厉兑穴（胃经），治胃脘痛；配温溜穴（大肠经）、漏谷穴（脾经）、阳纲穴（膀胱经），治肠鸣而痛；配列缺穴（肺经），治面目痛肿。

内庭穴——清胃泻火·鼻出血

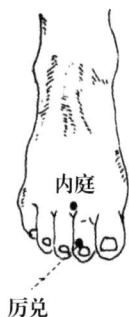

内庭

厉兑

图70

内庭穴位于足次趾与中趾之间，脚趾缝尽处的凹陷中（见图70）。

内庭穴，出自《黄帝内经·灵枢·本输》。内，入门之后；庭，门庭。因此穴位于足背第二、第三趾间缝纹端，趾缝如门，穴位犹如进入门庭之内，加之此穴对喜静卧、恶闻声等病症具有疗效，故名。

内庭穴的功效主要是清胃泻火，理气止痛。《针灸甲乙经》载，内庭穴主治"热病汗不出，下齿痛，恶寒目急"等诸多病症。现代主治病症包括牙龈肿痛、齿龈炎、扁桃体炎、胃痛、跖趾关节痛、荨麻疹、急性肠胃炎、流鼻血、四肢冰冷、口歪、咽喉肿痛、口臭、大便燥结等。

鼻出血，按"二庭"（内庭穴和神庭穴）。按摩内庭穴对止鼻出血有较好疗效。鼻出血又称鼻衄，是临床常见症状之一，多由鼻腔病变引起，也可由全身疾病引起。出现鼻出血后，可及时按摩内庭穴和神庭穴（督脉，位于头部正中发际处）、迎香穴（大肠经，位于鼻翼外缘）。方法是先仰头，用手掌轻拍额头数十下，再用中指轻按神庭穴1分钟左右，然后用双手食指分别按压迎香穴1~3分钟，最后按压内庭穴3分钟。

内庭穴配合谷穴（大肠经），具有清热的作用，治疗牙痛；配上星穴（督脉），治疗目赤肿痛。

厉兑穴——清热和胃·面肿齿痛

厉兑穴位于足第二趾末节外侧，距趾甲根角0.1寸（见图70）。

厉兑穴，出自《黄帝内经·灵枢·本输》。厉，《尔雅》称月"在戊"曰厉，属土；兑，口，八卦之中以兑为口。此穴能抵御疠气，主治口噤、口僻以及相关疾患，故名。

厉兑穴的功效主要是清热和胃，通经活络，开窍醒神。《针灸甲乙经》载，厉兑穴可治"面浮肿，足胫寒，不得卧"。现代主治病症包括牙痛、咽喉肿痛、扁桃体炎、腹胀、热病、多梦、癫狂、下肢麻痹、足背肿痛等。

厉兑穴是胃经的井穴，按摩厉兑穴有很好的和胃作用，中医讲究"胃和则神安"，因此长期坚持按摩厉兑穴，可以宁心安神、减少做梦，改善睡眠质量。

厉兑穴配曲泽穴（心包经）、天井穴（三焦经）、灵道穴（心经）、神门穴（心经）、大陵穴（心包经），治心慌惊恐；配足三里穴（胃经）、章门穴（肝经）、京门穴（胆经）、内庭穴（胃经）、阴谷穴（肾经），治腹胀满不得息；配内关穴（心包经）、神门穴（心经），治多梦；配隐白穴（脾经），治梦魇不宁。

足太阳膀胱经

　　足太阳膀胱经共有67个穴位，分布左右，其中49穴分布于头面部、项部和背腰部之督脉的两侧，余18穴则分布于下肢后面的正中线上及足的外侧部。从内眼角开始（睛明），上行额部（攒竹、眉冲、曲差，会神庭、头临泣），交会于头顶（五处、承光、通天，会百会）。直行本脉从头顶部分别向后行至枕骨处，进入颅腔，络脑，回出分别下行到项部，一支下行交会于大椎穴，沿脊柱两旁，到达腰部，进入脊柱两旁的肌肉，深入体腔，络肾，属膀胱。另一支从腰中分出，夹脊旁，过臀部，进入腘窝。背部另一支脉从肩胛内侧下行，过髋关节，到小趾。《黄帝内经·灵枢·经脉》是这样描述足太阳膀胱经的循行路线的："膀胱足太阳之脉，起于目内眦，上额交巅；其支者，从巅至耳上角；其直者，从巅入络脑，还出别下项，循肩髆内，挟脊抵腰中，入循膂，络肾属膀胱；其支者，从腰中下挟脊贯臀，入腘中；其支者，从髆内左右，别下，贯胛，挟脊内，过髀枢，循髀外，从后廉下合腘中，以下贯踹内，出外踝之后，循京骨，至小指（趾）外侧。"（见图71）

　　膀胱是储存尿液的肌性囊状器官，中医认为膀胱是藏津液、盛溺水之腑。膀胱与肾相表里，膀胱的贮尿和排尿功能，全赖于肾的固摄和气化功能。可以说，膀胱是人体排毒的一个重要器官，通过刺激膀胱经，可以促进全身的血液循环和新陈代谢，把人体的废物从尿液中排出去。

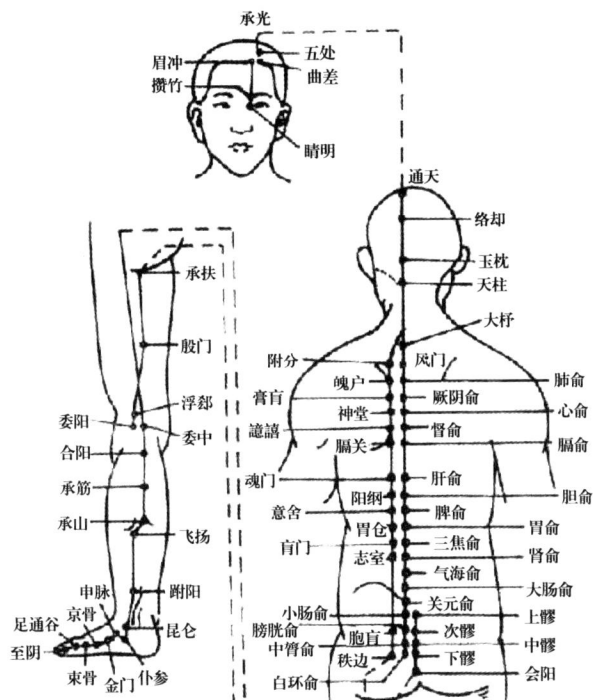

图 71

足太阳膀胱经是人体穴位最多的经络，达到 67 个，而且主要分布在人体的后部——后背和腿后侧。它的作用主要有三个方面：一是排毒，能使体内有害物质随着尿液排出；二是提高呼吸功能，对于自身免疫力比较差，肺部、支气管、鼻腔等部位受到感染后引起的呼吸不畅有很好的治疗效果；三是调节生殖系统，膀胱经能够参与人体生殖系统，对于男性阳痿早泄、遗精、滑精等都有很好的治疗效果。总之，膀胱经内连脏腑，外络肢节，掌管人体最大的排毒通道，它也是身体抵御外界风寒的重要屏障。经常按摩刺激膀胱经，可以促进全身的血液循环和新陈代谢，把堆积在人体内的毒素排出去，治疗头面五官病，项背、腰、下肢的疾病以及神志疾病。打通膀胱经对保证人体健康，特别是老年人健康至关重要。因为人到老年，阳气渐弱，容易遭受各种邪寒之气的侵扰。

通过按摩打通膀胱经，让更多的气血流入这条经络，调动肾气支持完成御寒、排毒，从而达到改善五脏六腑功能、提高机体免疫力、防止衰老的目的。

足太阳膀胱经穴位的运行顺序是：睛明→攒竹→眉冲→曲差→五处→承光→通天→络却→玉枕→天柱→大杼→风门→肺俞→厥阴俞→心俞→督俞→膈俞→肝俞→胆俞→脾俞→胃俞→三焦俞→肾俞→气海俞→大肠俞→关元俞→小肠俞→膀胱俞→中膂俞→白环俞→上髎→次髎→中髎→下髎→会阳→承扶→殷门→浮郄→委阳→委中→附分→魄户→膏肓→神堂→譩譆→膈关→魂门→阳纲→意舍→胃仓→肓门→志室→胞肓→秩边→合阳→承筋→承山→飞扬→跗阳→昆仑→仆参→申脉→金门→京骨→束骨→足通谷→至阴。

分述如下。

睛明穴——明目除浊·视物不明 ★

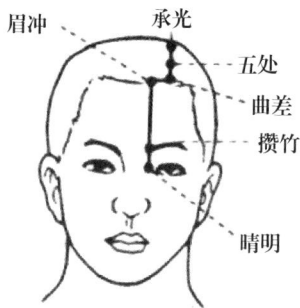

图72

睛明穴位于目内眦上方，眶内侧壁凹陷处（见图72）。

睛明穴，出自《针灸甲乙经》。睛，指穴位所在的部位及穴内气血的主要作用对象为眼睛；明，光明的意思。睛明的意思是指眼睛接受膀胱经的气血而变得明亮清澈，故名。

睛明穴的主要作用是祛风清热，明目除浊。《针灸大成》载，睛明穴主治"目远视不明，恶风泪出"。现代临床主治目赤肿痛、流泪、视物不明、目眩、近视、夜盲、色盲、干眼症等目疾。睛明穴也用于消除黑眼圈、眼部减压，还可缓解肩颈肌肉僵硬，预防头痛，提神醒脑等。

晴明穴是治疗眼部疾病常用的穴位之一，尤其对于经常用眼的人士来讲，只要简单地用双手拇指按摩一两分钟，就可以明显地缓解眼部疲劳。对于学生而言，更是不可多得的预防近视的穴位之一。

晴明穴配合谷穴（大肠经）、四白穴（胃经）、光明穴（胆经），治目生翳膜；配头维穴（胃经）、临泣穴（胆经）、风池穴（胆经），治迎风流泪；配攒竹穴（膀胱经）、丝竹空穴（三焦经）、合谷穴（大肠经），治赤眼肿痛。

攒竹穴——散风清热·目赤肿痛

攒竹穴位于面部，当眉头陷中，眶上切迹处（见图72）。

攒竹穴，出自《针灸甲乙经》。攒，聚集；竹，喻眉毛。穴在眉头，眉似聚集之竹，故名。

攒竹穴的主要功能是散风清热，明目利窍，止痉通络。《针灸甲乙经》指山，攒竹穴主治"风头痛，鼻衄鼽，眉头痛，善噫"等症。现代常用于治疗近视、泪囊炎、面肌痉挛。攒竹穴是保护眼睛的一个重要穴位，经常按摩攒竹穴大有益处。按摩时曲肘置于桌上，以两手拇指的指端置于眉头下缘攒竹穴上，逐渐用力向穴位上方顶压，待穴位周围至眼区有酸胀的感觉时，再按压穴位1分钟左右松开即可，如此反复按压4~6次。

攒竹穴配风池穴（胆经）、合谷穴（大肠经），治目赤肿痛、流泪；配列缺穴（肺经）、颊车穴（胃经），缓解面瘫、面肌痉挛；配阳白穴（胆经），治口眼歪斜、眼睑下垂。

眉冲穴——镇痉宁神·头痛鼻塞

眉冲穴位于头部，当攒竹直上入发际0.5寸，神庭与曲差连线之间（见图72）。

眉冲穴，出自《脉经》。眉，眉头，眉毛；冲，冲射。眉冲意指膀胱经经气从眉头直冲向上至本穴，故名。

眉冲穴的主要作用是明目利窍、散风清热、镇痉宁神。《针灸大成》认为，眉冲穴治"头痛鼻塞"。现代临床主治病症包括头痛、眩晕、目赤、鼻塞、癫痫、目视不明等。在日常生活中，经常按揉眉冲穴还可以开通神窍、安宁心绪、调理头部疾病。如果遇到鼻子不通或者头疼、晕眩，可以用手按揉眉冲穴，促进气血流通，缓解不适。按摩时，用拇指的指尖掐揉或按揉眉冲穴2~3分钟即可。

眉冲穴配睛明穴（膀胱经），治目赤肿痛；配百会穴（督脉）、中脘穴（任脉）、丰隆穴（胃经）、阴陵泉穴（脾经），治眩晕；配风门穴（膀胱经）、风府穴（督脉）、迎香穴（大肠经）、合谷穴（大肠经）、列缺穴（肺经），治风寒鼻塞、涕多清稀、头胀痛。

曲差穴——通窍明目·头痛眩晕

曲差穴位于头部，前发际正中直上0.5寸，旁开1.5寸（见图72）。

曲差穴，出自《针灸甲乙经》。曲，曲折；差，同"岔"，岔开。膀胱经脉直上抵眉冲由此向外曲折、岔开，故名。

曲差穴的作用主要是通窍明目、清热降浊。《针灸甲乙经》载，曲差穴治"头痛身热，鼻室，喘息不利，烦满"。现代主治病症包括头痛、眩晕、鼻塞、咳喘等。经常按摩曲差穴，可以调理鼻炎、鼻塞等各种鼻部的病症。按摩时，可用食指的指腹按压曲差穴，注意力度不用过大，适中就好，每次按压1~3分钟即可。

曲差穴配养老穴（小肠经）、合谷穴（大肠经），治目视不明；配百会穴（督脉）、囟会穴（督脉）、气海穴（任脉），治头痛；配合谷穴（大肠经），治头痛、鼻塞。

五处穴——清头泻热·头痛目眩

五处穴位于头部，当前发际正中直上1寸，旁开1.5寸（见图72）。

五处穴，出自《针灸甲乙经》。处，处所。因本穴位居足太阳膀胱经起始第五个穴位处，故名。

五处穴的主要作用是清头泻热，祛风明目，醒脑安神。《针灸大成》载，五处穴治"头风热，目眩"。现代主治头痛目眩、目视不明等病症。按摩此穴，可以缓解头痛、目眩、目视不明、癫痫、三叉神经痛等疾病。按摩这个穴位，还能较为迅速地缓解小儿惊风。

五处穴配风池穴（胆经），治目视不明；配前顶穴（督脉）、印堂穴（督脉）、神门穴（心经）、涌泉穴（肾经）、囟会穴（督脉），治小儿惊风。

承光穴——清热明目·视物模糊

承光穴位于头部，当前发际正中直上2.5寸，旁开1.5寸（见图72）。

承光穴，出自《针灸甲乙经》。承，承受；光，光明。因本穴主治目疾，可使眼目承受光明，故名。

承光穴的主要作用是清热明目、祛风通窍。《针灸甲乙经》载，承光穴主治"远视不明"。现代常用于治疗头痛、目眩、鼻塞、视物不清等。经常按摩承光穴，可以预防和延缓老花眼的发生。按摩时，可用拇指的指端点按或按揉穴位3~5分钟。

承光穴配睛明穴（膀胱经）、攒竹穴（膀胱经）、光明穴（胆经）、行间穴（肝经）、太冲穴（肝经），可疏肝明目，治疗由肝火旺盛引发的目痛、视物不明等病症；配肝俞穴（膀胱经）、中封穴（肝经）、治头痛；配百会穴（督脉）、强间穴（督脉），缓解烦心。

通天穴——祛风清热·鼻塞

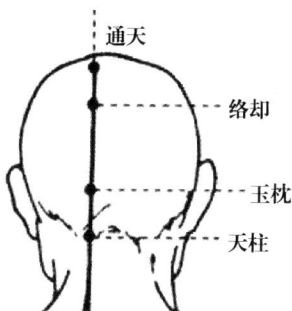

图73

通天穴位于头部，当前发际正中直上4寸，旁开1.5寸（见图73）。

通天穴，出自《针灸甲乙经》。通，通达；天，顶部。膀胱经气血由此上行大脑顶部，故名。

通天穴的主要作用是祛风清热、宣通鼻窍。《针灸甲乙经》载，通天穴主治"头项痛重"。现代常用于治疗鼻炎、鼻出血、三叉神经痛、慢性气管炎等。按摩通天穴，可以治疗鼻塞、眩晕等症。

通天穴配风池穴（胆经），治眩晕；配迎香穴（大肠经）、合谷穴（大肠经），治鼻疾。

络却穴——疏风醒脑·眩晕

络却穴位于头部，当前发际正中直上5.5寸，旁开1.5寸（见图73）。

络却穴，出自《针灸甲乙经》。络，联络；却，还却，还出。此穴在督脉百会穴后旁开1.5寸，正位于足太阳经脉"从巅入络脑，还出"之处，既有聚集头部气血的作用，同时又拒绝接受外部的阳热之气，故名。

络却穴的主要作用是疏风醒脑、安神定志。《针灸大成》载，络却穴主治"头旋耳鸣"。现代主要用于治疗头痛、眩晕、面神经麻痹、近视眼、鼻炎、甲状腺肿、枕肌和斜方肌痉挛。按摩络却穴，可以缓解和调理中老年人由血压异常或睡眠不足造成的头晕、耳鸣、眼花、昏沉。

络却穴配率谷穴（胆经）、列缺穴（肺经），治头痛；配风池穴（胆经），治头晕；配睛明穴（膀胱经）、风池穴（胆经）、光明穴（胆经），治风热上火造成的目视不明。

玉枕穴——疏风清头·脱发 ★★

玉枕穴位于后发际正中直上2.5寸，旁开1.3寸，约平枕外隆凸上缘的凹陷处（见图73）。

玉枕穴，出自《针灸甲乙经》。玉，温润之物；枕，指枕骨。此穴位于枕骨之处，又主治失枕之病，故名。

玉枕穴的主要作用是疏风清头、通经活络，可治疗头痛、目眩、目痛、鼻塞、癫痫等。《针灸甲乙经》认为，玉枕穴主治"头眩目痛"。现代常用于治疗脱发，以及头痛、目眩、视神经炎、青光眼等症。

生发固发，常按玉枕。中医认为，玉枕穴具有清热明目、通经安神、升清降浊的功效。经常按摩刺激玉枕穴可以起到非常好的生发、固发功效，对于防治各种原因引起的谢顶、脱发有着不错的效果。平时我们多按摩刺激玉枕穴，可以强化毛发的气血运行，不但能够防止头发的掉落，还有利于新发生成。按摩玉枕穴，可用双手食指点按，也可两手交叉握后，用掌腹按摩，或用双手握虚拳叩击，按摩次数可自己掌握，一般在50~100下为宜。另外一个按摩办法是用五指梳头，就是将五指分开，像一把梳子一样从前到后梳理头发。顺序是从前额梳理到后脑勺，梳理时用指腹进行，力度轻柔，头皮受到轻微刺激即可，每次梳理50下左右，以头皮有酸胀感为宜。

玉枕穴配大杼穴（膀胱经）、合谷穴（大肠经），治头痛、鼻塞、恶风；配阳白穴（胆经），治目痛；配大椎穴（督脉），治头项痛。

天柱穴——清头明目·颈椎酸痛

天柱穴位于后发际正中旁开1.3寸处，颈脖突起斜方肌外侧凹处，后发际正中旁开约2厘米（见图73）。

天柱穴，出自《黄帝内经·灵枢·本输》。天，指穴内气血作用于人的头颈天部；柱，支柱。人体以头为天，颈项犹擎天之柱。此穴位于斜方肌起始部，颈椎骨（古称天柱骨）之两旁，故名。

天柱穴的主要作用是清头明目、强壮筋骨。《针灸大成》指出，天柱穴主治"项强不可回顾"。现代主要用于治疗颈椎酸痛、睡扭了脖子（落枕）、五十肩、肩背病，以及头痛、项强、鼻塞、目眩、热病等。此外，按摩天柱穴对于治疗高血压、提神醒脑、缓解眼睛疲劳等也有一定的效果。另外，如果宿醉难受，也可用拇指按摩天柱穴以减轻痛楚。

天柱穴配合谷穴（大肠经），治目痛；配大椎穴（督脉），治头痛项强；配囟会穴（督脉），治鼻塞不闻。

大杼穴——清热强骨·肩背疼痛

大杼穴位于脊柱区，第一胸椎棘突下，后正中线旁开1.5寸处（见图74）。

大杼穴，出自《黄帝内经·灵枢·刺节真邪》。大，多；杼，古指织布的梭子。第一椎之骨称杼骨，此穴位于第一椎骨旁边，为"胸中大腧，在杼骨之端"，故名。

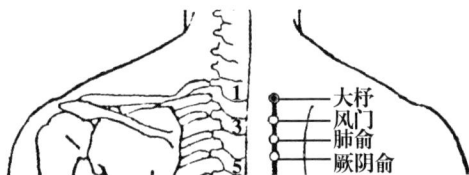

图74

大杼穴的主要作用是强筋骨、清邪热。中医认为，骨会大杼。《针灸大成》载，大杼穴治"项强不可俯仰"。现代常用于治疗头痛、感冒、咳嗽、喘息、腰背痛。采用拍打、揉按的方式刺激大杼穴，每次5~10分钟，每天2~3次，可以帮助缓解颈项痛、肩背疼痛、腰膝疼痛等问题。

大杼穴配列缺穴（肺经），治咳嗽、气喘等；配大椎穴（督脉）、后溪穴（小肠经）、委中穴（膀胱经），治颈项脊椎强痛。

风门穴——祛风止痛·感冒　★★

风门穴位于背部，从朝向大椎下的第二个凹洼（第二胸椎与第三胸椎间）的中心，左右各2厘米处（或以第二胸椎棘突下，旁开1.5寸）（见图74）。

风门穴，出自《针灸甲乙经》。风，指穴内的气血物质主要为风气；门，出入之处。穴在第二胸椎棘突下两旁，主治风疾，为风邪出入之门户，故名。

风门穴的主要功能是祛风止痛，宣肺解表。《针灸大成》载，风门穴主治"发背痈疽，身热，上气喘气，咳逆胸背痛，风劳呕吐，多嚏……伤寒头项强"等诸多病症。现代临床主治疾病为感冒、颈椎痛、肩膀酸痛等。强力按压此穴位，能增加对病毒的抵抗力。按摩时先深呼吸，在气止时用食指强力按压穴位，缓缓吐气。经6秒钟后，再慢慢地放手，以此要领重复做10次到30次。用这种治疗法几乎可治愈感冒。总体来看，按摩风门穴对于呼吸系统疾病的防治都很有效果，特别是哮喘患者长期按揉此穴位，能有效减少哮喘发作。

风门穴配风池穴（胆经）、肺俞穴（膀胱经）、身柱穴（督脉）、合谷穴（大肠经），治感冒；配二间穴（大肠经）、肺俞穴（膀胱经），治小儿伤风咳嗽；配迎香穴（大肠经）、上星穴（督脉），治鼻塞；配风府穴（督脉）、上星穴（督脉）、百会穴（督脉）、风池穴（胆经），治鼻流清涕。

肺俞穴——宣肺平喘·咳嗽气喘

肺俞穴位于背部，当第三胸椎棘突下，左右旁开2指宽处（见图74）。

肺俞穴，出自《黄帝内经·灵枢·背腧》。肺，指肺脏；俞，同"输"。肺俞意指肺脏的湿热水气由此外输膀胱经，故名。

肺俞穴是将人体肺气输送到背部的重要穴位，也是养护肺脏的重要穴位，其主要功能是宣肺平喘，理气除湿。《针灸大成》认为，灸肺俞穴可以治"寒热喘满""肺痿咳嗽"。经常刺激本穴，可以调理肺部聚集之气，解表宣肺，调补肺气。现代临床主治疾病包括咳嗽、气喘、吐血、潮热、盗汗、鼻塞等。

肺俞穴配风门穴（膀胱经），治咳嗽气喘；配合谷穴（大肠经）、迎香穴（大肠经），治鼻疾。

厥阴俞穴——宽胸理气·心绞痛

厥阴俞穴位于背部，第四胸椎棘突下方，旁开1.5寸（见图74）。

厥阴俞穴，出自《备急千金要方》。厥，通阙，古代宫殿、陵墓等的外卫建筑，用于厥阴经之名，指厥阴经气血为心血的气化之气。厥阴俞意指心室外卫心包中的干热之气由此外输膀胱经，故名。

厥阴俞穴的主要功能是宽胸理气，安心定神。《针灸大成》提出，厥阴俞穴可治"心痛，胸满呕吐"。现代用于治疗心绞痛、心肌炎、风湿性心脏病、心外膜炎、神经衰弱、肋间神经痛、胃炎、齿神经痛等。指压厥阴俞穴，可以治疗疾病性气喘，止咳，此外还能使胸部扩张，使怯弱性格者缓解紧张，降低自我束缚意识，从而增加自信，改变懦弱的性格。

厥阴俞穴配间使穴（心包经）、三阴交穴（脾经），治风湿性心脏病；配神门穴（心经）、足临泣穴（胆经），治心痛；配神门穴（心经），治失眠。

心俞穴——宁心安神·心痛心悸

心俞穴位于背部，第五胸椎棘突下，旁开1.5寸（见图75）。

心俞穴，出自《黄帝内经·灵枢·背腧》。心藏神，穴为心脏之俞，故名。

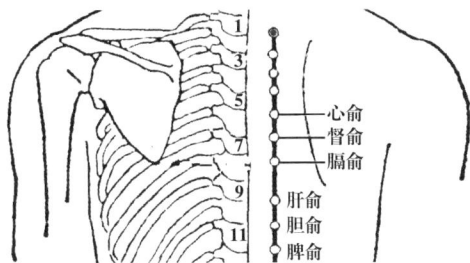

图75

心俞穴具有宁心安神、理气调血的功效。《针灸甲乙经》载，心俞穴主治"心痛循循然，与背相引而痛，胸中恎恎不得息"。现代临床主要用于治疗心痛、心悸、惊悸、咳嗽、吐血、失眠、健忘、神经症等病症。适当刺激心俞穴能有效调节心脏功能，补充心神气血，达到养护心脏的目的。

心俞穴配神门穴（心经）、三阴交穴（脾经），治失眠、心烦；配神门穴（心经）、大陵穴（心包经）、百会穴（督脉），治健忘、惊悸。

督俞穴——补阳益气·胃炎腹痛

督俞穴位于背部，第六胸椎棘突下，旁开1.5寸（见图75）。

督俞穴，出自《太平圣惠方》。督，督脉，阳气；俞，同"输"。督俞意指督脉的阳气由此输向膀胱经。本穴为膀胱经接受督脉阳气之处，故名。

督俞穴的主要作用是补阳益气，调肠理胃。《针灸大成》载，督俞穴治"寒热心痛，腹痛、雷鸣气逆"等症。现代临床常用于治疗心跳过速、心绞痛、冠心病、胃炎、乳腺炎、腹痛、气喘等病症。

督俞穴配合谷穴（大肠经）、足三里穴（胃经），主治胃痛；配膻中穴（任脉）、太冲穴（肝经）、阳陵泉穴（胆经）、中脘穴（任脉）、天枢穴（胃经），治胸胁胀痛、腹痛、腹胀。

膈俞穴——养血和营·高血压　★

膈俞穴位于背部，第七胸椎棘突下，旁开1.5寸（见图75）。

膈俞穴，出自《黄帝内经·灵枢·背腧》。膈，心之下、脾之上，膈膜；俞，同"输"。膈俞名意指膈膜中的气血物质由本穴外输膀胱经。本穴物质来自心之下、脾之上的膈膜之中，故名。

膈俞穴的作用主要是养血和营、理气宽胸、活血通脉。《类经图翼》认为，膈俞穴可治"虚损昏晕，血热妄行"。现今常用于治疗神经性呕吐、胃炎、胃溃疡、肝炎、肠炎、心动过速、哮喘、支气管炎等，能治疗鼻出血、牙龈出血、吐血、咳血等各种血症。

生血止血靠膈俞。中医有"血会膈俞"之说，认为膈俞为血之会，为一切血症之常用穴，有生血、止血作用。经常刺激按摩膈俞穴，可以散热化血，起到养血和营、理气止痛的作用，能降血压，对血糖也有调节作用，还兼具养血生血、健脾补心之力。按摩时，可将双手的大拇指指腹分别置于两侧的膈俞穴上，旋转按揉穴位3~5分钟，按揉时力度要均匀、柔和，以穴位局部有酸痛感为宜。

膈俞穴配脾俞穴（膀胱经）、足三里穴（胃经）、神门穴（心经），治心悸；配心俞穴（膀胱经）、脾俞穴（膀胱经）、三阴交穴（脾经），治健忘；配血海穴（脾经）、肝俞穴（膀胱经）、膻中穴（任脉），治眩晕。

肝俞穴——理气明目·目眩

肝俞穴位于背部，第九胸椎棘突下，旁开1.5寸（见图75）。

肝俞穴，出自《黄帝内经·灵枢·背腧》。肝，肝脏；俞，同"输"。肝俞意指肝脏的水湿风气由此外输膀胱经，故名。

肝俞穴的作用是疏肝利胆、理气明目。《针灸甲乙经》载，肝俞穴治"目上视，眩，目中循循然"。现代常用于治疗急慢性肝炎、胆囊炎、结膜炎、夜盲症、近视等。

中医认为肝藏血，精血是生命的根本，肝俞穴历来被视为肝脏的保健要穴。经常按摩刺激肝俞穴可起到调肝护肝的作用，能治疗胃肠病、胸痛、腹痛、脊背痛，以及皮肤粗糙、黄疸、老人斑，还能治疗肝病、失眠、吐血、目眩等。

肝俞穴配太冲穴（肝经），治胁肋疼痛；配肾俞穴（膀胱经）、太溪穴（肾经），治健忘、失眠；配光明穴（胆经），治目昏。

胆俞穴——疏肝利胆·口苦舌干 ★

胆俞穴位于背部，第十胸椎棘突下，旁开1.5寸（见图75）。

胆俞穴，出自《脉经》。胆，胆腑；俞，同"输"。本穴内应胆，为胆气输注之处，故名。

胆俞穴的作用主要是外散胆腑之热，疏肝利胆，养阴清热，是治胆疾的重要穴位。《针灸甲乙经》载，胆俞穴可治"胸满，呕无所出，口苦舌干，饮食不下"等症。现代临床多用以治疗肝炎、胆囊炎、胃炎、胸膜炎、淋巴结结核、肋间神经痛等。按摩胆俞穴，能治疗黄疸、口苦、呕吐、失眠等。一些老年人早上起床后，常常出现口苦舌干的现象，这主要是由胆腑郁热造成的。按摩胆俞穴，可以帮助外泄胆腑之热，有效缓解口苦舌干。

胆俞穴配上脘穴（任脉）、肝俞穴（膀胱经）、脾俞穴（膀胱经），治黄疸；配攒竹穴（膀胱经）、睛明穴（膀胱经）、肝俞穴（膀胱经）、阳纲穴（膀胱经）、风池穴（胆经）、合谷穴（大肠经），治夜盲。

脾俞穴——健脾和胃·糖尿病 ★

脾俞穴位于背部，第十一胸椎棘突下，旁开1.5寸（见图75）。

脾俞穴，出自《黄帝内经·灵枢·背腧》。脾，指脾脏；俞，同"输"，有输送之意。穴内应脾脏，为脾经经气转输之处，故名。

脾俞穴是脾脏的背腧穴，中医认为脾俞穴具有健脾和胃、利湿升清的功效。《针灸甲乙经》载，脾俞穴主治"腹中气胀引脊痛，食饮多而身羸瘦"。因此，脾俞穴主治脾的病症，尤其是消化功能减弱导致的身体虚弱。现代临床常用于治疗消化不良、腹胀、黄疸、呕吐、泄泻、痢疾、便血、水肿、背痛、糖尿病等病症。经常刺激按摩本穴可增强脾脏的运化功能，促进消化吸收，降低血液中血糖的数值，因此可用于糖尿病的治疗。

脾俞穴配章门穴（肝经），治胃痛、腹胀；配膈俞穴（膀胱经）、大椎穴（督脉），治吐血、便血；配中脘穴（任脉）、足三里穴（胃经），治呕吐。

胃俞穴——和胃健脾·腹胀呕吐　★★

胃俞穴位于背部，第十二胸椎棘突下，旁开1.5寸（见图76）。

胃俞穴，出自《脉经》。胃，胃腑；俞，同"输"。本穴名意指胃腑的湿热水气由此外输膀胱经，为胃气转输之处，故名。

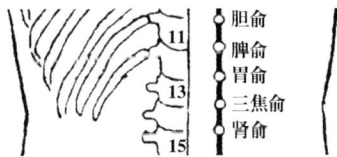

图76

胃俞穴的主要功能是和胃健脾，理中降逆。《针灸甲乙经》明确指出，胃俞穴主治"胃中寒胀，食多，身体羸瘦，腹中满而鸣"等症。现代常用于治疗胃溃疡、胃炎、胃癌、胃扩张、胃下垂、胃痉挛、肝炎、胰腺炎、肠炎、痢疾、黄疸、喘息、糖尿病、食欲不振。

护胃保胃靠胃俞。胃是人体中非常重要的一个脏腑，对于保持身体健康是非常重要的。有医者称胃为"人的第二大脑"，意思就是心情不舒畅或者脑力劳动过度，不但会影响脑部的健康，也会影响到胃。胃每天都承担着各种食物的输入，过饱或过饥、食物好坏等，都由胃直接承受。所以，胃受到伤害的概率也比较大。而胃俞穴是一个健胃、和胃的要穴，对于各种胃部疾病的防治都有不错的效果。中医认为，经常刺激按揉胃俞穴，可以起到保胃康健的作用。按揉胃俞穴还能起到松筋通络的作用，对于治疗腰肌挛痛、咳嗽、经闭、痛疽等症有着非常好的效果。经常按揉胃俞穴，能够促进气血的生成，治疗神经衰弱、进行性肌营养不良等病症。按摩胃俞穴时，可用拇指的指腹按压在胃俞穴上，点按或旋转按揉穴位3~5分钟，以穴位局部有酸胀感为度。

胃俞穴配中脘穴（任脉）、脾俞穴（膀胱经）、天枢穴（胃经）、足三里穴（胃经）、气海穴（任脉），治胃中寒；配内关穴（心包经）、膈俞穴（膀胱经）、商丘穴（脾经），治胃脘痛；配中脘穴（任脉）、肝俞穴（膀胱经）、脾俞穴（膀胱经），治腹胀；配中脘穴（任脉）、下脘穴（任脉）、足三里穴（胃经）、膈俞穴（膀胱经）、脾俞穴（膀胱经），治反胃；配中封穴（肝经）、然谷穴（肾经）、内庭穴（胃经）、厉兑穴（胃经）、隐白穴（脾经），治不思饮食。

三焦俞穴——调理三焦·肠鸣腹胀

三焦俞穴位于人体腰部，当第一腰椎棘突下，左右旁开1.5寸处（见图76）。

三焦俞穴，出自《针灸甲乙经》。三焦，三焦腑气；俞，同"输"。本穴为三焦之气输转膀胱经之处，故名。

三焦俞穴的作用主要是调理三焦、强健腰膝。《针灸大成》认为，三焦俞穴可治"脏腑积聚，胀满羸瘦，不能饮食"等病症。现代常用于治疗发烧、失眠、肾炎、腹胀、青春痘、糖尿病、遗精。按摩三焦俞穴有助于治疗肠鸣、腹胀、呕吐、腹泻、痢疾等脾胃肠腑病，以及小便不利、水肿等三焦气化不利病症，缓解腰背强痛症状。按摩时，按摩者可以用两手的拇指指腹置于两侧的三焦俞穴上，旋转按揉穴位2~3分钟，以穴位局部有酸胀感为佳。

三焦俞穴配气海穴（任脉）、足三里穴（胃经），治疗肠鸣、腹胀；配小肠俞穴（膀胱经）、下髎穴（膀胱经）、章门穴（肝经），治腹泻；配肾俞穴（膀胱经）、委中穴（膀胱经）、太溪穴（肾经）、命门穴（督脉），治腰脊强痛；配小肠俞穴（膀胱经）、阴交穴（任脉）、中极穴（任脉），治小便不利不通。

肾俞穴——温补元阳·腰膝酸痛　★

肾俞穴位于人体的腰部，当第二腰椎棘突下，左右旁开1.5寸处（见图76）。

肾俞穴，出自《黄帝内经·灵枢·背腧》。肾，肾脏；俞，同"输"。肾俞意指肾脏的寒湿水气由此外输膀胱经，故名。

肾俞穴的主要作用是温补元阳，益肾强腰。《针灸甲乙经》认为，肾俞穴治"骨寒热"。《针灸大成》载，肾俞穴主治"虚劳羸瘦，耳聋肾虚"。现代主治疾病为腰痛、肾脏病、高血压、低血压、耳鸣、精力减退等。

坚持按摩、拍打肾俞穴，可增加肾脏的血流量，改善肾功能，对治疗腰膝酸痛也有一定的效果。具体做法是，每日临睡前，坐于床边垂足解衣，闭气，舌抵上腭，目视上方，两手摩擦双肾俞穴，每次10~15分钟。每日散步时，双手握空拳，边走边击打双肾俞穴，击打30~50次。也可将双掌摩擦至热后，将掌心贴于肾俞穴，如此反复3~5分钟；或者直接用手指按揉肾俞穴，至出现酸胀感，且腰部微微发热。

肾俞穴配殷门穴（膀胱经）、委中穴（膀胱经），治腰膝酸痛；配京门穴（胆经），治遗精、阳痿、月经不调等病症。

气海俞穴——温阳散寒·腰痛痔痛　★★

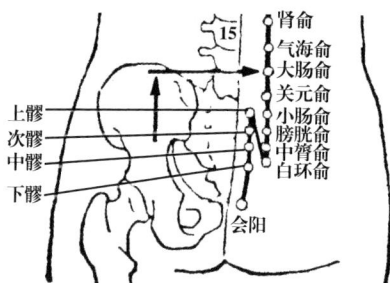

图77

气海俞穴位于人体的腰部，当第三腰椎棘突下，左右旁开1.5寸处（见图77）。

气海俞穴，出自《太平圣惠方》。气海，脐下的气海穴；俞，同"输"。本穴内应任脉气海穴，与气海穴相对，是人身元气输注之处，故名。

气海俞穴的主要作用是温阳散寒，理气活血，通络止痛。《针灸大成》载，气海俞穴治"腰痛，痔漏"。现代主要用于治疗腰痛、下肢瘫痪、肠鸣腹胀、月经不调、痛经、痔漏下血等病症。

脏气虚惫，疏通气海。气海俞穴是调理脏气虚惫的补气穴位。人体内的五脏如果出现脏气虚惫的问题，就容易导致心悸等问题。如：肺气虚，则呼吸气短；肝气虚，则视物昏花；脾气虚，则消化不良；肾气虚，则头晕目眩。经常按摩气海俞穴，可以外散腰腹内部之热，有助于提升脏气，培元固肾，增强人体抵抗力。按摩气海俞穴，可将双掌摩擦至热后，将掌心贴于气海俞穴，如此反复3~5分钟；也可双手握空拳，拍打气海俞穴，击打30~50次。

气海俞穴配足三里穴（胃经）、天枢穴（胃经），治腹胀、肠鸣；配关元穴（任脉）、委中穴（膀胱经），治腰脊强痛；配小肠俞穴（膀胱经），治二便不利。

大肠俞穴——理气降逆·便秘

大肠俞穴位于人体的腰部，当第四腰椎棘突下，左右旁开1.5寸处（见图77）。

大肠俞穴，出自《脉经》。大肠，大肠腑；俞，同"输"。大肠俞意指大肠腑中的水湿之气由此外输膀胱经，故名。

大肠俞穴的作用主要是理气降逆，调和肠胃。《备急千金要方》认为，大肠俞穴可治大小便不利。现代主要用于治疗腰腿痛及腹胀、腹泻、便秘等胃肠病症。经常刺激按摩大肠俞穴，可以促进和加快肠道的蠕动，同时可以清泻阳明热结，从而达到调和肠胃、疏调肠腑的作用。

大肠俞穴配气海俞穴（膀胱经）、足三里穴（胃经）、支沟穴（三焦经），治便秘；配小肠俞穴（膀胱经），治小便难；配中脘穴（任脉）、小肠俞穴（膀胱经）、合谷穴（大肠经），治痢疾；配至阳穴（督脉）、腰阳关穴（督脉），缓解和调理腰脊骶髂疼痛。

关元俞穴——温阳散寒·小便频数

关元俞穴位于身体骶部，当第五腰椎棘突下，左右旁开1.5寸处（见图77）。

关元俞穴，出自《太平圣惠方》。关元，脐下关元穴；俞，同"输"。

本穴内应关元穴，与关元穴相对，为人身元气输注之处，故名。

关元俞穴的作用主要是温阳散寒，调理下焦。《备急千金要方》认为，关元俞穴可治疗"小便不通、劳热石淋"等病症。现代主治肾阳虚、肾气不足造成的病症，主要包括腹胀、泄泻，腰骶痛，小便频数或不利、遗尿等。经常按摩关元俞穴，可以起到化积滞、健腰膝的作用。

关元俞穴配气海俞穴（膀胱经），治腹胀；配肾俞穴（膀胱经）、三焦俞穴（膀胱经）、气海俞穴（膀胱经）、阴谷穴（肾经），治小便不利；配肾俞穴（膀胱经）、命门穴（督脉）、秩边穴（膀胱经）、委中穴（膀胱经）、太溪穴（肾经），治肾虚腰脊强痛、下肢酸软、腿膝乏力。

小肠俞穴——清肠利湿·小腹胀痛

小肠俞穴位于骶部，横平第一骶后孔，骶正中嵴旁开1.5寸（见图77）。

小肠俞穴，出自《脉经》。小肠，小肠腑；俞，同"输"。小肠俞意指小肠腑的湿热之气由此外输膀胱经，故名。

小肠俞穴的主要作用是外散小肠腑之热，清肠利湿，通利小便，理气通络。《针灸甲乙经》载，小肠俞穴主治"少腹痛""溺难黄赤"。现代主治病症包括小腹胀痛、遗精、遗尿、疝气、腰骶疼痛、盆腔炎等。

防早泄，勤按小肠俞、大肠俞。小肠俞穴和大肠俞穴配合可以帮助改善男性早泄状况。具体做法，通过指压大肠俞穴和小肠俞穴，使腰椎和仙骨结合处产生正常的柔性，恢复它的功能。指压时，一边缓缓吐气一边强压6秒钟，如此重复10次。指压之前如果先将手搓热，则治疗早泄效果更佳。另外，早泄者平常应下意识地将肛门肌肉夹紧。镇静呼吸对治疗早泄也有效。所谓镇静呼吸是丹田用力缓缓深吸气，急吐气，如此不断重复，这种呼吸法平常应该有意识进行。

小肠俞穴配肾俞穴（膀胱经）、三阴交穴（脾经）、三焦俞穴（膀胱经）、关元穴（任脉）、曲泉穴（肝经），治泌尿系统结石；配天枢穴（胃经）、足三里穴（胃经）、上巨虚穴（胃经）、关元穴（任脉），治腹胀、痢疾、便秘。

膀胱俞穴——通利膀胱·小便不利　★

膀胱俞穴位于身体骶部，第二骶椎棘突下，旁开1.5寸，与第二骶后孔齐平（见图77）。

膀胱俞穴出自《脉经》。膀胱，膀胱腑；俞，同"输"。本穴内应膀胱，为膀胱之气转输之处，是治膀胱疾患之重要穴位，故名。

膀胱俞穴的作用主要是清热利湿，温补脾肾，舒经活络，通利膀胱，可以起到通淋利水的作用。《针灸大成》认为，膀胱俞穴"主小便赤黄，遗溺"。现代主治小便不利、遗尿等膀胱气化功能失调病症，以及腹泻、便秘、腰脊强痛等。

经常刺激按摩本穴可以利尿、通小便，适用于小便不利、遗尿、泄泻、便秘、腰脊强痛等症。按摩时，将拇指指腹按压在膀胱俞穴上，用力点按穴位1分钟左右。之后沿着顺时针方向按揉膀胱俞穴2分钟，再沿着逆时针方向按揉膀胱俞穴2分钟即可。

膀胱俞穴配阴谷穴（肾经）、太溪穴（肾经）、肾俞穴（膀胱经），治小便赤黄；配三阴交穴（脾经）、肾俞穴（膀胱经）、三焦俞穴（膀胱经），治遗尿；配肾俞穴（膀胱经）、委中穴（膀胱经）、涌泉穴（肾经），治腰脊强痛。

中膂俞穴——益肾温阳·坐骨神经痛

中膂俞穴位于身体骶部，骶正中嵴旁开1.5寸，与第三骶后孔齐平（见图77）。

中膂俞穴，出自《针灸甲乙经》。中，中间；膂，指夹脊肌肉；俞，同"输"。穴在脊椎两旁隆起之肌肉中，故名。

中膂俞穴的主要作用是益肾温阳、益气壮阳、调理下焦，外散脊骨之热。《针灸甲乙经》载，中膂俞穴主治"腰痛，不可俯仰"。现代主治病症包括腹泻、疝气、痢疾、坐骨神经痛、腰骶痛等。

中膂俞穴配大敦穴（肝经），治疝气；配合谷穴（大肠经）、足三里穴（胃经），治痢疾；配小肠俞穴（膀胱经）、白环俞穴（膀胱经），治腰脊强痛。

白环俞穴——益肾固精·腰脊痛

白环俞穴位于身体骶部，横平第四骶后孔，骶正中嵴旁开1.5寸（见图77）。

白环俞穴，出自《针灸甲乙经》。白，白色；环，绕行；俞，同"输"。本穴主治妇人白带，男子遗精白浊，脉气从腰中下挟背旋绕向上至八髎穴，行进如环，故名。

白环俞穴的主要作用是益肾固精、调理经带。《针灸大成》载，白环俞穴主治"手足不仁，腰脊痛，疝痛，大小便不利"等症。现代主要用于治疗腰部疼痛、疝气、遗精、白带、月经不调等病症。

白环俞穴配中极穴（任脉）、膀胱俞穴（膀胱经），治小便不利、遗尿；配肾俞穴（膀胱经）、志室穴（膀胱经）、关元穴（任脉），治遗精；配肾俞穴（膀胱经）、次髎穴（膀胱经），治腰骶疼痛。

上髎穴——健脾除湿·大小便不利

上髎穴位于身体骶部，当髂后上棘与中线之间，适对第一骶后孔处（见图77）。

上髎穴，出自《针灸甲乙经》。上，指本穴相对于次髎穴、中髎穴、下髎穴三穴而言为上；髎，指髎骨，即骶骨。本穴在骶骨第一孔中，居上，故名。

上髎穴的作用主要是疏导水液，健脾除湿，可以调理下焦，通经活络。《铜人腧穴针灸图经》载，上髎穴主治"腰膝冷痛，呕逆，鼻衄，寒热疟，妇人绝嗣，阴挺出不禁"等症。现代主治大小便不利、月经不调、遗精、阳痿、阴挺、带下、腰骶疼痛、下肢痿痹等病症。

上髎穴配肾俞穴（膀胱经）、三阴交穴（脾经）、关元穴（任脉），治肾虚造成的月经不调；配中极穴（任脉）、肾俞穴（膀胱经）、关元穴（任脉）、命门穴（督脉）、百会穴（督脉），治肾精不足造成的阳痿、遗精；配中髎穴（膀胱经）、次髎穴（膀胱经）、下髎穴（膀胱经）、命门穴（督脉）、委中穴（膀胱经），治腰痛。

次髎穴——调经止带·月经不调

次髎穴位于身体骶部，当髂后上棘与中线之间，适对第二骶后孔处（见图77）。

次髎穴，出自《针灸甲乙经》。次，其次，第二；髎，指髎骨，即骶骨。穴在骶骨第二孔中，与上髎穴相对为次，故名。

次髎穴的作用主要是健脾除湿，调经止带。《针灸甲乙经》载，次髎穴主治"女子赤白沥，心下积胀"。现代主要用于治疗腰痛、疝气、月经不调、痛经、遗精、小便不利、下肢痿痹，以及坐骨神经痛、盆腔炎等多种病症，并可用于催产、引产等。

次髎穴配血海穴（脾经），治痛经；配三阴交穴（脾经）、中极穴（任脉）、肾俞穴（膀胱经），治遗尿。

中髎穴——清热通便·便秘

中髎穴位于身体骶部，当髂后上棘与中线之间，适对第三骶后孔处（见图77）。

中髎穴，出自《针灸甲乙经》。中，中部；髎，指髎骨，即骶骨。本穴在骶骨第三孔中，居中，故名中髎。

中髎穴的作用是补肾益精，清热通便。《针灸甲乙经》载，"小肠胀者，中髎主之"。现代主治腰痛（腰骶痛）、便秘、泄泻、月经不调、带下、小便不利等病症。如有便秘症状，可通过按摩中髎穴加以缓解。

中髎穴配足三里穴（胃经），治便秘；配殷门穴（膀胱经）、承山穴（膀胱经），治腰痛、下肢瘫痪；配关元俞穴（膀胱经）、三阴交穴（脾经），治月经不调、赤白带下；配合谷穴（大肠经）、足三里穴（胃经），治便秘、腹胀；配中极穴（任脉）、曲骨穴（任脉），治小便不利。

下髎穴——补肾益气·腰痛腹痛

下髎穴位于身体骶部，当中髎下内方，适对第四骶后孔处（见图77）。

下髎穴，出自《针灸甲乙经》。下，下方，与上三髎穴相对所处为下；髎，指髎骨，即骶骨。本穴在骶骨第四孔中，居下，故名。

下髎穴的作用主要是补肾益气，调理胃肠。《针灸甲乙经》载，下髎穴治"肠鸣泄注"等症。现代主要用于治疗腰痛、腹痛、便秘、月经不调、赤白带下、疝痛、阴痒、小便不利、腰骶痛等，还可用于治疗子宫内膜炎、盆腔炎、下肢瘫痪等。

下髎穴配气海穴（任脉），治腹痛；配筑宾穴（肾经）、太溪穴（肾经），治痛经；配风市穴（胆经）、昆仑穴（膀胱经），治腰痛、下肢痿痹；配足三里穴（胃经）、天枢穴（胃经），治泄泻。

上髎、次髎、中髎、下髎四穴的主治病症基本相同，其功用主要为通行水液，清热除湿，在治病取穴时当按不同情形对症取穴。四穴中，以上髎穴调节的经水量最大，主要用于体表大寒或体内大热之症，而下髎穴调节的经水量最小，主要用于体表微寒或体内微热之症。其他几个穴位使用时，可以依此类推。

会阳穴——补阳益气·痢疾

会阳穴位于身体骶部，尾骨端旁开0.5寸处（见图78）。

会阳穴，出自《针灸甲乙经》。会，会合、交会；阳，阳气。本穴为足太阳经与督脉两条阳经交会穴，并与会阴穴相对应，故名。

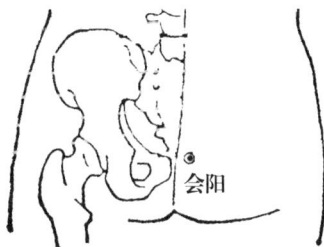

图78

会阳穴的功能主要是温阳驱寒，调理下焦，能起到清热利湿、理气升阳的作用。《针灸甲乙经》载，会阳穴治"肠中有寒，泄注，肠澼便血"等症。现代主治病症包括泄泻、阳痿、痔疮、便血、痢疾、带下等，多用于治疗坐骨神经痛、淋病等。

会阳穴配承山穴（膀胱经），治痔疾；配百会穴（督脉）、长强穴（督脉），治痔疮、脱肛；配曲池穴（大肠经）、血海穴（脾经），治瘙痒、阴部皮炎。

承扶穴——通便消痔·痔疮

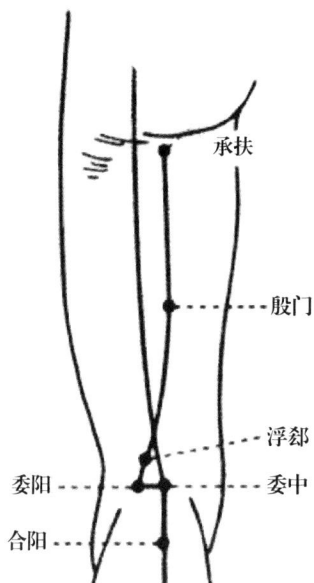

图79

承扶穴位于大腿后面，臀部横纹线的中点（见图79）。

承扶穴，出自《针灸甲乙经》。承，承担、承托；扶，扶助。此穴在臀下横纹正中，有承受上身而扶持下肢之用，故名。

承扶穴的主要作用是通便消痔、舒筋活络。《针灸大成》载，承扶穴主治"腰脊相引如解，久痔尻臀肿"。现代常用于治疗腰背痛、痔疮、坐骨神经痛、小儿麻痹后遗症、便秘、尿潴留、臀部炎症等。按摩承扶穴对缓解大腿内侧到阴部的疼痛与僵硬、肌纤维损伤、持续长久的痔、排便或排尿困难等有效果。

承扶穴配飞扬穴（膀胱经）、委中穴（膀胱经），治痔疾；配殷门穴（膀胱经）、环跳穴（胆经）、昆仑穴（膀胱经）、白环俞穴（膀胱经），治股难伸屈；配白环俞穴（膀胱经）、大肠俞穴（膀胱经），治大便难、小便不利。

殷门穴——舒筋通络·腰肌劳损

殷门穴位于大腿后面，股二头肌与半腱肌之间，承扶穴下6寸处（见图79）。

殷门穴，出自《针灸甲乙经》。殷，殷实，盛大，富足；门，出入之处。此穴在承扶下6寸处，此处肌肉丰盛、阔大，为膀胱经脉气重要之出入处，故名。

殷门穴的作用主要是舒筋通络、强膝壮腰。《针灸甲乙经》载，殷门穴治"腰痛得俯不得仰"。现代主治病症包括腰脊疼痛、腰部扭挫伤、坐骨神经痛、腰肌劳损、急性腰扭伤、股部炎症、下肢麻痹等。

殷门穴配大肠俞穴（膀胱经），治腰痛；配肾俞穴（膀胱经）、委中穴（膀胱经），治腰脊疼痛；配风市穴（胆经）、足三里穴（胃经），治下肢痿痹。

浮郄穴——泻热通腑·便秘

浮郄穴位于大腿后面膝后区，腘横纹上1寸，股二头肌腱的内侧缘（见图79）。

浮郄穴，出自《针灸甲乙经》。浮，上浮；郄，孔隙。浮郄意指膀胱经经气至殷门穴又浮折向上，如从孔隙中上行一般，故名。

浮郄穴的作用主要是泻热通腑，养血安神。《备急千金要方》载，浮郄穴治"少腹热，大便坚"。现代主治病症包括急性胃肠炎、便秘、麻木、股腘部疼痛、下肢麻痹等。

浮郄穴配承山穴（膀胱经），治下肢痿痹；配尺泽穴（肺经）、上巨虚穴（胃经），治急性胃肠炎；配承山穴（膀胱经）、昆仑穴（膀胱经），治臀股麻木、小腿挛急。

委阳穴——益气补阳·腰脊强痛

委阳穴位于大腿后面，腘横纹外侧端，当股二头肌腱的内侧（见图79）。

委阳穴，出自《黄帝内经·灵枢·本输》。委，堆积；阳，阳气。委阳意指膀胱经的阳气在此聚集，故名。

委阳穴的作用主要是益气补阳、通利三焦、舒筋活络。《针灸甲乙经》载，委阳穴治"腰痛引腹，不得俯仰"。现代常用于治疗腰脊强痛、腹满、水肿、小便不利、腿足挛痛、腓肠肌痉挛等病症。

委阳穴配三焦俞穴（膀胱经）、肾俞穴（膀胱经），治小便不利；配殷门穴（膀胱经）、太白穴（脾经），治腰痛不可俯仰。

委中穴——清热凉血·坐骨神经痛　★★★

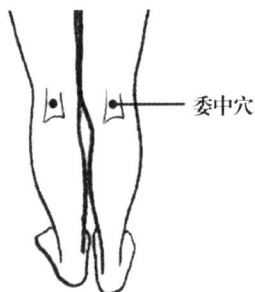

图80

委中穴位于大腿后面，腘横纹中点，股二头肌肌腱与半腱肌肌腱中间，即腘窝中央（见图80）。

委中穴，出自《黄帝内经·灵枢·本输》。委，堆积；中，中间部位。委中意指膀胱经气血在膝部中央呈聚集之状，故名。

委中穴的作用比较广泛，包括清热凉血、舒筋通络、祛除风湿、泻热清暑、凉血解毒等多方面作用。《针灸甲乙经》

载，委中穴可治"筋急身热，少腹坚肿时满，小便难，尻骨寒，髀枢痛"等诸多病症。现代常用于治疗脑卒中后遗症、癫痫、腰背痛、坐骨神经痛、风湿性关节炎、肠炎、腹痛、遗尿、尿潴留、痔疮、湿疹、疟疾。

腰背委中求。委中穴是针灸四大要穴之一，足太阳膀胱经之合穴，为少气多血之经，是刺血较为理想的穴位。我国民间流传的"腰背委中求"之语出自《四总穴歌》，最早收录于明代针灸学家徐凤编著的《针灸大全》一书。经常按摩刺激委中穴，可以起到舒筋活络、通痹止痛、养血泻热的功效，对治疗腰酸背痛有较好的效果。老年人时常腰腿疼痛，可以多多按摩一下这个穴位。每天坚持按摩，能够改善小便不利、腰腿疼痛、遗尿等症状。具体方法是，正坐，用双手拇指按压委中穴，两腿各按50次，站起来以后，就能感觉到双腿比较轻松了。也可以在站立的情况下，借助按摩锤对穴位进行敲打，每次3~5分钟就可以了。

委中穴配委阳穴（膀胱经），治筋急身热；配下廉穴（大肠经），治风湿痹；配前谷穴（小肠经），治小便五色；配复溜穴（肾经），治腰背痛楚。

附分穴——舒筋活络·颈项强痛

附分穴位于人体背部，当第二胸椎棘突下，旁开3寸（见图81）。

附分穴，出自《针灸甲乙经》。附，随带、附带；分，分开、分出。附分意指膀胱经的气血物质在此形成

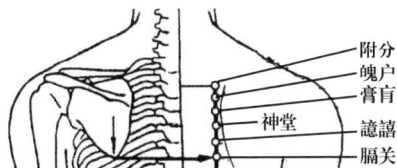

图81

一条经脉的附属分支，故名。

附分穴为手、足太阳经之交会穴，其主要作用是舒筋活络、疏风散邪。《针灸大成》载，附分穴主治"肘不仁，肩背拘急，风冷客于腠理，颈项不得回顾"等病症。现代用于治疗颈椎病、颈部肌肉痉挛、肋间神经痛、肺炎、感冒。平时坚持对附分穴进行按摩和刺激，可以对颈椎起到养护作用，缓解颈项强痛、肘臂麻木、肩背拘紧、颈椎病、颈部肌肉痉挛等不适。按摩时，可用拇指指腹按压穴位，按压时一边缓缓吐气，一边强压穴位6秒，然后松开休息，反复15~20次。

附分穴配大椎穴（督脉）、风池穴（胆经）、后溪穴（小肠经），治疗颈项强痛；配大椎穴（督脉）、肩髃穴（大肠经），治疗肩背拘急疼痛；配风府穴（督脉）、风池穴（胆经）、大椎穴（督脉）、曲池穴（大肠经），治感冒。

魄户穴——宣肺止咳·支气管炎

魄户穴，位于人体背部，当第三胸椎棘突下，旁开3寸（见图81）。

魄户穴，出自《针灸甲乙经》。魄，肺之精；户，出入的门户。此穴在肺俞两旁，为肺气的门户，出入的气血为来自肺脏的阳热之气，属于肺之精气，因肺藏魄，故名。

魄户穴的作用主要是宣肺止咳，清理虚热，舒筋活络。《针灸大成》载，魄户穴可治"背膊痛，虚劳肺痿"等症。现代常用于治疗感冒、支气管炎、哮喘、肺结核、胸膜炎、肋间神经痛、肩背上臂部疼痛或麻木。

魄户穴配天突穴（任脉）、膻中穴（任脉），治喘咳；配气舍穴（胃经）、譩譆穴（膀胱经），治咳逆上气。

膏肓穴——补虚益损·虚损性疾病　★★★

膏肓穴，又称膏肓俞穴，位于人体背部，当第四胸椎棘突下，旁开3寸（见图82）。

膏肓穴，出自唐代药王孙思邈所著《备急千金要方·杂病论》。膏，膏脂、油脂，指心之下；肓，心脏与膈膜之间。膏肓俞意指膜中的脂类物质由此外输膀胱经。穴外输膀胱经的气血物质为心脏与膈膜之间的膏脂（此膏脂由五谷精微所化），故名。

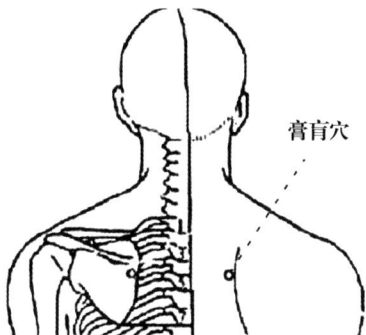

膏肓穴

图82

膏肓穴的作用主要是养阴润肺，益气健脾，补虚益损。《备急千金要方》有言，"膏肓俞，无所不治"。现代所治病症主要有咳嗽、气喘、健忘、遗精、完谷不化、肺结核、支气管炎、肩膀肌肉僵硬与酸痛等。

现在，每当形容一个人病无可治时，我们常会用到一个词：病入膏肓。"病入膏肓"源于《左传》中的一个典故。晋景公患了病，派人到秦国求医，秦国派一位名叫医缓的医生前去替他诊疗。医缓尚未抵达时，景公做了个梦。梦中他的病变成了两个小儿，一个说："那人是名医，会伤害我们，往哪里逃呢？"另一个说："我们在膈之上，心之下，膏肓之处，艾灸、针刺和药力都难抵达，他怎能奈何得了我们呢？"医缓到来后，经过诊断，为难地对景公说："病在膈之上，心之下，已入膏肓，不能采取攻伐的方法，药物也无济于事，无法治了。"后来晋景公果然不治而亡。于是后人常用"病入膏肓"来指代病重难治。

但可能大多数人都不知道，膏肓穴其实是中医养生的重要穴位。唐代药王孙思邈通过艾灸养生高寿102岁，"视听不衰，神采奕奕"。他曾在《备急千金要方》中说，膏肓穴"无所不治，主羸瘦虚损，梦中失精，上气咳逆，狂惑忘误"。中医认为，人体全身的病，统统与膏肓相关。所以，中医典籍中也曾有"运动膏肓除百疾"的说法。比如，得了支气管炎、支气管哮喘等慢性疾病，且因久病不愈变得体弱消瘦时，身体气血阴阳均已受损，最适宜取膏肓穴施灸治疗，起到扶阳固卫、济阴安营、调和全身气血的作用，从而使身体恢复强壮。经常刺激膏肓穴可以补虚益损、调理肺气、宣通阳气，对于心气不足、心火上扰导致的癫狂、健忘、遗精等病症也具有极好的治疗效果。同时对于各种原因所致的羸瘦虚损，也有着不错的疗效。

中医理论认为，人体背部有主一身阳气的督脉和贯穿全身的足太阳膀胱经。因此，背宜常暖，历代医家在背部施行的擦背、捶背、刮痧、捏脊、拔火罐等多种保健养生方法，都有一定的功效。背部除膏肓穴外，还有大椎、身柱、风门、肺俞等重要穴位。每次选用其中的2~3个施行保健灸（用艾条温和灸10~20分钟），隔天一次，坚持进行，能防治感冒、咳喘等多种病症，对维护心肺功能、提高抗病能力及促进健康长寿，十分有益。如果不方便施行艾灸，也可采用一简易方法保健，就是每晚沐浴后，用电吹风（中档）对膏肓穴暖风吹3分钟左右，可起到相应的保健作用。

膏肓穴配足三里穴（胃经）、涌泉穴（肾经），治杂病；配尺泽穴（肺经）、肺俞穴（膀胱经），治喘咳；配肺俞穴（膀胱经），治久咳；配肩井穴（胆经），治肩背痛。

神堂穴——宽胸理气·胸腹胀满

神堂穴位于人体背部，当第五胸椎棘突下，旁开3寸（见图81）。

神堂穴，出自《针灸甲乙经》。神，心神，心气；堂，古指宫室的前面部分，前为堂、后为室，堂为阳、室为阴。本穴名意指心室的阳热之气由此外输膀胱经，因心藏神，主治心疾，故名。

神堂穴的主要作用是宽胸理气，宁心安神。《针灸甲乙经》载，神堂穴主治"肩痛胸腹满，凄厥，脊背急强"等症。现代主治病症包括脊骨疼痛、胸闷、胸腹胀满、咳嗽、气喘等。

神堂穴配膻中穴（任脉），治胸闷；配内关穴（心包经）、神门穴（心经），治神经衰弱、精神分裂。

譩譆穴——宣肺理气·咳逆上气

譩譆穴，位于人体背部，当第六胸椎棘突下，旁开3寸（见图81）。

譩譆穴，出自《黄帝内经·素问·骨空论》。譩譆，指叹息声。压按本穴病者呼出之声常为譩譆声，故以为名。

譩譆穴的作用主要是宣肺理气，通络止痛。《针灸大成》认为，譩譆穴可治"大风汗不出，劳损不得卧，温疟寒疟，背闷气满，腹胀气眩，胸中痛引腰背"等多种疾病。现代主要用于治疗肋间神经痛、感冒、心包炎、哮喘、疟疾、腰背肌痉挛等。

譩譆穴配大椎穴（督脉）、肩外俞穴（小肠经），治肩背痛；配气舍穴（胃经）、魄户穴（膀胱经），治咳逆上气；配天牖穴（三焦经）、照海穴（肾经），治目痛；配足三里穴（胃经），治腹满。

膈关穴——宽胸理气·胸闷嗳气

膈关穴位于人体背部，当第七胸椎棘突下，旁开3寸（见图81）。

膈关穴，出自《针灸甲乙经》。膈，心之下、脾之上；关，关卡。本穴在膈俞穴旁，内应横膈，主治横膈疾患，故名。

膈关穴的作用主要是宽胸理气，和胃降逆。《针灸甲乙经》载，膈关穴治"背痛恶寒，脊强俯仰难，食不下"等症。现代主治病症包括胸闷、嗳气、呕吐、呃逆、噎膈、脊背疼痛及肋间神经痛等，常用于治疗肋间神经痛、胃出血、肠炎等病症。

膈关穴配内关穴（心包经），治疗嗳气；配神道穴（督脉）、肾俞穴（膀胱经）、长强穴（督脉）、大杼穴（膀胱经）、水分穴（任脉），治背恶寒痛、脊强难俯仰。

魂门穴——疏肝理气·肋间神经痛

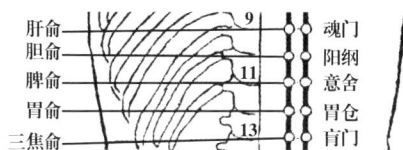

图83

肝俞 胆俞 脾俞 胃俞 三焦俞

9 11 13

魂门 阳纲 意舍 胃仓 肓门

魂门穴位于人体背部，当第九胸椎棘突下，旁开3寸（见图83）。

魂门穴，出自《针灸甲乙经》。魂，肝之神；门，出入之处。本穴在肝俞穴旁，主治肝疾。肝藏魂，肝脏的阳热风气由此外输膀胱经，故名。

魂门穴的作用主要是疏肝理气，降逆和胃。《针灸甲乙经》载，魂门穴治"胸胁胀满"。现代用于治疗肝炎、胆囊炎、胃炎、胃痉挛、消化不良、肋间神经痛、胸膜炎等病症。

魂门穴配支沟穴（三焦经）、阳陵泉穴（胆经），治胸胁痛；配中脘穴（任脉）、大肠俞穴（膀胱经）、膀胱俞穴（膀胱经），治食饮不下、腹中雷鸣、大便不节、小便黄赤；配胃俞穴（膀胱经），治胃冷食不化。

阳纲穴——疏肝利胆·消化不良

阳纲穴位于人体背部，当第十胸椎棘突下，旁开3寸（见图83）。

阳纲穴，出自《针灸甲乙经》。阳，阳气；纲，网上之总绳，抓总。此穴对于体内外输的阳气具有抓总提纲的作用，故名。

阳纲穴的作用主要是疏肝利胆、健脾化湿。《针灸甲乙经》载，阳纲穴治"食饮不下，腹中雷鸣，大便不节，小便赤黄"等病症。现今常用于治疗胃炎、消化不良、胃痉挛、肝炎、胆囊炎。

阳纲穴配天枢穴（胃经）、气海穴（任脉），治腹痛、肠鸣、泄泻；配期门穴（肝经）、少商穴（肺经）、劳宫穴（心包经），治食饮不下。

意舍穴——和胃利胆·肠炎

意舍穴位于人体背部，当第十一胸椎棘突下，旁开3寸（见图83）。

意舍穴，出自《针灸甲乙经》。意，脾之神，脾气；舍，居所。本穴在脾俞两旁，应脾，脾脏的热燥阳气由此外输膀胱经，故名。

意舍穴的作用主要是健脾化湿、和胃利胆。《针灸甲乙经》载，意舍穴主治"腹满胪胀，大便泄"。现今常用于治疗消化不良、肠炎、胃扩张、肝炎、食道狭窄、腹直肌痉挛、胸膜炎、糖尿病等。

意舍穴配章门穴（肝经）、三焦俞穴（膀胱经）、小肠俞穴（膀胱经），治肠鸣腹胀欲泻；配中府穴（肺经）、俞府穴（肾经），治呕吐。

胃仓穴——和胃健脾·胃痛腹胀 ★

胃仓穴位于人体背部，当第十二胸椎棘突下，旁开3寸（见图83）。

胃仓穴，出自《针灸甲乙经》。胃，胃腑；仓，存贮聚散之所。此穴在胃俞两旁，应胃。胃为仓廪之官，胃腑的湿热阳气由此外输膀胱经，故名。

胃仓穴的作用主要是和胃健脾，消食导滞。《针灸甲乙经》载，胃仓穴主治"胪胀水肿，食饮不下，多寒"等症。现代常用于治疗胃痉挛、胃炎、溃疡病、习惯性便秘、乳腺炎等。胃仓穴是中医调理胃痛、腹胀、便秘等问题时的常用穴，按摩刺激胃仓穴，可以起到理气和胃的作用，对缓解胃痛、腹胀有明显的作用。按摩胃仓穴，可以用指腹点按或按揉穴位，每次3~5分钟即可。

胃仓穴配足三里穴（胃经），治胃痛；配意舍穴（膀胱经）、膈关穴（膀胱经），治食饮不下。

肓门穴——理气和胃·胃溃疡

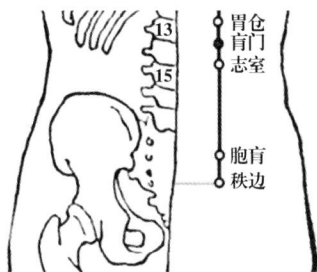

肓门穴，位于人体背部，当第一腰椎棘突下，旁开3寸（见图84）。

肓门穴，出自《针灸甲乙经》。肓，指肓膜，心下膈膜；门，出入之所。此穴与膏肓穴相对应，膏肓穴为膏脂之物的输出之处，而本穴则为膏脂之物的回落之处，

图84

故名。

育门穴的作用主要是理气和胃，清热消肿。《针灸大成》载，育门穴主治"心下痛，大便坚，妇人乳疾"等症。现代常用于治疗胃痉挛、胃炎、溃疡病、习惯性便秘、乳腺炎等。

育门穴配气海穴（任脉）、天枢穴（胃经），治便秘；配章门穴（肝经）、期门穴（肝经）、中脘穴（任脉）、合谷穴（大肠经），治上腹痛、腹胀、胁痛。

志室穴——益肾固精·腰脊强痛 ★

志室穴位于人体背部，当第二腰椎棘突下，旁开3寸（见图84）。

志室穴，出自《针灸甲乙经》。志，肾之精，肾气；室，房屋内间。此穴在肾俞两旁，因肾藏志，穴位又为肾气留住之处，故名。

志室穴的作用主要是益肾固精，清热利湿，强壮腰膝。《针灸甲乙经》载，志室穴主治"腰痛脊急，胁下满，小腹坚急"等症。现代主治病症包括耳鸣耳聋、头晕目眩、小便不利、阳痿、遗精、前列腺炎、肾炎、膀胱炎、尿道炎等。

另外，用手指按摩志室穴，不但可以去除现有的脂肪、腹部赘肉，还可以改善夫妻性生活，对治疗遗精、阳痿早泄、阴囊湿疹、腰痛都有很好的功效。

志室穴配委阳穴（膀胱经）、中髎穴（膀胱经），治小便淋沥；配中极穴（任脉）、足三里穴（胃经），治遗精；配命门穴（督脉）、肾俞穴（膀胱经）、关元穴（任脉）、三阴交穴（脾经），治阳痿；配命门穴（督脉），治腰脊急痛。

胞肓穴——通利二便·大小便不利　★

胞肓穴位于人体的臀部，平第二骶后孔，骶正中嵴旁开3寸（见图84）。

胞肓穴，出自《针灸甲乙经》。胞，指膀胱；肓，指维系膀胱之脂膜。此穴在膀胱俞穴两旁，胞宫中的膏脂之物由此外输膀胱经，且主治膀胱疾患，故名。

胞肓穴的作用主要是通利二便、补肾强腰。《针灸甲乙经》载，胞肓穴主治"腰脊痛，恶寒，少腹满坚，癃闭下重，不得小便"等多种病症。现代主要治疗泌尿生殖系统疾病，如膀胱炎、睾丸炎、尿道炎、大小便不利等。同时，对消化系统疾病，如腹胀、肠鸣、便秘等也有治疗和缓解作用，也可治疗坐骨神经痛、腰脊强痛等。

胞肓穴配委中穴（膀胱经），治腰痛；配秩边穴（膀胱经），治大小便不利。

秩边穴——清热通便·痔疮

秩边穴位于人体的臀部，平第四骶后孔，骶正中嵴旁开3寸（见图84）。

秩边穴，出自《针灸甲乙经》。秩，秩序；边，尽头。足太阳经脉背部诸穴依次排列，本穴正当背部第二条经线上的最后一穴，故名。

秩边穴的作用主要是舒经活络，强健腰膝，清热通便。《针灸甲乙经》载，秩边穴主治"腰痛骶寒，俯仰急难，阴痛下重，不得小便"等病症。现代主治病症包括便秘、小便不利、痔疮、腰骶痛、坐骨神经痛、下肢痿痹、阴痛等，常用于治疗中风偏瘫、坐骨神经痛、急性腰扭伤等。

秩边穴配委中穴（膀胱经）、大肠俞穴（膀胱经），治腰腿疼痛；配关元穴（任脉）、气海穴（任脉）、阳纲穴（膀胱经），治小便赤黄。

合阳穴——强健腰膝·腰脊疼痛

合阳穴位于人体的小腿后面，当委中穴与承山穴的连线上，委中穴下2寸（见图85）。

合阳穴，出自《针灸甲乙经》。合，会和、会集；阳，阳热之气。本穴为膀胱经膝下部各穴上行的阳气聚集之处，故名。

合阳穴的作用主要是舒筋通络，调经止带，强健腰膝。《针灸甲乙经》载，合阳穴主治"跟厥膝急，腰脊痛引腹"等病症。现

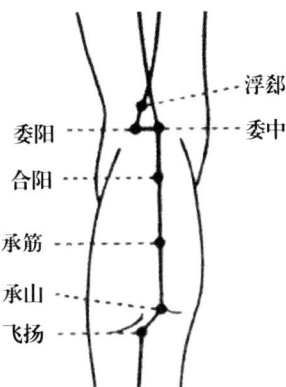

图85

代主治病症包括：妇产科系统疾病，如功能性子宫出血、月经不调、子宫内膜炎；泌尿生殖系统疾病，如睾丸炎、前列腺炎；以及腰脊强痛、下肢痿痹、脑血管病后遗症、肠出血、疝痛、腓肠肌痉挛等其他病症。按摩合阳穴，可以调理和缓解腰脊疼痛、下肢痹痛等病症。按摩时，可以采用交叉取穴法，即"右病取左，左病取右"。如两侧都有病症，则对两侧穴位都要进行按摩。

合阳穴配腰阳关穴（督脉），治腰痛；配本神穴（胆经）、百会穴（督脉）、后顶穴（督脉）、玉枕穴（膀胱经）、太冲穴（肝经），治癫疾。

承筋穴——舒筋活络·腰背痛

承筋穴位于小腿后面，当委中穴与承山穴连线上，腓肠肌肌腹中央，委中穴下5寸（见图85）。

承筋穴，出自《针灸甲乙经》。承，承受；筋，筋肉。此穴位于腓肠肌之凸，要承受腰背筋之力，故名。

承筋穴的作用主要是舒筋活络，强健腰膝，清泻肠热。《针灸甲乙经》载，承筋穴治"大肠实则腰背痛"。现代主治病症包括便秘、腰背痛、小腿痛、下肢麻痹、坐骨神经痛、痔疾、腰腿拘急疼痛、急性腰扭伤等。

承筋穴配环跳穴（胆经）、殷门穴（膀胱经）、委中穴（膀胱经）、阳陵泉穴（胆经）、昆仑穴（膀胱经），治痔疮；配命门穴（督脉）、承扶穴（膀胱经）、殷门穴（膀胱经）、承山穴（膀胱经）、昆仑穴（膀胱经）、京门穴（胆经）、悬钟穴（胆经）、环跳穴（胆经），治坐骨神经痛。

承山穴——通肠疗痔·痔疮脱肛　★★

承山穴位于人体的小腿后面正中，当伸直小腿或足跟上提时，腓肠肌肌腹下出现的尖角凹陷处（见图85）。

承山穴，出自《黄帝内经·灵枢·卫气》。承，承接；山，山谷。此穴位于腓肠肌两肌腹的下端凹陷处，其形若山谷，故名。

承山穴的主要作用是舒筋解痉，温经散寒。《针灸大成》载，承山穴可治"大便不通，转筋，痔肿，战栗不能立，脚气膝肿""伤寒水结"

等诸多病症。现代为诊治腿部转筋、肛门疾患的常用效穴，主治疾病包括小腿肚抽筋（腓肠肌痉挛）、脚部劳累、膝盖劳累、腰背痛、腰腿痛，以及便秘、脱肛、痔疮等。

抽筋须压承山穴。经常按压承山穴，可舒筋活络、壮筋补虚，对缓解腰背疼痛、腿疼转筋、小腿痉挛等效果良好，特别是对于治疗小腿抽筋有特效。出现小腿抽筋的现象，要赶紧蹲下，按摩几分钟承山穴，即可缓解疼痛。

承山穴还是去除人体湿气的最好穴位。《黄帝内经》认为，膀胱经主人体一身之阳气，承山穴位于足太阳膀胱经上，既是承受全身压力的所在，又是人体阳气最旺盛的经脉的枢纽，刺激承山穴能通过振奋膀胱经的阳气，排出人体的湿气。湿气对人体伤害很大，中医常讲"万病根源在于瘀"。"瘀"就是湿气停滞体内，影响气血畅通，最终就会导致人体血瘀。所以，要想身体健康精神好，祛湿排毒是关键。承山穴的位置是筋、骨、肉的一个集结之处，按摩承山穴，可以有效将人体湿气排出。按摩承山穴时，拇指按压在穴位上，点按或旋转按揉穴位即可，每次按摩3~5分钟。

承山穴配委中穴（膀胱经）、阳陵泉穴（胆经）、昆仑穴（膀胱经），治腿痛转筋；配环跳穴（胆经）、风市穴（胆经）、阴市穴（胃经）、委中穴（膀胱经）、昆仑穴（膀胱经）、申脉穴（膀胱经），治腰痛背酸。

飞扬穴——清热安神·头痛目眩

飞扬穴位于人体的小腿后外侧，当外踝后，承山穴外下方1寸处（见图85）。

飞扬穴，出自《黄帝内经·灵枢·经脉》。飞，飞行；扬，指穴内经气扬上而行。此穴为足太阳经之络穴，膀胱经气血在此吸热上行，扬步似飞，故名。

飞扬穴的作用主要是清热安神，舒筋活络。《针灸甲乙经》载，飞扬穴治"下部寒，热病汗不出，体重，逆气，头眩"等症。现代主治病症包括头痛、目眩、颈项痛、腰膝酸痛、癫痫、脚气等。

飞扬穴配太阳穴（经外奇穴）、眉冲穴（膀胱经），治头痛；配迎香穴（大肠经）、眉冲穴（膀胱经），治鼻塞；配百会穴（督脉），治癫狂；配太溪穴（肾经），治头痛；配委中穴（膀胱经）、承扶穴（膀胱经），治痔疾。

跗阳穴——退热散风·腰骶疼痛

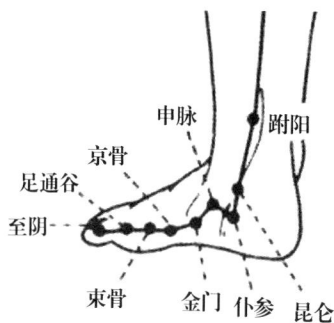

图 86

跗阳穴位于小腿后面外踝后，昆仑穴直上3寸（见图86）。

跗阳穴，出自《针灸甲乙经》。跗，脚背；阳，阳气。跗阳意指足少阳胆经、足阳明胃经二经的阳气在此带动足太阳膀胱经的气血上行，故名。

跗阳穴的作用主要是退热散风、清利头目、舒筋活络。《针灸大成》载，跗阳穴治"腰痛不能久立"。现代主治病症包括头重、头痛、腰骶痛、下肢痿痹、外踝肿痛、脚气、脚腿痛等。按摩跗阳穴能疏通膀胱经的瘀滞气血，可以缓解由腰部扭伤造成的疼痛和不适。

跗阳穴配环跳穴（胆经）、委中穴（膀胱经），治下肢痿痹；配曲泉穴（肝经）、天池穴（心包经）、支沟穴（三焦经）、小海穴（小肠经），治四肢不举。

昆仑穴——清热解毒·头痛目眩

昆仑穴位于脚踝外侧，在外踝顶点与脚腱连线的凹陷处（见图86）。

昆仑穴，出自《黄帝内经·灵枢·本输》。昆仑原为山名，因此穴位于外踝骨高点之后方，状如昆仑，故名。

昆仑穴的作用是清热解毒、舒经活络。《针灸甲乙经》载，昆仑穴主治"头眩痛，脚如结，腨如裂"等症。现代常用于治疗头痛、目眩、鼻衄、项强、肩背拘急、腰腿痛、足跟痛、痫证、疟疾诸症。

昆仑穴配风池穴（胆经），治头痛、惊痫；配阳陵泉穴（胆经），治下肢痿痹；配太溪穴（肾经）、丘墟穴（胆经）、三阴交穴（脾经），治足跟痛；配阳谷穴（小肠经）、太冲穴（肝经），治目赤肿痛。

仆参穴——强壮腰膝·膝关节炎

仆参穴位于足部外侧外踝后下方，昆仑穴直下，跟骨外侧赤白肉际处（见图86）。

仆参穴，出自《针灸甲乙经》。仆，仆从；参，参拜。昔时仆从参拜上官，常行屈膝礼，此时足跟向上微露，穴当其处，故名。

仆参穴的作用主要是强壮腰膝、舒筋活络。《针灸甲乙经》载，仆参穴治"腰痛不可举，足跟中踝后痛，脚痿"等症。现代主治病症包括脚气、足跟痛、腰痛、下肢痿痹、膝关节炎、踝关节炎、癫痫等。

仆参穴配太溪穴（肾经），治足跟痛；配阳陵泉穴（胆经）、承山穴（膀胱经）、承筋穴（膀胱经），治寒湿造成的腿痛、转筋、脚气；

配水沟穴（督脉）、太冲穴（肝经）、合谷穴（大肠经），治风痰阻窍造成的癫痫、晕厥。

申脉穴——舒筋活络·腰腿痛

申脉穴位于足部外侧，外踝直下方凹陷中（见图86）。

申脉穴，出自《针灸甲乙经》。申，与"伸"通，含屈伸跷捷之意；脉，指阳跷脉。本穴通阳跷脉，擅长治疗筋脉拘急、屈伸不利等病症，故名。

申脉穴的作用是补阳益气，疏导水湿，舒筋活络。《针灸甲乙经》载，申脉穴治"腰痛不能举足"。现代主治病症包括腰腿痛、足踝关节痛、下肢痿痹、目赤肿痛、失眠、头痛、眩晕等。经常按摩申脉穴还可以治疗寒证，增进耐寒性。

申脉穴配阳陵泉穴（胆经）、足三里穴（胃经），治下肢痿痹；配百会穴（督脉）、肝俞穴（膀胱经），治眩晕。

金门穴——补阳益气·下肢痿痹

金门穴位于足部外侧，当外踝前缘直下，骰骨下缘处（见图86）。

金门穴，出自《针灸甲乙经》。金，肺性之气；门，出入之所。本穴物质为膀胱经下部经脉上行的阳气，性温热，与肺金之气同性，故名。

金门穴的作用主要是补阳益气，疏导水湿。《针灸大成》载，金门穴主治"霍乱转筋，尸厥癫痫，暴疝，膝胻酸"等症。现代主治疾病包括头痛、癫痫、小儿惊风、腰痛、下肢痿痹、外踝痛等。

金门穴配太阳穴（经外奇穴）、合谷穴（大肠经），治头痛；配肾俞穴（膀胱经）、大肠俞穴（膀胱经）、命门穴（督脉）、委中穴（膀胱经），治寒湿腰痛；配跗阳穴（膀胱经）、委中穴（膀胱经）、环跳穴（胆经）等穴，可提高痛阈、增强止痛效果。

京骨穴——清热止痉·腰肌劳损　★

京骨穴位于足外侧部，第五跖骨粗隆下方，赤白肉际处（见图86）。

京骨穴，出自《黄帝内经·灵枢·本输》。京，古指人工筑起的高丘或圆形的大谷仓。京骨穴位于足外侧大骨下，此大骨本名京骨，故名。

京骨穴的作用主要是清热止痉，明目舒筋。《针灸甲乙经》载，京骨穴可治"腹满，颈项强，腰脊不可俯仰"等病症。现代主治病症包括头痛、目翳、项强、癫痫、腰痛、踝关节痛等，常用于治疗高血压、落枕、腰肌劳损等。从养生按摩看，京骨穴有一个非常重要的作用就是可以调理腰腿疼痛，它是中医调理腰痛、腰肌劳损、踝关节痛等症的常用穴。日常我们可以通过指压按摩的方式来刺激京骨穴，缓解腰肌劳损造成的不适。

京骨穴配百会穴（督脉）、太冲穴（肝经），治头痛；配风池穴（胆经）、天柱穴（膀胱经），治头项强；配大钟穴（肾经）、大陵穴（心包经），治惊恐；配膈关穴（膀胱经）、秩边穴（膀胱经），治背恶寒痛、脊强难俯仰。

束骨穴——强壮腰膝·骨质疏松　★

束骨穴位于足外侧部，足小趾本节（第五跖趾关节）的后方，赤白肉际处（见图86）。

束骨穴，出自《黄帝内经·灵枢·本输》。束，指收束。此穴位于足小趾本节后方，由京骨穴至本穴，第五跖骨渐呈收束状，故名。

束骨穴的作用主要是疏经活络，强壮腰膝，散风清热，清利头目。《针灸大成》载，束骨穴主治"腰脊痛如折，髀不可曲"等症。现代主治包括头痛、目眩、目赤痛、耳聋、项强、癫狂、痈疽、腰背腿痛、下肢后侧痛等病症。

骨质疏松紧束骨。经常按摩束骨穴，对防治中老年人骨质疏松有一定效果。中医认为，中老年人出现骨质疏松，多数是由体内的"筋气不足"造成的，而足太阳膀胱经主治筋所生之病，因此经常按摩束骨穴，对于调理中老年人"筋气不足"引起的骨质疏松有一定作用。按摩时，可用拇指指腹按压在两侧的束骨穴上，点按或旋转按揉穴位，每次1~3分钟即可。

束骨穴配肾俞穴（膀胱经）、太冲穴（肝经），治目眩；配风池穴（胆经）、百会穴（督脉）、印堂穴（督脉）、太冲穴（肝经），治头痛；配大肠俞穴（膀胱经）、腰阳关穴（督脉）、委中穴（膀胱经）、昆仑穴（膀胱经），治腰腿痛。

足通谷穴——清热安神·颈部疼痛

足通谷穴位于第五跖趾关节的前方，赤白肉际处（见图86）。

足通谷穴，又称通谷，出自《黄帝内经·灵枢·本输》。通，通达，意指经气流动顺畅；谷，山谷，意指穴凹陷如谷。本穴在第五跖趾前下之凹陷处，与谷含阴象之意相符，故名。

足通谷穴的主要作用是清热安神，清头利目。《针灸大成》载，足通谷穴主治"头重目眩""项痛""食不化"等病症。现代常用于治疗颈部疼痛、癫痫、慢性胃炎等。

足通谷穴配阳谷穴（小肠经）、筑宾穴（肾经），治癫狂；配上星穴（督脉）、内庭穴（胃经），治鼻衄；配膈俞穴（膀胱经）、曲泉穴（肝经）、章门穴（肝经）、期门穴（肝经），治胸胁支满。

至阴穴——开窍苏厥·神经性头痛

至阴穴位于足小趾末节外侧，距趾甲根角0.1寸（见图86）。

至阴穴，出自《黄帝内经·灵枢·本输》。至，到达；阴，指足少阴经。本穴位于足小趾端，足太阳膀胱经在此交接足少阴肾经，表示阳气已尽，阴气将起，由此进入阴经，故名。

至阴穴的作用主要是开窍苏厥、理气活血、清头明目。《针灸大成》载，至阴穴可治"鼻塞头痛""烦心，足下热，小便不利"等病症。现代主治病症包括头痛、昏厥、目痛、鼻塞、鼻出血、月经不调等。

至阴穴配太冲穴（肝经）、百会穴（督脉），治头痛；配环跳穴（胆经），治胸胁痛；配中极穴（任脉）、蠡沟穴（肝经）、漏谷穴（脾经）、承扶穴（膀胱经），治小便不利、失精。

足少阳胆经

足少阳胆经共44穴，左右合88穴。起于目外眦（瞳子髎穴），上至额角（颔厌穴），下行到耳后（完骨穴），再折回上行，经额部至眉上（阳白穴），又向后折至风池穴，沿颈下行至肩上（肩井），左右交会于大椎穴，前行入缺盆穴。本经脉一分支从耳后进入耳中，出走于耳前，至目外眦后方。另一分支从目外眦分出，下行至大迎穴，同手少阳经分布于面颊部的支脉相合，行至目眶下，向下的经过下颌角部下行至颈部，与前脉会合于缺盆穴后，穿过膈肌，络肝，属胆，沿胁里浅出气街，绕毛际，横向至环跳穴处。直行向下的经脉从缺盆穴下行至腋，沿胸侧过季肋，下行至环跳穴处与前脉会合，再向下沿大腿外侧、膝关节外缘，行于腓骨前面，直下至腓骨下端，浅出外踝之前，沿足背行出于足第四趾外侧端（足窍阴穴）。

《黄帝内经·灵枢·经脉》对胆经循行路线的描述是："胆足少阳之脉，起于目锐眦，上抵头角，下耳后，循颈行手少阳之前，至肩上，却交出手少阳之后，入缺盆；其支者，从耳后入耳中，出走耳前，至目锐眦后；其支者，别锐眦，下大迎，合于手少阳，抵于頔，下加颊车，下颈合缺盆，以下胸中，贯膈络肝属胆，循胁里，出气街，绕毛际，横入髀厌中；其直者，从缺盆下腋，循胸过季肋，下合髀厌中。以下循髀阳，出膝外廉，下外辅骨之前，直下抵绝骨之端，下出外踝之前，循足

跗上，入小指次指之
间；其支者，别跗
上，入大指之间，循
大指歧骨内出其端，
还贯爪甲，出三毛。"
（见图87）

　　胆是人体非常重
要的一个消化系统脏
器。肝和胆长在一起，
胆的主要功能是储存
肝脏分泌的胆汁。人
在正常情况下，一天
大概分泌800~1000ml
的胆汁，通常从肝脏
分泌出来，经过胆管
进入胆囊。胆囊像一
个口袋，把分泌的胆
汁储存起来，餐后胆
囊会收缩，将胆汁排

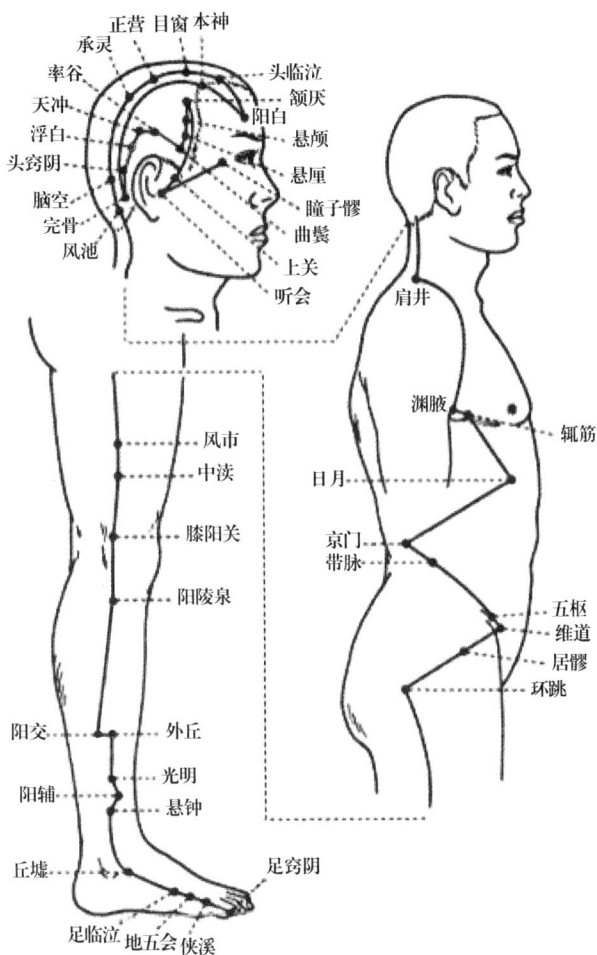

图 87

到十二指肠以帮助消化食物。如果没有胆汁，人体的消化能力就会减
弱，容易造成各种病患。

　　中医认为，胆肝相表里，肝主谋虑，胆主决断。《黄帝内经·素
问·六节脏象论》张志聪注曰："胆主甲子，为五运六气之首，胆气升
则十一脏腑之气皆升。"这就是说，胆主决断，决定人的气魄气势。如
果胆的功能强大，谋虑事情就能够及时决断，心情就会舒畅，五脏六腑

也就会顺畅运转，身体才能健康。如果胆出问题了，胆经堵塞了，遇事畏畏缩缩，不能决断，就会产生抑郁，人体也会出现各种各样的病象。比如，胆汁上溢，嘴里发苦；面色蒙尘，灰暗无光；经常偏头痛、坐骨神经痛；身体一会儿冷一会儿热；经常唉声叹气；经常两肋疼痛。这些都跟胆经淤堵有关。

胆经的主要功能是增强造血功能。人至中年以后，造血功能减弱，带来诸多身体病症，甚至引发一些慢性疾病。人体血气分先天和后天两类。后天血气的生成主要依靠食物提供的能量，特别是造血所需的蛋白质。胆汁是促成食物分化出蛋白质的重要因素，如果缺少胆汁，从食物中分化的人体所需的蛋白质就不可避免地会减少。通过调理胆经，可以有效促进胆汁分泌，帮助人体后天获取更多的气血。我们常用"血气方刚"这个词来形容一个人精力旺盛，调理好胆经，中老年人也能做到"血气方刚"，增强决断能力，保持自信和心情愉快。此外，调理胆经可以治疗偏头痛、颈椎病、肩膀痛、乳腺系统疾病、两肋痛、坐骨神经痛、膝关节痛等。在身体保养上，调理好胆经，有利于乌发和减肥。

足少阳胆经穴位运行顺序为：瞳子髎→听会→上关→颔厌→悬颅→悬厘→曲鬓→率谷→天冲→浮白→头窍阴→完骨→本神→阳白→头临泣→目窗→正营→承灵→脑空→风池→肩井→渊腋→辄筋→日月→京门→带脉→五枢→维道→居髎→环跳→风市→中渎→膝阳关→阳陵泉→阳交→外丘→光明→阳辅→悬钟→丘墟→足临泣→地五会→侠溪→足窍阴。

分述如下。

瞳子髎穴——明目止痛·目赤眼痛

瞳子髎穴位于面部，目外眦外侧0.5寸凹陷中（见图88）。

瞳子髎穴，出自《针灸甲乙经》。瞳子，瞳孔；髎，孔隙。本穴位于瞳子外方，眶骨外凹陷中，故名。

瞳子髎穴的功效主要是降浊祛湿，疏风散热，明目止痛。《铜人腧穴针灸图经》载，瞳子髎穴可治"目中肤翳，白膜，头痛，目外眦赤痛"等病症。现代主要用于缓解和治疗头痛、目赤、目痛、畏光、迎风流泪、远视不明、白内障、目翳、青少年近视眼、视网膜出血、视神经萎缩等病症。

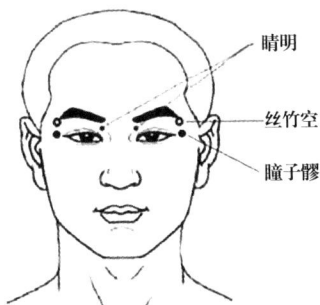

图88

经常按摩瞳子髎穴，对缓解一些常见的眼部症状，如眼睛疲劳、眼睛肿胀疼痛、视力模糊、怕光、迎风流泪等有较好的效果。按摩方法：可以坐着或仰卧，肘部弯曲支撑在桌子上，或双手弯曲肘部向上，五指朝天，掌心朝自己，双手拇指放在头部旁边，相对用力，垂直按穴位，有酸、膨胀、疼痛感最好，左右两穴，每天早晚各按1次，每次按1~3分钟，两侧穴位同时按。

瞳子髎穴配合谷穴（大肠经）、头临泣穴（胆经）、睛明穴（膀胱经），治目生内障；配养老穴（小肠经）、肝俞穴（膀胱经）、光明穴（胆经）、太冲穴（肝经），治视物昏花；配睛明穴（膀胱经）、丝竹空穴（三焦经）、攒竹穴（膀胱经），治目痛、目赤、目翳；配头维穴（胃经）、印堂穴（督脉）、太冲穴（肝经），治头痛。

听会穴——利窍聪耳·神经性耳鸣　★

听会穴位于面部，在耳屏间切迹的前方，下颌骨髁状突的后缘，张口有凹陷处（见图89）。

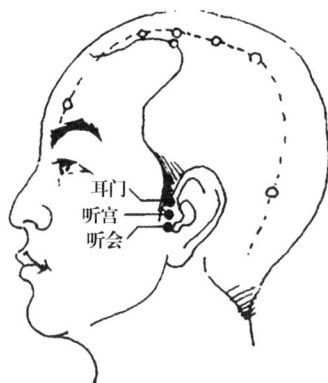

图89

听会穴，出自《针灸甲乙经》。听，闻声；会，聚集。本穴位于耳前凹陷中，主治耳聋，针此穴可使听觉会聚，故名。

听会穴的功效主要是清降寒浊，利窍聪耳，熄风止痛。《针灸大成》载，听会穴治"耳鸣耳聋"。现代主治病症包括耳鸣、耳聋、流脓、齿痛、下颌脱臼、口眼歪斜、面痛、头痛等，常用于治疗神经性耳鸣、中耳炎、面神经麻痹、三叉神经痛等。

耳鸣难忍听会帮。在日常生活中，一些人会突然遇到耳鸣，或者耳朵发闷、耳朵里有疼痛感等各种耳部不适，这时候，只要按揉听会穴，就能有效缓解这些症状。按摩方法简便易行，用双手的拇指置于两侧的听会穴上，点按或按揉穴位2~3分钟就行。按揉的力度可以稍大，以穴位局部有胀疼感为宜。

听会穴配迎香穴（大肠经），治耳聋气痞；配耳门穴（三焦经）、听宫穴（小肠经），治下颌关节炎；配颊车穴（胃经）、地仓穴（胃经），治中风口眼歪斜；配听宫穴（小肠经）、翳风穴（三焦经），主治耳聋、耳鸣。

上关穴——聪耳利齿·头痛齿痛

上关穴位于耳前，在颧弓的上缘凹陷处（见图90）。

上关穴，出自《黄帝内经·灵枢·本输》。上，上部；关，关口。此穴位于下颌关节前上方，与下关穴相对，故名。

上关穴的功效主要是祛风镇惊，聪耳利齿。《针灸甲乙经》载，上关穴可治"耳痛聋鸣""上齿龋痛"等病症。现代主治病症包括头痛、耳鸣、耳聋、口眼歪斜、面痛、齿痛等，常用于治疗颞下颌关节紊乱综合征。因为上关穴还具有较好的清热泻火、升清降浊功效，所以经常按摩上关穴，对于预防视力减退具有较好的治疗效果。

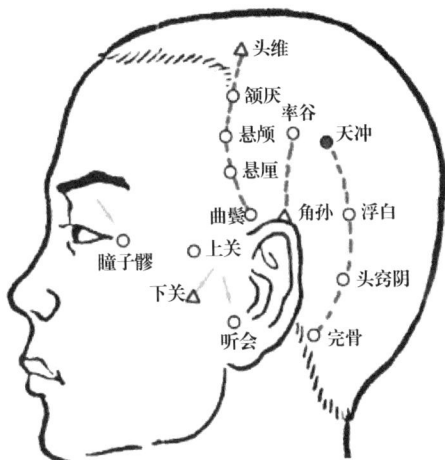

图 90

上关穴配合谷穴（大肠经）、颊车穴（胃经）、耳门穴（三焦经），治下颌关节炎、牙齿紧闭；配翳风穴（三焦经）、听会穴（胆经）、太溪穴（肾经）、肾俞穴（膀胱经），治老年人肾虚、耳鸣、耳聋。

颔厌穴——清热止痛·偏头痛

颔厌穴位于头部鬓发上，在头维穴与曲鬓穴弧形连线的上1/4与下3/4交点处（见图90）。

颔厌穴，出自《针灸甲乙经》。颔，额角；厌，合也。此穴位于额角合动之处，故名。

颔厌穴的主要功效是清热止痛，疏风镇惊。《针灸甲乙经》载，颔厌穴可治"善嚏，头痛，身热"。现代主治病症包括神经系统疾病，如偏头痛、三叉神经痛、眩晕、癫痫、面神经麻痹、惊痫等，以及五官科系统疾病，如耳鸣、结膜炎、目外眦痛、齿痛等。

颔厌穴配悬颅穴（胆经），治偏头痛；配外关穴（三焦经）、风池穴（胆经），治眩晕。

悬颅穴——消肿止痛·头痛齿痛

悬颅穴位于头部鬓发上，在头维穴与曲鬓穴弧形连线的中点处（见图90）。

悬颅穴，出自《黄帝内经·灵枢·寒热病》。悬，吊挂；颅，颅骨。本穴位于头颅两侧，上不及头角，下不及耳后，犹如悬挂其处，故名。

悬颅穴的功效主要是清泻肝胆，消肿止痛。《针灸大成》载，悬颅穴主治"头痛，牙齿痛"。现代主治病症包括偏头痛、目外眦痛、面肿、齿痛、鼻衄、鼻齄等。

悬颅穴配合谷穴（大肠穴）、曲池穴（大肠经），治热病头痛；配头维穴（胃经）、天冲穴（胆经）、合谷穴（大肠经），治偏头痛；配阳溪穴（大肠经）、手三里穴（大肠经），治齿痛。

悬厘穴——清热散风·三叉神经痛

悬厘穴位于头部鬓发上，在头维穴与曲鬓穴弧形连线的上3/4与下1/4交点处（见图90）。

悬厘穴，出自《针灸甲乙经》。悬，吊挂；厘，毫厘。本穴位于曲角颞颥下廉，同悬颅穴仅差毫厘，故名。

悬厘穴的功效主要是清热散风，利气止痛。《针灸甲乙经》载，悬厘穴主治"热病偏头痛，引目外眦"。现代主治病症有偏头痛、面肿、耳鸣、上齿痛、目外眦痛、神经衰弱、三叉神经痛等。

悬厘穴配水沟穴（督脉）、迎香穴（大肠经）、下关穴（胃经）、合谷穴（大肠经），治三叉神经痛；配听宫穴（小肠经）、翳风穴（三焦经），治耳鸣。

曲鬓穴——清热止痛·齿痛

曲鬓穴位于头部，在耳前鬓角发际后缘的垂线与耳尖水平线交点处（见图90）。

曲鬓穴，出自《针灸甲乙经》。曲，弯曲；鬓，鬓发。此穴位于头部，近向后弯曲的鬓发处，故名。

曲鬓穴的功效主要是清热止痛，活络通窍。《针灸甲乙经》载，曲鬓穴主治"颈颔楮满，痛引牙齿，口噤不开，急痛不能言"等病症。现代主治病症包括偏头痛、额颊肿、牙关紧闭、呕吐、齿痛、目赤肿痛、项强不得顾等，常用于治疗中耳炎、颞下颌关节痛。

曲鬓穴配太冲穴（肝经）、下关穴（胃经）、合谷穴（大肠经），治头痛、口噤不开；配太冲穴（肝经）、风池穴（胆经），治目赤肿痛。

率谷穴——平肝熄风·醉酒呕吐　★

率谷穴位于头部，在耳尖直上入发际1.5寸，角孙穴直上方（见图90）。

率谷穴，出自《针灸甲乙经》。率，循，沿着；谷，山间凹陷处。本穴位于耳上入发际1.5寸，按穴处凹陷若谷，故名。

率谷穴的功效主要是平肝熄风，和中降逆。《针灸甲乙经》载，率谷穴主治"醉酒风热发，两目眩痛，不能饮食，烦满呕吐"。现代主治病症包括偏头痛、眩晕、目眩、耳鸣、小儿惊风、呕吐、三叉神经痛、面神经麻痹、顶骨疼痛、胃炎等，常用于治疗血管（神经）性头痛、神经性耳鸣（耳聋）、结膜炎等。

酒后不适揉率谷。正如《针灸甲乙经》所载，率谷穴有一项独特功效，就是能够治疗酒后呕吐。如果喝醉后头痛或呕吐，可及时通过按摩率谷穴加以缓解。按摩方法简单，可用双手抱住头，然后用大拇指在率谷穴上进行按揉，每次按揉3~5分钟，就可以很好地提神醒脑，防止和减轻酒后呕吐。

率谷穴配足三里穴（胃经）、合谷穴（大肠经），治流行性腮腺炎；配印堂穴（督脉）、合谷穴（大肠经）、太冲穴（肝经），治眩晕、耳鸣；配风池穴（胆经），治偏头痛；配足三里穴（胃经）、中脘穴（任脉），治呕吐。

天冲穴——清热散结·牙龈肿痛

天冲穴位于头部，在耳根后缘直上入发际2寸，率谷穴后0.5寸（见图90）。

天冲穴，出自《针灸甲乙经》。天，此处指头顶；冲，直通之意。此穴位于头部耳廓后上方，入发际直上2寸处，故名。

天冲穴的功效主要是祛风定惊，清热散结。《针灸大成》载，天冲穴主治"癫疾风痉，牙龈肿，善惊恐，头痛"等症。现代主治病症包括头痛、眩晕、三叉神经痛、耳聋耳鸣、听力减退、癫痫、惊恐、齿龈肿痛等。

中医认为天冲穴益气补阳、清热消肿，是治疗头面部疾病的一个有用穴位，尤其是对于牙龈肿痛，通过按摩天冲穴，可以起到不错的缓解效果。按摩天冲穴时，用四指并拢置于天冲穴，轻按穴位1~3分钟，一日可多次按摩，直到症状有所缓解为止。

天冲穴配风池穴（胆经）、目窗穴（胆经），治疗缓解头痛；配率谷穴（胆经）、浮白穴（胆经），可缓解酒醉不适；配翳风穴（三焦经）、颊车穴（胃经）、地仓穴（胃经）、合谷穴（大肠经），治风火齿龈肿痛。

浮白穴——疏肝利胆·白发早生 ★

浮白穴位于头部，在耳后乳突的后上方，天冲穴与完骨穴弧形连线的中1/3与上1/3交点处（见图90）。

浮白穴，出自《黄帝内经·素问·气穴论》。浮，浅表；白，明白。此穴位于头部体表浮浅部位，有清头明目之功，故名。

浮白穴的功效主要是清热除湿，散风止痛，有疏肝利胆、散风通经的作用。《备急千金要方》认为，浮白穴主治"牙齿痛，不能言""足缓不收"等症。现代主治病症有颈项强痛、头痛、耳鸣、耳聋、瘿气、醉酒不适、臂痛不举、足痿不行等。

白发变黑，勤按浮白。按摩浮白穴对于熬夜失眠等造成的白发有一定的治疗效果。中医认为，一些人早生白发，主要是经常熬夜，肝肾不足、气血亏损所致。按摩浮白穴，可疏通头部经络、清肝泻火，改善体内的气血运行，促进人体黑色素的分泌。按摩方法简单易行：用拇指指腹按住浮白穴，然后逐渐用力深按，保持2~3秒松开；休息3秒再按。一按一松为一个循环，可重复3~5分钟，力度以自身最大耐受力为宜，会产生明显的酸麻感，每天早晚各做1次。只要长期坚持，就可减少白发产生。

中国传统文化将饮酒，特别是豪饮称为浮白。因之，如果在喝酒后将浮白穴与相邻的率谷穴、天冲穴一起按摩，对过量饮酒造成的不适有一定治疗效果。

浮白穴配行间穴（肝经）、风池穴（胆经），治目赤肿痛、偏头痛；配中渚穴（三焦经）、听会穴（胆经），治耳聋、耳鸣；配合谷穴（大肠经）、内庭穴（胃经）、阳白穴（胆经）、三间穴（大肠经），治齿痛。

头窍阴穴——疏风清热·耳鸣耳聋

头窍阴穴位于头部，在耳后乳突的后上方，天冲穴与完骨穴弧形连线的中1/3与下1/3交点，浮白穴直下，耳后乳突根部（见图90）。

头窍阴穴，出自《针灸甲乙经》。头，即头部；窍，即孔窍；阴为阳之对。开窍于耳目的肾和肝均属阴脏，此穴在头部耳后，善治耳目诸病，故名。

头窍阴穴的功效主要是疏风清热，开窍聪耳，有清胆热、通耳窍、利咽喉的作用。《针灸大成》载，头窍阴穴主治"四肢转筋，目痛，头项颔痛，引耳嘈嘈，耳鸣无所闻"等症。现代主要用于治疗头部、五官疾患，如头痛、眩晕、目痛、耳鸣、耳聋、喉痹、口干、口苦、头项痛、耳痛、颈项强痛等。经常按摩头窍阴穴，对于缓解老年人容易出现的耳聋、耳鸣等耳部的病症，有着不错的作用。按摩时，可以用拇指或食指的指腹点按或按揉穴位3~5分钟。

头窍阴穴配听宫穴（小肠经）、听会穴（胆经）、翳风穴（三焦经），治耳鸣、耳聋；配内关穴（心包经）、阳陵泉穴（胆经），治胸胁痛；配风池穴（胆经）、侠溪穴（胆经）、太冲穴（肝经），治眩晕。

完骨穴——清脑通窍·颊肿齿痛

完骨穴位于头部，在耳后乳突的后下方凹陷处（见图90）。

完骨穴，出自《黄帝内经·素问·气穴论》。完骨，古代解剖名，即今之颞骨乳突。穴当其处，骨穴同名。

完骨穴的功效主要是清脑通窍，散风泻热。《针灸大成》载，完骨穴主治"牙车急，颊肿，头面肿，颈项痛"。现代研究认为，完骨穴是改善椎基底动脉系统供血的要穴之一，具有醒脑开窍、散风止痛、活血化瘀的功能，主治头项、五官、神志等疾患，如头痛、耳鸣、耳聋、耳后痛、口㖞、牙车急、面颊肿、齿痛、喉痹、瘿气、癫疾、狂症、烦心、中风不语、足缓不收、小便黄赤等。每天用拇指指腹揉按完骨穴1~3分钟，对五官疾病具有明显的治疗效果。

完骨穴配风池穴（胆经）、率谷穴（胆经），主治偏头痛；配天容穴（小肠经）、气舍穴（胃经）、天突穴（任脉），治喉痹；配风池穴（胆经）、大椎穴（督脉）、内关穴（心包经），治癫疾；配天柱穴（膀胱经）、后溪穴（小肠经）、外关穴（三焦经）、阳陵泉穴（胆经），治颈项痛、落枕。

本神穴——安神止痛·失眠头痛 　★

本神穴位于头部，在前发际上0.5寸（见图91）。

本神穴，出自《针灸甲乙经》。本，即根本；神，即神志。此穴在前发际神庭穴旁，内为脑之所在，脑为元神之府，主神志，为人之根本，故名。

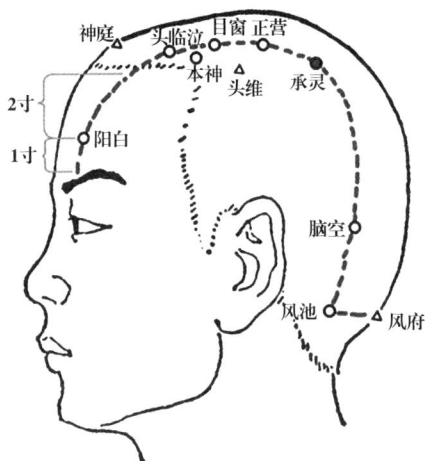

图 91

本神穴的功效主要是祛风定惊，安神止痛，有泻胆火、清头目、宁神志的作用。《针灸甲乙经》载，本神穴可治"头痛目眩，颈项强急，胸胁相引，不得倾侧"等病症。现代主治神志、头项等疾患，如中风、半身不遂、呕吐涎沫、癫疾、头痛、眩晕、颈项强急、胸胁相引而痛、小儿惊厥等。每天早晚各按摩本神穴1次，每次1~3分钟，可有效治疗头痛、目眩等疾病，对于失眠造成的头痛也有较好的治疗缓解效果。按摩方法：可用拇指指尖垂直用力按掐，使局部产生明显的酸、麻、胀、痛等感觉，持续数秒后，渐渐放松，如此反复15~20次。

本神穴配神庭穴（督脉）、印堂穴（督脉），治失眠头痛；配颅息穴（三焦经）、内关穴（心包经），治胸胁痛；配前顶穴（督脉）、囟会穴（督脉）、天柱穴（膀胱经），治小儿惊风；配百会穴（督脉）、水沟穴（督脉）、内关穴（心包经），治中风不省人事。

阳白穴——清头明目·视物模糊　★

阳白穴位于头部，瞳孔直上方，离眉毛上缘1寸处（见图92）。

阳白穴，出自《针灸甲乙经》。阳，为阴之对；白，指光明。前额为阳，穴在前额眉上方，有明目之功，故名。

阳白穴的功效主要是清头明目，祛风清热。《针灸甲乙经》载，阳

白穴可治"头目瞳子痛，不可以视；挟
项强急，不可以顾"等病症。现代常用
于治疗眼目、头面等疾患，如头痛、项
强、目赤肿痛、迎风流泪、瞳子痒痛、
目眵、雀目（夜盲症）、目眩、目痛、
视物模糊、眩晕、眼睑下垂、面瘫。按
摩阳白穴，对于三叉神经痛、眼睛疲劳
等病症都有显著的治疗效果。

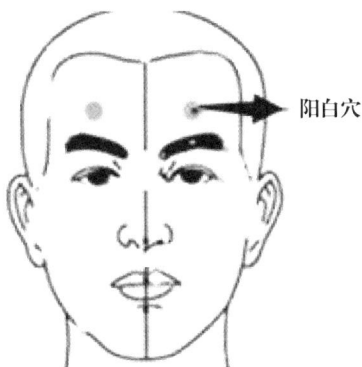

图 92

日常生活中坚持按摩阳白穴，不仅能有效治疗眼疾，而且如果同时
按摩胃经的四白穴（眼眶下部凹陷处），还可以使面部红润，气色好。
俗语称：要想气色好，勤按"二白"穴。按摩方法是先用双手拇指指腹
置于阳白穴处，按下时吸气（以略有酸胀感为度），呼气时还原，重复
5~7次，再用双手食指骨节轻揉四白穴1~3分钟。

阳白穴配风池穴（胆经）、外关穴（三焦经），治偏头痛；配颧髎
穴（小肠经）、颊车穴（胃经）、合谷穴（大肠经），治面神经麻痹；配
睛明穴（膀胱经）、攒竹穴（膀胱经），治目赤肿痛。

头临泣穴——聪耳明目·急性结膜炎

头临泣穴位于头部，在瞳孔直上入前发际0.5寸，神庭穴与头维穴
连线的中点处（见图91）。

头临泣穴，出自《针灸甲乙经》。头，即头部；临，指监临，自上
而下；泣，即泪水。此穴在头部，可治理眼疾而控制泪水，故名。

头临泣穴的功效主要是聪耳明目，宣通鼻窍，安神定志。《针灸甲
乙经》载，头临泣穴可治"颊清不得视，口沫泣出，两目眉头痛"等病

症。现代主治头目、神志等疾患，常用于治疗角膜白斑、外眼角充血、急性结膜炎、脑出血、脑卒中、疟疾、癫痫等疾病。每天早晚各揉按头临泣穴1~3分钟，可改善和治疗头痛、目痛、鼻塞、鼻窦炎等疾病。按摩方法：用中指指尖垂直点按或者按揉穴位，每次1~3分钟。

头临泣穴配百会穴（督脉）、印堂穴（督脉）、头维穴（胃经），治头痛；配攒竹穴（膀胱经）、丝竹空穴（三焦经）、合谷穴（大肠经），治目赤肿痛；配百会穴（督脉）、水沟穴（督脉）、内关穴（心包经）、后溪穴（小肠经）、太冲穴（肝经）、合谷穴（大肠经），治小儿惊痫。

目窗穴——明目开窍·目痛目眩

目窗穴位于头部，在前发际上1.5寸，头正中线旁开2.25寸（见图91）。

目窗穴，出自《针灸甲乙经》。目，眼睛；窗，窗户。此穴在头部眼目的上方，善治眼疾，犹如明目之窗，故名。

目窗穴的功效主要是明目开窍，祛风定惊。《针灸甲乙经》载，目窗穴可治"目瞑，远视䀮䀮"。现代多用于治疗头面、眼睛等疾患，如屈光不正、结膜炎、神经性头痛、视力减退、牙痛、感冒等。

护眼按目窗。目窗穴是人体一个重要的"护眼穴"，通过按摩这个穴位，可以有效调理眼部病症，比如目痛、目眩、近视、远视等。按摩时，可将中指指腹置于穴位上垂直揉按，每天早晚各1次，每次1~3分钟。

目窗穴配天冲穴（胆经）、风池穴（胆经）、印堂穴（督脉），治头痛；配睛明穴（膀胱经）、瞳子髎穴（胆经）、大陵穴（心包经），治目赤肿痛；配百会穴（督脉）、中冲穴（心包经）、合谷穴（大肠经），治小儿惊痫。

正营穴——疏风止痛·头痛齿痛

正营穴位于头部，在前发际上2.5寸，头正中线旁开2.25寸（见图91）。

正营穴，出自《针灸甲乙经》。正，正中；营，营结。此穴在足少阳头部五穴之正中，为足少阳、阳维两脉之气所营结处，故名。

正营穴的功效主要是平肝明目，疏风止痛。《针灸甲乙经》载，正营穴治"上齿龋痛，恶风寒"。现代主要用于治疗头部疾患，如头痛、眩晕、牙痛、牙龈炎、视神经萎缩等。头痛头晕时，用手指指腹掐揉正营穴，可帮助缓解。

正营穴配风池穴（胆经）、头维穴（胃经）、外关穴（三焦经），治偏头痛；配颊车穴（胃经）、下关穴（胃经）、合谷穴（大肠经），治牙痛；配风池穴（胆经）、内关穴（心包经）、印堂穴（督脉），治目眩、呕吐。

承灵穴——通利鼻窍·风寒鼻塞

承灵穴位于头部，在前发际上4寸，头正中线旁开2.25寸（见图91）。

承灵穴，出自《针灸甲乙经》。承，即下受上；灵，即神灵。脑主神灵，故脑上顶骨又称天灵骨，此穴在其外下方，故名。

承灵穴的功效主要是通利鼻窍，散风清热。《针灸甲乙经》载，承灵穴可治"脑风头痛，恶见风寒，衄衄，鼻窒，喘息不通"等病症。现代主治头、鼻疾患，如头痛、眩晕、目痛、感冒、鼻塞、鼻多清涕、喘息发热、耳鸣、项强等。用中指指腹按压承灵穴，每次1~3分钟，对缓解面部痉挛有良好的作用。

承灵穴配迎香穴（大肠经）、印堂穴（督脉）、合谷穴（大肠经）、列缺穴（肺经），治风寒鼻塞、流清涕；配大椎穴（督脉）、风池穴（胆经），治发热、恶风寒；配睛明穴（膀胱经）、攒竹穴（膀胱经）、合谷穴（大肠经），治风热目痛。

脑空穴——醒脑宁神·头痛目痛

脑空穴位于头部，枕外隆凸的上缘外侧，头正中线旁开2.25寸（见图91）。

脑空穴，出自《针灸甲乙经》。脑即脑髓，空即空窍。此穴位于枕骨外侧，内通脑窍，善治脑病，故名。

脑空穴的功效主要是醒脑宁神，散风清热。《针灸甲乙经》载，脑空穴治"脑风目瞑，头痛，风眩，目痛"等症。现代主治五官、神志等疾患，如头痛、眩晕、目痛、鼻窦炎、鼻衄、头面虚肿、耳鸣、耳聋、心悸、癫狂、惊悸等。平时用双手拇指指腹揉按脑空穴，每次不少于30下，对缓解头痛、治疗耳聋等有较为明显的效果。

脑空穴配翳风穴（三焦经）、耳门穴（三焦经），治耳鸣、耳聋；配脑户穴（督脉）、风池穴（胆经）、昆仑穴（膀胱经），治后脑头痛；配承浆穴（任脉）、前顶穴（督脉）、天柱穴（膀胱经）、目窗穴（胆经），治目眩；配神门穴（心经）、内关穴（心包经），治惊悸。

风池穴——祛风解毒·头痛眩晕　★

风池穴位于头部，在后脑勺、后枕部两侧入发际1寸的凹陷中（见图93）。

风池穴，出自《黄帝内经·灵枢·热病》。风，风邪；池，凹陷处。此穴在颞颥后发际凹陷中，穴处凹陷似池，为治风之要穴，故名。

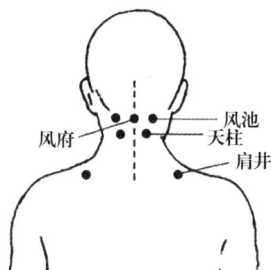

风府
风池
天柱
肩井

图93

风池穴的作用功效主要是祛风解毒，通宫利窍。《备急千金要方》载，风池穴可治"烦满汗不出"以及"目痛不能视"等病症。现代主要用于治疗头痛、眩晕、颈项强痛、目赤痛、目泪出、鼻窦炎、鼻出血、口眼歪斜、感冒、瘿气、落枕等病症。

中医认为，"风邪"为百病之长，许多病症都是因"风邪"而起。风池穴则是人体一个聚集"风邪"之处。因此，风池穴是中医调理包括内风、外风在内的各种"风疾"的要穴。平时多按摩风池穴有诸多好处，其对于邪热上攻、肝风上扰和外感风邪引起的头、脑、眼等处的病症都有不错的调理作用，可消除黑眼圈，帮助眼部减压，改善颈部僵硬，缓解头重脚轻、眼睛疲劳、颈部酸痛、失眠、宿醉等。此外，上下摩擦风池穴有祛风散寒的作用，能有效防治发烧感冒等呼吸系统疾病。

风池穴配合谷穴（大肠经）、丝竹空穴（三焦经），缓解治疗偏头痛；配百会穴（督脉）、太冲穴（肝经）、水沟穴（督脉）、足三里穴（胃经），缓解治疗中风；配脑户穴（督脉）、玉枕穴（膀胱经）、风府穴（督脉）、上星穴（督脉），缓解治疗目痛不能视。

肩井穴——通络止痛·肩颈酸痛

肩井穴位于肩上，前直乳中，在大椎穴与肩峰端连线的中点，即乳头正上方与肩线交接处（见图93）。

肩井穴，出自《针灸甲乙经》。肩，肩部；井，深处。因此穴位于肩部凹陷处，犹如深井，故名。

　　肩井穴的功效主要是通络止痛，活血利气。《针灸甲乙经》载，肩井穴可治"肩背髀痛，臂不举，寒热凄索"等病症。现代常用于治疗头酸痛、头重脚轻、眼睛疲劳、耳鸣、高血压、落枕等，也可用于缓解治疗肩背痛、颈项痛、落枕、牙痛、乳痛、乳腺炎、肩周炎、肩部软组织损伤、上肢痛等症状。肩井穴是舒肩松颈的重要穴位，通过按摩刺激肩井穴，可以缓解肩部的疲劳，舒缓肩膀肌肉僵硬、紧张的状态，起到祛风清热、活络消肿的作用。

　　肩井穴配肩髃穴（大肠经）、渊腋穴（胆经），治臂痛不举；配风池穴（胆经）、风门穴（膀胱经）、阳谷穴（小肠经）、后溪穴（小肠经），治颈项强痛。

渊腋穴——宽胸止痛·胸痛肋痛

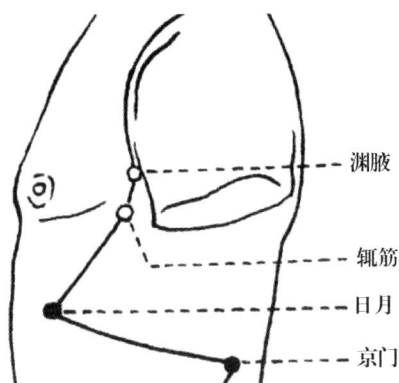

图94

　　渊腋穴位于侧胸部，举臂，在腋中线上，腋下3寸，第四肋间隙中（见图94）。

　　渊腋穴，出自《黄帝内经·灵枢·经脉》。渊，深处；腋，指腋部。此穴深藏腋窝之下，脉气生发，易化为汗液，故名。

　　渊腋穴的功效主要是宽胸止痛，清热降逆。《铜人腧穴针灸图经》载，渊腋穴治"胸满无力，臂不举"。现代主治病症有胸满、上肢麻痹、肋痛、腋下肿、臂痛不举等。

　　渊腋穴配支沟穴（三焦经）、大包穴（脾经），治胸肋痛、肋间神经痛；配条口穴（胃经）、承山穴（膀胱经）、天宗穴（小肠经）、臑俞穴（小肠经），治肩关节周围炎。

辄筋穴——降逆平喘·胸肋疼痛

辄筋穴位于侧胸部，渊腋前1寸，平乳头，第四肋间隙中（见图94）。

辄筋穴，出自《黄帝内经·灵枢·经脉》。辄，古指车厢左右板上端向外翻出的平板，其作用是防止车轮泥水飞溅。此穴在胸胁部，其穴位在两肋之间若辄，穴依附筋肉处，故名。

辄筋穴的功效主要是降逆平喘，疏肝和胃，理气止痛。《针灸甲乙经》载，辄筋穴主治"胸中暴满，不得眠"。现代主治病症包括胸肋痛、喘息、呕吐、吞酸、腋肿、肩臂痛等。

辄筋穴配阳陵泉穴（胆经）、支沟穴（三焦经），治胸胁痛；配肺俞穴（膀胱经），治胸闷喘息不得卧；配中脘穴（任脉）、阳陵泉穴（胆经）、太冲穴（肝经）、内关穴（心包经）、公孙穴（脾经），治肝胃不和造成的呕吐、吞酸等。

日月穴——利胆疏肝·胆囊炎　★

日月穴位于腹部，在乳头直下，第七肋间隙，前正中线旁开4寸（见图94）。

日月穴，出自《脉经》。日月即明，本穴又名胆募，胆主决断，以明为务，故名。

日月穴为胆之募穴，功效主要是利胆疏肝，降逆和胃。《针灸甲乙经》载，日月穴可治"太息善悲，少腹有热，欲走"等病症。现代主治病症包括胁肋痛、呕吐、吞酸、呃逆、黄疸、胃痛、腹胀，以及胆囊炎、肝脏疾患等。

按摩日月穴，对保持胆囊健康有积极作用。胆囊是人体消化代谢器官之一，能够浓缩和储存胆汁，促进食物消化吸收。如果胆囊出现问题，身体就会出现消化不良、腹胀腹泻等问题，甚至会形成返流性胃炎和食道炎。每天花5分钟时间按摩日月穴，能够帮助防止胆囊炎的产生，让胆囊保持健康。

日月穴配腕骨穴（小肠经）、胆俞穴（膀胱经），治黄疸；配期门穴（肝经）、阳陵泉穴（胆经），治胆石症；配支沟穴（三焦经）、丘墟穴（胆经），治胁胀痛；配中脘穴（任脉）、内关穴（心包经），治呕吐。

京门穴——益肾健脾·腰痛胁痛

京门穴位于侧腰部上际，在第十二肋骨游离端的下方（见图94）。

京门穴，出自《脉经》。京，京都，意为重镇；门，即门户。此穴为肾之募穴，是肾气募集出入之大门，主治水道不利，为益肾利水要穴，故名。

京门穴的功效主要是益肾健脾，化气利水，通络止痛。《针灸甲乙经》载，京门穴治"腰痛不可以久立俯仰"。现代主要用于治疗腰、肾等疾患，如胁痛腰痛、腹痛、肠鸣、泄泻、脊强、水肿、小便不利等。用拇指指腹按揉京门穴，对腹胀、腹泻、肠鸣等胃肠疾病有良好疗效。

京门穴配天枢穴（胃经）、中脘穴（任脉）、支沟穴（三焦经），治腹胀；配命门穴（督脉）、肾俞穴（膀胱经）、志室穴（膀胱经）、委中穴（膀胱经）、三阴交穴（脾经），治肾虚腰痛。

带脉穴——调经止带·月经不调　★★

　　带脉穴位于侧腹部，在第十一肋骨游离端下方垂线与脐水平线的交点上（见图95）。

　　带脉穴，出自《黄帝内经·灵枢·癫狂》。带，腰带；脉，气血。此穴位于季肋下1.8寸处，是足少阳、带脉二经之会，主治妇人经带疾患，故名。

　　带脉穴的功效主要是调经止带，益肾强腰。《针灸甲乙经》载，带脉穴主治"妇人少腹坚痛，月水不通"。

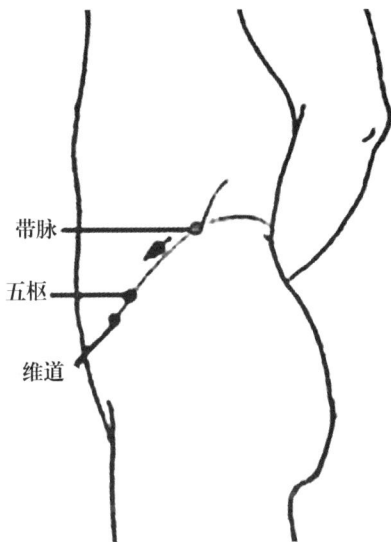

图 95

现代主治病症包括经闭、月经不调、赤白带下、腹痛、疝气、腰胁痛等。

　　带下病，带脉治。带脉穴是人体的一个特殊穴位。人体的经脉都是上下循行的，只有带脉是横绕的，它对于人体诸经有着约束和管理的作用。我们常讲妇女之病为"带下病"，就是因为这些病症大多发生在带脉以下。因此，带脉对于妇女健康非常重要，被称为治疗妇科病的"万能穴"。经常刺激按摩带脉穴，可以调气血、补肝肾，起到调经止带、健肝理气的作用。按摩带脉穴时，可用双手的拇指指腹按压在两侧的带脉穴上，以穴位为中心旋转按揉3~5分钟即可，每天1次。另外，经常轻轻敲捶带脉穴，可以疏通血脉，增强肠道蠕动，对于便秘的人有很好的通便效果。敲打带脉穴还有一个特殊作用，就是能消除腰部赘肉，正所谓"敲带脉，减赘肉"。每晚睡觉前躺在床上，双手握拳，沿着带脉横向敲击30~50圈左右，对于减少腰部赘肉效果明显。

带脉穴配白环俞穴（膀胱经）、阴陵泉穴（脾经）、三阴交穴（脾经），治带下诸病；配中极穴（任脉）、地机穴（脾经）、三阴交穴（脾经），治痛经、经闭；配血海穴（脾经）、膈俞穴（膀胱经），治月经不调。

五枢穴——益肾调经·月经不调

五枢穴位于侧腹部，在髂前上棘的前方，横平脐下3寸处（见图95）。

五枢穴，出自《针灸甲乙经》。五，指东南西北中五方；枢，即中枢，门户开合的转轴。此穴位于人身长度之折中部，又居髋部转枢之处，故名。

五枢穴的功效主要是益肾调经，清肝泻热。《针灸甲乙经》载，五枢穴可治"男子阴疝，两丸上下，小腹痛""妇人下赤白"等病症。现代主治病症有便秘、少腹痛、腰胯痛、月经不调、阴挺、阴道炎、赤白带下、睾丸炎等。五枢穴是中医治疗月经不调、痛经等各种妇女病症的常用穴，可以通过按摩或艾灸该穴对此类病症进行调理。

五枢穴配带脉穴（胆经）、气海穴（任脉）、三阴交穴（脾经），治赤白带下；配关元穴（任脉）、三阴交穴（脾经）、太冲穴（肝经）、血海穴（脾经）、中极穴（任脉）、阳陵泉穴（胆经），治月经不调、痛经；配曲泉穴（肝经）、太冲穴（肝经）、关元穴（任脉），治睾丸炎。

维道穴——利水消肿·腰胁疼痛

维道穴位于侧腹部，在髂前上棘的前下方，五枢穴前下0.5寸处（见图96）。

维道穴，出自《针灸甲乙经》。维，维系；道，轨道。此穴交会于带脉，有如维系诸经的轨道。本穴有维持胆经气血运行的连贯作用，故名。

维道穴的功效主要是利水消肿，健脾和胃，调经止带。《针灸甲乙经》载，维道穴主治"咳逆不止，三焦有水气，不能食"等症。现代主治病症主要有少腹痛、腰胁疼痛、水肿、月经不调、阴挺、阴道炎、赤白带下、睾丸炎、疝气等。按摩维道穴可以同时调理任脉、冲脉、带脉这三条经脉，能有效维持胆经的气血运行，缓解腰胯疼痛、下腹疼痛。按摩方法简便易行，以手指的指腹或指节向下按压穴位，并作圈状按摩，每次3~5分钟即可。

维道穴配横骨穴（肾经）、气冲穴（胃经）、冲门穴（脾经）、大敦穴（肝经），治疝气；配肾俞穴（膀胱经）、二阴交穴（脾经）、关元穴（任脉），治月经不调；配天枢穴（胃经）、三阴交穴（脾经），治便秘。

居髎穴——舒筋活络·腰腿疼痛

居髎穴位于髋部，在髂前上棘与股骨大转子最凸点连线的中点处（见图96）。

居髎穴，出自《针灸甲乙经》。居，位处；髎，骨边孔隙。此穴位于髂骨上凹陷处，故名。

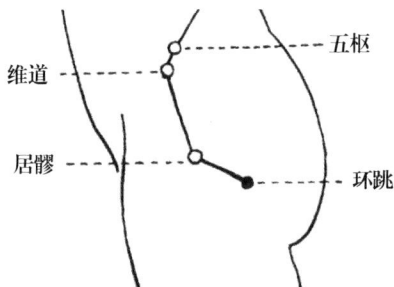

图 96

居髎穴的功效主要是舒筋活络，益肾强健，有强腰膝、利膀胱的作用。《铜人腧穴针灸图经》载，居髎穴可治"腰引少腹痛，肩引胸臂挛急，手臂不得举而至肩"等病症。现代主要用于治疗腰腿、下肢等部位的疾患，如腰痛引腹、肩痛引胸、臂重不举、瘫痪痿弱、疝气、脚腿诸疾、髋关节及周围软组织诸疾患等。按摩居髎穴可以采用按揉的方法，用食指指腹以穴位为中心进行旋转按揉，左右两侧的居髎穴每次各按揉1~3分钟即可，每天早晚各1次。

居髎穴配环跳穴（胆经）、肾俞穴（膀胱经）、委中穴（膀胱经），治腰腿痹痛；配环跳穴（胆经）、阳陵泉穴（胆经）、委中穴（膀胱经）、悬钟穴（胆经）、昆仑穴（膀胱经），治腰腿痹痛、下肢瘫痪；配大敦穴（肝经）、中极穴（任脉），治疝气。

环跳穴——强健腰膝·坐骨神经痛

环跳穴位于股外侧部，侧卧屈股，在股骨大转子最凸点与骶管裂孔连线的外1/3与中1/3交点处（见图96）。

环跳穴，出自《针灸甲乙经》。环，即环曲；跳，即跳跃。此穴位于臀部，当下肢环曲呈跳跃式时取穴，故名。

环跳穴的功效主要是祛风化湿，强健腰膝。《针灸甲乙经》载，环跳穴可治"腰胁相引痛急，髀筋瘛，胫痛不可屈伸，痹不仁"等病症。现代主要用于治疗腰腿、下肢等部位的疾患，如腰胯疼痛、下肢不遂、膝胫酸痛、冷风湿痹、风疹、水肿、下肢痿痹、坐骨神经痛等。常用拇指指端用力揉按环跳穴，每次1~3分钟，可防治下肢痿痹、坐骨神经痛、膝关节痛等下肢疾病。

环跳穴配殷门穴（膀胱经）、阳陵泉穴（胆经）、委中穴（膀胱经）、昆仑穴（膀胱经），治坐骨神经痛；配居髎穴（胆经）、委中穴（膀胱经）、悬钟穴（胆经），治风寒湿痹；配阳陵泉穴（胆经）、下巨虚穴（胃经）、下廉穴（大肠经）、阳辅穴（胆经），治脚气；配委中穴（膀胱经）、昆仑穴（膀胱经）、尺泽穴（肺经）、阳陵泉穴（胆经）、下髎穴（膀胱经），治挫闪腰痛。

风市穴——强筋壮骨·膝关节炎

风市穴位于大腿外侧部的中线上，在腘横纹上7寸处。直立，手下垂于体侧，中指尖所到处即是（见图97）。

风市穴，出自《肘后备急方》。风，风邪；市，聚集。穴在下肢风邪聚集之处，为治风之要穴，故名。

风市穴的功效主要是祛风散寒，舒经活络，强壮筋骨。《备急千金要方》载，风市穴治"两膝挛痛，引胁拘急""缓纵痿痹，腨肠

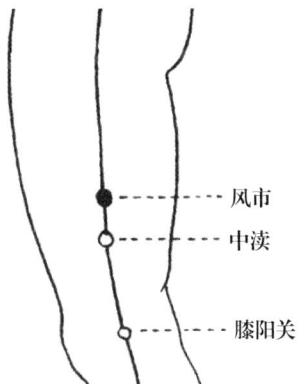

图 97

疼冷不仁"等症。现代主要用于治疗腰腿疾患，如下肢萎痹或麻木、膝痛、疝气、脚气、坐骨神经痛、股外侧皮神经炎等。经常按摩风市穴，有助于强健筋骨，对腰腿疼痛难动、膝关节炎、腿脚无力、坐骨神经痛等中老年人常遇到的问题，有一定的治疗缓解作用。按摩方法：以中指

指腹垂直下压风市穴，以有酸、胀、麻感为宜，每次左右各按3~5分钟。

风市穴配阳陵泉穴（胆经）、悬钟穴（胆经），治下肢痿痹；配风池穴（胆经）、曲池穴（大肠经）、血海穴（脾经），治荨麻疹；配肩髃穴（大肠经）、曲池穴（大肠经），治偏风半身不遂。

中渎穴——祛风散寒·下肢麻木

中渎穴位于大腿外侧，在风市下2寸，腘横纹上5寸，股外侧肌与股二头肌之间人体大腿外侧部的中线上（见图97）。

中渎穴，出自《针灸甲乙经》。中，中部，中央；渎，沟渠。此穴位于大腿外侧中线分肉间之凹陷处，喻经气至此如行沟渎，故名。

中渎穴的功效主要是疏通经络，祛风散寒。《针灸甲乙经》载，中渎穴治"寒气在分肉间，痛上下，痹不仁"。现代主治腰腿部位的疾患，如腰胯疼痛、腰膝酸痛、筋痹不仁、半身不遂、脚气、下肢痿痹麻木等。每天坚持敲打中渎穴，对胆囊有保健和调理作用。

中渎穴配环跳穴（胆经）、阳陵泉穴（胆经）、足三里穴（胃经），治下肢痿痹；配风市穴（胆经）、阴市穴（胃经）、阳陵泉穴（胆经），治下肢外侧冷麻、疼痛；配丘墟穴（胆经），治胁痛。

膝阳关穴——疏利关节·膝关节肿痛

膝阳关穴位于膝外侧，在阳陵泉穴上3寸，股骨外上髁上方的凹陷处（见图97）。

膝阳关穴，出自《针灸甲乙经》。阳，指人体外侧；关，指关节。此穴在股骨外上髁上方，当膝关节外侧，下肢之阳侧，故名。

膝阳关穴的功效主要是疏利关节，祛风化湿，舒筋活血。《针灸甲乙经》载，膝阳关穴主治"膝外廉痛，不可屈伸"。现代主要用于治疗膝、腿部位的疾患，如膝胫疼痛、屈伸不利、风寒湿痹、肌肤不仁、脚气、小腿麻木、膝关节及其周围软组织炎、坐骨神经痛等。由于膝阳关穴是膝关节气血下行的必经之地，故而经常按摩此穴，对于缓解膝关节疼痛具有较好的作用。

膝阳关穴配阳陵泉穴（胆经），治膝关节炎；配犊鼻穴（胃经）、阳陵泉穴（胆经）、足三里穴（胃经）、梁丘穴（胃经），治膝关节肿痛；配委中穴（膀胱经）、承山穴（膀胱经），治腘筋挛急。

阳陵泉穴——疏肝利胆·膝关节炎 ★★

阳陵泉穴位于小腿外侧，在腓骨小头前下方凹陷处（见图98）。

阳陵泉穴，出自《黄帝内经·灵枢·邪气藏府病形》。阳，人体外侧为阳；陵，指高处；泉，指凹陷处。此穴位于下肢外侧，当腓骨小头前下方凹陷处，故名。

阳陵泉穴的功效主要是疏肝利胆，祛风散邪。《针灸大成》载，阳陵泉穴能治"膝伸不得屈""脚冷无血色"等疾病。现代主治胆、肝、下肢等多处疾患，如胁肋疼痛、半身不遂、膝股疼痛、下肢麻木、脚胫酸痛、虚劳失精、小便不禁、遗尿、习惯性便秘、小儿惊风、口苦、呕吐、脚气、膝髌肿痛等。

中医有句名言"筋会阳陵泉"（《难经》）。经常按摩阳陵泉穴，可以起到舒筋活络、强腰健膝的作用，改善膝关节炎、坐骨神经痛等问

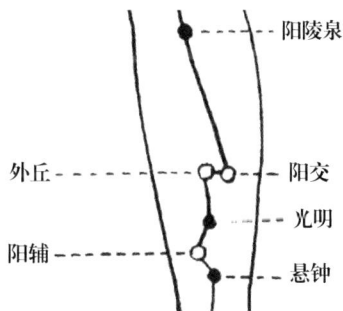

图98

题。另外，按摩阳陵泉穴，能增加胆囊的运动和排空能力，减轻胆囊内压力，缓解胆囊炎等症。按摩阳陵泉穴，可用拇指指腹按压在两侧的阳陵泉穴上，点按或按揉穴位3~5分钟。

阳陵泉穴配环跳穴（胆经）、风市穴（胆经）、委中穴（膀胱经）、悬钟穴（胆经），治半身不遂、下肢痿痹；配阴陵泉穴（脾经）、中脘穴（任脉），治胁肋痛。

阳交穴——理气消肿·膝踝肿痛　★

阳交穴位于小腿外侧，在外踝尖上7寸，腓骨后缘处（见图98）。

阳交穴，出自《针灸甲乙经》。阳，指身体外侧；交，指交会。此穴位于外踝上7寸，为足少阳与阳维脉交会之处，故名。

阳交穴的功效主要是温胆宁神，理气消肿。《针灸大成》载，阳交穴主治"膝痛足不收，寒厥惊狂"等病症。现代主要用于治疗惊狂、癫痫等神志病症，以及胸胁、下肢等部位疾病，如胸胁胀满、颈项强痛、惊悸怔忡、髀枢痛、足胫痿痹、膝踝肿痛、脚气等。

顾名思义，阳交穴为阳气交汇之地，穴位内的阳气充足。经常按摩阳交穴，有助于提升腿部阳气，帮助老年人缓解年老体弱造成的膝疼、腿疼等问题。按摩时可将双手拇指或食指的指腹按压在阳交穴上进行旋转，分别按揉左右两侧穴位，每次各按揉1~3分钟即可。

阳交穴配阳辅穴（胆经）、行间穴（肝经），治腿足麻木；配足三里穴（胃经）、阴陵泉穴（脾经）、三阴交穴（脾经）、血海穴（脾经）、梁丘穴（胃经），治膝肿痛、小腿寒痛；配解溪穴（胃经），治惊悸怔忡。

外丘穴——疏肝利胆·下肢麻痹 ★

外丘穴位于小腿前外侧，外踝尖上7寸，在腓骨前缘处（见图98）。

外丘穴，出自《针灸甲乙经》。外，相对内而言；丘，指中央凹、四方高之处。此穴位于小腿外侧，外踝高点上7寸腓骨前缘，正当腓骨长肌之肌腹隆起处与趾长伸肌之肌腹隆起处之间，其状如丘，故名。

外丘穴的功效主要是疏肝利胆，清热解毒。《铜人腧穴针灸图经》载，外丘穴可治"肤痛，痿痹，胸胁胀满，颈项痛，恶风寒"等多种疾病。现代主治胸胁、下肢等部位的疾患，如头项强痛、胸胁支满、头项痛、胸胁痛、寒湿脚气、下肢麻痹、坐骨神经痛，以及踝关节周围软组织疾病等。

调理老寒腿，常揉外丘穴。外丘穴是胆经的郄穴，对于疏肝理气、通络安神有特殊的作用，是中医调理老寒腿之穴。上年岁的老人，如出现腿脚不便的情况，可以经常按摩外丘穴，如配合阳交穴一起按摩，能帮助缓解老寒腿引起的疼痛。按摩时可采用按揉的方法，将拇指或食指的指腹按压在穴位上进行旋转按揉，力度可稍重，以穴位局部有明显的酸痛感为住，左右两侧同时按摩，每次各1~3分钟，每天可进行数次。

外丘穴配风池穴（胆经）、后溪穴（小肠经），治颈项强痛；配太冲穴（肝经）、肝俞穴（膀胱经）、支沟穴（三焦经），治胸胁痛。

光明穴——疏肝明目·目视不明 ★

光明穴位于小腿前外侧，外踝尖上5寸，腓骨前缘处（见图98）。

光明穴，出自《黄帝内经·灵枢·经脉》。光明，即明亮的意思，此穴属胆经，善治眼疾，使目光明，故名。

光明穴的功效主要是疏肝明目，活络消肿。《针灸甲乙经》载，光明穴可治"胫热时痛，身体不仁"等病症。现代主要用于治疗眼目及小腿等部位出现的疾患，如眼目痛痒、目视不明、夜盲、近视、白内障、腿膝酸痛、下肢痿痹、膝关节炎等。

要想眼神好，腿上光明找。中医经典认为，肝胆二经俱与目有关。光明穴为胆经的络穴，与足厥阴肝经的蠡沟穴相对应，是联络肝、胆两条经络的重要穴位。眼睛发花、目视不明，有可能是肝胆功能不足造成的。中医认为，调理肝胆是治疗眼疾的根本。按摩光明穴，就能达到肝胆同治的目的。所以，虽然光明穴的位置在小腿上，但它是调理各种眼睛病症的重要穴位。经常按摩光明穴，可以起到滋补肝肾、联络肝胆气血的作用，从而达到益精明目的目的，治疗近视眼、老年白内障、青光眼、视神经疾病等眼科疾病。按摩光明穴，可用拇指或中指指腹垂直按压在穴上，旋转揉按。每日早晚各揉按1次，每次1~3分钟。

光明穴配晴明穴（膀胱经）、攒竹穴（膀胱经）、头维穴（胃经）、四白穴（胃经），治目赤肿痛；配肝俞穴（膀胱经）、晴明穴（膀胱经）、头临泣穴（胆经）、三阴交穴（脾经），治夜盲症；配晴明穴（膀胱经）、风池穴（胆经）、合谷穴（大肠经）、侠溪穴（胆经）、肝俞穴（膀胱经），治眼痒；配肝俞穴（膀胱经）、风池穴（胆经）、角孙穴（三焦经）、攒竹穴（膀胱经），治早期白内障。

阳辅穴——活络止痛·胸胁疼痛

阳辅穴位于小腿前外侧，在外踝尖上4寸，腓骨前缘处（见图98）。

阳辅穴，出自《黄帝内经·灵枢·本输》。阳，即阳面，外为阳；辅，即辅骨，指腓骨。此穴位于小腿外侧腓骨前，故名。

阳辅穴的功效主要是清泻肝胆，活络止痛。《备急千金要方》载，阳辅穴主治"胸胁痛"。现代主要用于治疗头、胸胁等部位的疾患，如偏头痛、腋肿、瘰疬、胸胁痛、腰痛、膝关节酸痛、足冷、下肢痿痹、坐骨神经痛等。

消内火，按阳辅。阳辅穴是辅助胆经气血向上运行的一个重要穴位，坚持长期按摩阳辅穴，可以泻除胆内火气，起到祛风止痛、强健筋骨的作用，对腰部虚冷造成的膝下浮肿、痉挛、关节疼痛等病症有较好的缓解作用。另外，按摩阳辅穴还有利于缓解熬夜造成的头痛、头晕、口苦等症状。按摩阳辅穴可用拇指指腹在穴位上用力上下推动1~2分钟，每日2~3次即可。

阳辅穴配环跳穴（胆经）、阳陵泉穴（胆经），主治下肢外侧痛；配风池穴（胆经），主治偏头痛；配支沟穴（三焦经）、天井穴（三焦经）、大陵穴（心包经）、期门穴（肝经），治胸胁痛。

悬钟穴——疏肝益肾·下肢痿痹　★

悬钟穴位于小腿前外侧，在外踝尖上3寸，腓骨前缘处（见图98）。

悬钟穴，出自《针灸甲乙经》。悬，即悬挂；钟，古代一种盛器，有会聚之意。此穴位于外踝尖上3寸，未及于足，犹如悬挂之状，为足少阳脉气会聚之处，故名。

悬钟穴的功效主要是疏肝益肾，通络止痛。悬钟穴又被称为"绝骨穴"。中医认为，髓会绝骨。《铜人腧穴针灸图经》载，悬钟穴可治"心腹胀满，胃中热不嗜食，膝胻痛，筋挛足不收履，坐不能起"等多种疾病。现代主治头项、胸胁等部位的疾患，如偏头痛、颈项强、四肢关节酸痛、筋骨挛痛、胸胁胀痛、下肢痿痹等。经常按揉悬钟穴，可强健筋骨，补髓充脑，尤其对于高血脂、高血压等病症具有非常不错的治疗效果。

悬钟穴配内庭穴（胃经），治心腹胀满；配三阴交穴（脾经），治高血压；配条口穴（胃经），治两足难移；配风市穴（胆经）、中渎穴（胆经）、膝阳关穴（胆经），治髀胫急痛。

丘墟穴——活络止痛·外踝肿痛　★

丘墟穴位于足背外侧，外踝前下缘，在趾长伸肌腱外侧凹陷处（见图99）。

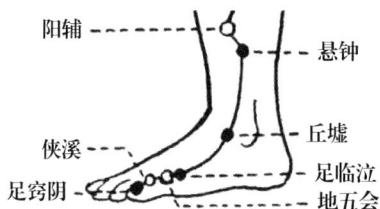

图99

丘墟穴，出自《黄帝内经·灵枢·本输》。丘，指土堆；墟，指大土堆，丘之大者。此穴位于外踝前下方，踝凸起如丘如墟，故名。

丘墟穴的功效主要是舒筋活络，理气止痛。《针灸甲乙经》载，丘墟穴主治"目视不明，振寒，目翳，瞳子不见，腰两胁痛，脚酸，转筋"等病症。现代常用于治疗头项、肝胆、腰腿等部位出现的疾患，如偏头痛、目疾、齿痛、咽肿、项强、气喘、胸胁痛、腰膝痛、跗肿、外踝肿痛、足跟痛等。

下火找丘墟。丘墟穴是胆经的原穴，对肝胆不调造成的各种上火病症，都具有较好的治疗缓解作用。每天早上用拇指指腹按压丘墟穴3~5分钟，能有效缓解目赤肿痛、颈项痛、胸胁痛、腰腿疼等。另外，按摩丘墟穴还有助于缓解精神压力，保持情绪稳定。所以，晚上临睡前按摩丘墟穴，对于释放压力、帮助睡眠有较好效果。

丘墟穴配风池穴（胆经）、太冲穴（肝经），治目赤肿痛；配昆仑穴（膀胱经）、申脉穴（膀胱经），治外踝肿痛；配阳陵泉（胆经）、期门穴（肝经），治胆囊炎。

足临泣穴——化痰消肿·咳逆喘息

足临泣穴位于足背，第四、第五跖骨底结合部的前方，第五趾伸肌腱外侧凹陷中（见图99）。

足临泣穴，出自《黄帝内经·灵枢·本输》。足，脚部；临，治理；泣，泪水。此穴位于足部，善治眼疾，又与头临泣穴相对应，故名。

足临泣穴的功效主要是清泻肝胆，化痰消肿。《针灸大成》载，足临泣穴可治"胸中满""厥逆气喘不能行"等病症。现代主要用于治疗头目、胸胁及腰腿等部位的疾患，如目赤肿痛、颔痛腮肿、咳逆喘息、齿痛、髀枢痛、膝踝关节痛、足背红肿等。

足临泣穴是足少阳胆经与带脉相会之穴，具有疏通气血、防止淤滞的作用。平时多按摩足临泣穴，有助于缓解肝胆热盛造成的上火症状，另如乳腺炎、乳腺增生等问题，也可以通过按摩足临泣穴加以调节。

足临泣穴配丘墟穴（胆经）、解溪穴（胃经）、昆仑穴（膀胱经），治足跗肿痛；配日月穴（胆经）、期门穴（肝经）、外关穴（三焦经）、阳陵泉穴（胆经），治胁肋疼痛；配风池穴（胆经）、中渚穴（三焦经）、外关穴（三焦经），治偏头痛；配睛明穴（膀胱经）、合谷穴（大肠经）、太冲穴（肝经），治目赤肿痛。

地五会穴——清泻肝胆·脚背肿痛

地五会穴位于足背，第四、第五跖骨间，第四跖趾关节近端凹陷中（见图100）。

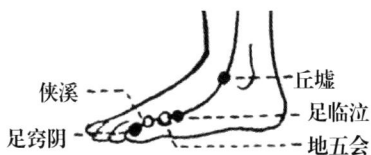

图 100

地五会穴，出自《针灸甲乙经》。地，为下，此指足部；五，指五脏；会，即会合。此穴所在为五脏之气在人体最下面的脚部交会之处，故名。

地五会穴的功效主要是清泻肝胆，聪耳明目。《铜人腧穴针灸图经》载，地五会穴可治"内伤唾血，足外皮肤不泽，乳肿"。现代主治头、胸等部位的疾患，如偏头痛、目赤痛、耳鸣、耳聋、乳肿、乳痈、腰痛、足背肿痛等。经常用拇指指腹按揉地五会穴，对足趾麻木、脚部发凉、乏力等有很好的调理缓解作用。

地五会穴配睛明穴（膀胱经）、瞳子髎穴（胆经）、风池穴（胆经），治目赤痛；配光明穴（胆经），治眼痒眼痛；配风池穴（胆经）、悬颅穴（胆经）、太冲穴（肝经）、颔厌穴（胆经），治风热头痛。

侠溪穴——平肝熄风·目眩口苦

侠溪穴位于足背外侧，当第四、第五趾骨间，趾蹼缘后方赤白肉际处（见图100）。

侠溪穴，出自《黄帝内经·灵枢·本输》。侠，通"夹"；溪，即沟溪。此穴位于第四、第五趾的夹缝间，如处沟溪，故名。

侠溪穴的功效主要是平肝熄风，消肿止痛。《针灸甲乙经》载，侠溪穴治"膝外廉痛，热病汗不出，目外眦赤痛，头眩，两颔痛"等病症。现代主治头胸、下肢等部位的疾患，如头痛目眩、颔痛、迎风流泪、耳鸣、耳聋、颊肿、胸胁疼痛、足背红肿、四肢浮肿等。由于侠溪穴的作用主要是祛除肝火，故而在日常生活中，我们多按摩侠溪穴可以有效缓解肝火过盛造成的口干、口苦、口臭、面红目赤、目眩、耳鸣等症状。

侠溪穴配支沟穴（三焦经）、阳陵泉穴（胆经），治胸胁痛；配听宫穴（小肠经）、翳风穴（三焦经），治耳鸣、耳聋。

足窍阴穴——疏肝解郁·咽喉肿痛

足窍阴穴位于足第四趾末节外侧，趾甲根角侧后方0.1寸处（见图100）。

足窍阴穴，出自《黄帝内经·灵枢·本输》。足，即足部；窍，即孔窍；阴，为阳之对。开窍于耳目的肾和肝均属阴脏，此穴在足部，善治耳目诸疾，故名。

足窍阴穴的功效主要是疏肝解郁，通经活络。《针灸大成》载，足窍阴穴可治"头痛心烦，喉痹""手足烦热"等病症。现代主治头、五官、胸胁等部位的疾患，如头痛、眩晕、目痛、耳鸣、口干、舌强、咽喉肿痛、烦心、梦魇、手足转筋、肘不得举、胁痛、月经不调、目赤肿痛、足跗肿痛、失眠、多梦等。

足窍阴穴属于胆经的"井穴"，能够沟通内外经脉气血。因此，经常按摩这个穴位，有助于气血畅通，通经活络，对于气血不足造成的气短咳逆、偏头痛、目赤肿痛、牙痛等症，都能起到较好的缓解作用。

足窍阴穴配头维穴（胃经）、风池穴（胆经）、率谷穴（胆经）、外关穴（三焦经），治偏头痛；配翳风穴（三焦经）、听会穴（胆经）、外关穴（三焦经），治耳鸣、耳聋；配少商穴（肺经）、商阳穴（大肠经），治喉痹。

第五部分　任脉与督脉

任　脉

　　任脉共有24穴，最早记载于《黄帝内经·素问·骨空论》："任脉者，起于中极之下，以上毛际，循腹里，上关元，至咽喉，上颐循面入目。"任脉的循行路线为：起于胞中，下出会阴，向上前行至阴毛部位，沿腹部和胸部正中线直上，经咽喉，至下颌，环绕口唇，沿面颊，分行至目眶下（见图101）。

　　任脉的功能作用，主要集中在两个方面。一是"总任诸阴"，为人体阴经的总调节，被称为"阴脉之海"。任脉循行于腹部正中，腹为阴，对一身阴经脉气具有总揽、总任的作用。足三阴经在小腹与任脉相交，手三阴经借足三阴经与任脉相通，因此任脉对阴经气血

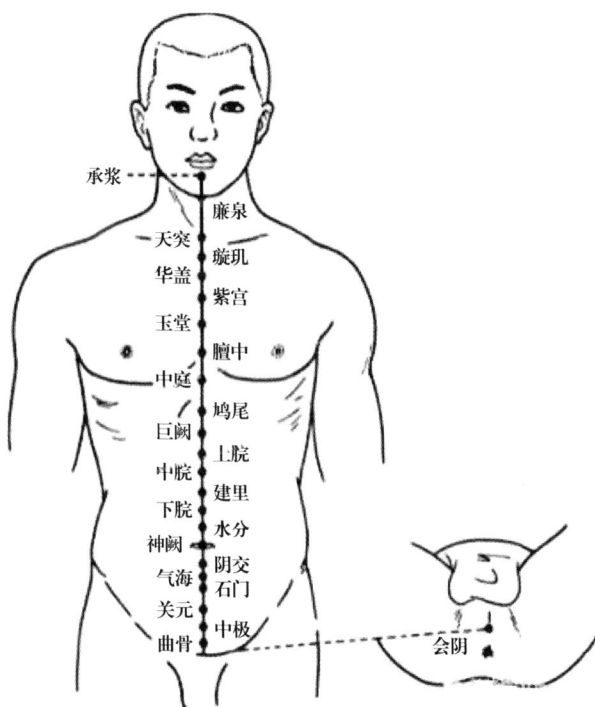

承浆
廉泉
天突　旋玑
华盖　紫宫
玉堂　膻中
中庭
巨阙　鸠尾
中脘　上脘
下脘　建里
神阙　水分
气海　阴交
关元　石门
曲骨　中极
会阴

图 101

有总体调节的作用。二是"任主胞胎",是调节月经、妊养胎儿的重要经络。任脉起于胞中,具有调节月经、保障女子生殖功能的作用,被称为"生养之本"。《黄帝内经·素问·上古天真论》说,女子"二七(十四岁)而天癸至,任脉通,太冲脉盛,月事以时下,故有子";"七七(四十九岁),任脉虚,太冲脉衰少,天癸竭,地道不通,故形坏而无子也"。"天癸"为"精气",即以肾精与任脉相联系,故称任脉为"生养之本"。在成年女子则"主胞胎",因此,任脉可谓生育、生殖和生长之本。

从养生和诊疗作用看,任脉对腹、胸、颈、头的局部病症及相应的内脏器官病症都有较好的治疗、调理作用,有不少穴位是治疗泌尿生殖系统疾病的常用穴位,部分穴位有强壮作用,少数穴位可治疗神志病。在日常生活中,只要按摩任脉,注意保养任脉,保证任脉的畅通,就可以起到调节人体性激素分泌的作用,保持肾气充足而畅通,在一定程度上预防人体衰老。

任脉穴位运行顺序为:会阴→曲骨→中极→关元→石门→气海→阴交→神阙→水分→下脘→建里→中脘→上脘→巨阙→鸠尾→中庭→膻中→玉堂→紫宫→华盖→璇玑→天突→廉泉→承浆。

分述如下。

会阴穴——清利湿热·小便不利 ★★

会阴穴位于会阴部,男性在阴囊根部与肛门连线的中点,女性在大阴唇后联合与肛门连线的中点(见图102)。

会阴穴,出自《针灸甲乙经》。会,相合聚结之处;阴,指阴部,在此指前后二阴。穴居两阴间,为任、督、冲三脉的起点,故名。

会阴穴的功效主要是醒神镇惊、清利湿热。《针灸大成》载,会阴

穴主治"阴中诸病""男子阴端寒冲心""女子经水不通"等症。现代主要用于急救及治疗二阴等疾患，如癫狂、惊痫、遗精、阳痿、月经不调、遗尿、阴痒、阴挺、阴部汗湿、阴门肿痛、大便秘结、小便不利、痔疾、脱肛、疝气等。

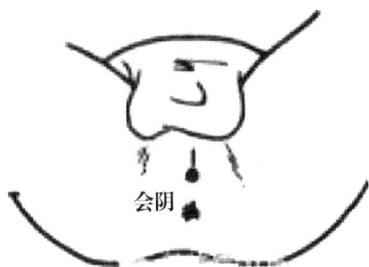

图 102

中医认为，会阴穴是人体比较重要的穴位，它与头顶督脉的百会穴为一直线，是人体精气神的通道。百会为阳接天气，会阴为阴收地气，二者相似相应，统一维持体内阴阳气血的平衡。经常按摩会阴穴，能疏通体内脉结，促进阴阳气的交接与循环，对调节生理和生殖功能有独特的作用。按摩方法：平时睡前可用食指搭于中指背上，用中指指端点按会阴穴108下，以感觉酸痛为度。

会阴穴配承山穴（膀胱经）、委中穴（膀胱经），治痔疾；配命门穴（督脉）、关元穴（任脉）、三阴交穴（脾经），治遗精；配百会穴（督脉）、长强穴（督脉）、承山穴（膀胱经），治脱肛。

曲骨穴——温阳利水·小便淋沥　★

曲骨穴位于下腹部，耻骨联合上缘，前正中线上（见图103）。

曲骨穴，出自《针灸甲乙经》。曲，即弯曲；骨，指横骨。此穴位于耻骨联合上缘，其形略呈弯曲状，故名。

曲骨穴的功效主要为温阳利水、通利

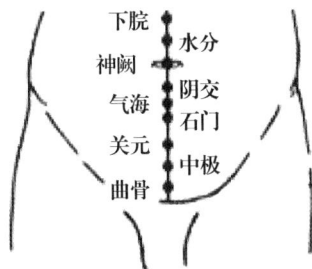

图 103

小便。《针灸甲乙经》载，曲骨穴主治"小便难，水胀满，溺出少"等症。现代主治小腹等部位，及泌尿生殖系统的疾患，如小腹胀满疼痛、疝气、小便淋沥、遗精、阳痿、早泄、月经不调、痛经、带下、遗尿等。

小便频急，曲骨能解。中医认为，经常按摩曲骨穴，可以收浊气、利肾脏，起到疏通下焦、通利小便的作用，缓解中老年人常见的小便频急问题。按摩方法：可在每晚睡前用中指指腹旋转按揉穴位3~5分钟。

曲骨穴配三阴交穴（脾经）、中极穴（任脉）、肾俞穴（膀胱经），治小便不利；配关元穴（任脉）、归来穴（胃经），治阳痿、遗精；配大敦穴（肝经），治痛经；配中极穴（任脉）、三阴交穴（脾经）、百会穴（督脉）、印堂穴（督脉），治遗尿。

中极穴——益肾兴阳·肾虚尿频

中极穴位于下腹部，前正中线上，脐中下4寸（见图103）。

中极穴，出自《黄帝内经·素问·骨空论》。中，中点；极，尽头处。此穴位于人体中部，又居脐中下4寸，为人体上下左右之中点，又当躯干尽头处，故名。

中极穴的功效主要是益肾兴阳、通经止带。《针灸甲乙经》载，中极穴主治"寒中腹胀"。现代主要用于治疗小腹等部位，以及泌尿生殖系统的疾患，如小腹热痛、疝气、遗尿、尿频、水肿、遗精、阳痿、早泄、小便不利、带下、月经不调、外阴瘙痒等。

中极穴是足太阴脾经、足少阴肾经、足厥阴肝经和任脉的交会穴，同时也是膀胱的募穴，是膀胱之气结聚的部位，具有调节膀胱功能的作用。经常按摩中极穴，可以补肾气、利膀胱，对男女生殖系统有保健作用，能够有效调理肾气不足造成的小便异常问题。按摩方法：可用中指指腹揉按中极穴，每次1~3分钟。

中极穴配横骨穴（肾经）、阴陵泉穴（脾经），治遗精、阳痿、早泄；配肾俞穴（膀胱经）、三阴交穴（脾经）、关元穴（任脉），治月经不调。

关元穴——补肾培元·阳痿早泄　★★★

关元穴位于下腹部，前正中线上，脐中下3寸（见图104）。

关元穴，出自《黄帝内经·素问·气穴论》，《灵枢·寒热病》称为"三结交"。关，闭藏之意；元，元气。此穴位于脐中下3寸，为人身元阴元阳关藏之处，故名。

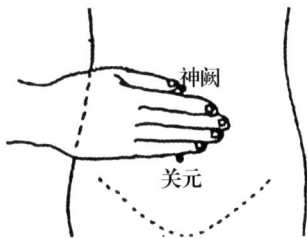

图 104

关元穴的功效主要是补肾培元、温阳固脱。《针灸甲乙经》载，关元穴可治"奔豚寒气入小腹，时欲呕，伤中溺血，小便数，背脐痛引阴，腹中窘急欲凑，后泄不止"等诸多病症。现代主要用于治疗中风脱证、虚劳冷惫、羸瘦无力等元气虚损造成的病症，涉及泌尿系统、生殖系统以及肠胃等部位的各种疾患，如少腹疼痛、尿频、遗尿、遗精、阳痿、早泄、月经不调、痢疾、眩晕、头痛、肾虚、气喘等。

关元穴别名"丹田"，为人体保健要穴。按摩关元穴有温阳益气、大补元气的作用。元气是人体生长的根本，随着年龄的增长，人体的元气会慢慢消耗。关元穴的作用就是将人身体当中的元气关藏起来，不使其流失。平时多刺激按摩关元穴，可以起到培补元气的作用。很多人上了年岁后，会出现尿频的现象，这是因为随着年纪的增大，人的元气逐渐衰败，人体肾气固摄不力，膀胱约束无能。经常按摩关元穴，可以有效缓解尿频的问题。另外，常按摩关元穴，还能有效调理肠胃，加速肠胃的蠕动，缓解消化不良以及便秘。总之，每天坚持按摩关元穴，能有效调理人体的气血不足，疏通经脉，起到补阳益气、强身健体的作用。按摩关元穴方法简便，每晚入睡前平躺，用掌腹按顺时针方向按摩100下，再按逆时针方向按摩100下，关元穴穴位感到微微发热即可。也可在沐浴后，使用电吹风对关元穴进行温热吹拂，时间1分钟左右，长期坚持，效果良好。当然，如果有条件，采用艾灸的方法温热关元穴，效果最好。

关元穴配太溪穴（肾经），治久泄不止、久痢赤白、下腹痛；配涌泉穴（肾经），治滑精、腰痛；配中极穴（任脉）、阴交穴（任脉）、石门穴（任脉）、期门穴（肝经），治胸胁胀满；配肾俞穴（膀胱经）、三阴交穴（脾经），治阳痿、遗精、早泄；配三阴交穴（脾经）、地机穴（脾经），治痛经。

石门穴——理气止痛·腹胀坚痛

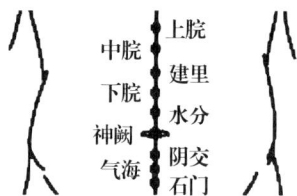

图105

石门穴位于下腹部，前正中线上，脐中下2寸（见图105）。

石门穴，出自《针灸甲乙经》。石，坚硬；门，开合之处。此穴位于脐中下2寸，为任脉之气出入之门户，犹石室之门，有坚固封藏之用，故名。

石门穴的功效主要是补肾调经、理气止痛。《备急千金要方》载，石门穴主治"少腹坚痛"等症。现代主要用于治疗小腹、肝肾及脾胃等部位的疾患，如腹胀坚痛、小腹绞痛、遗尿、遗精、阳痿、月经不调、小便不利、痢疾、便秘等。

石门穴配商丘穴（脾经），治少腹坚痛；配归来穴（胃经），治疝气；配关元穴（任脉）、三阴交穴（脾经），治月经不调、痛经。

气海穴——补气助阳·腹痛腹胀　★★

气海穴位于下腹部，前正中线上，脐中下1.5寸（见图105）。

气海穴，出自《黄帝内经·灵枢·九针十二原》。气，元气；海，深大集聚。此穴位于脐中下，属丹田之地，为元气汇聚之处，故名。

气海穴的功效主要是补气助阳、益肾固精。《针灸大成》载，气海穴主治"腹胀肿，气喘心下痛，冷病面赤，脏虚气惫，真气不足"等症。现代常用来治疗少腹、腰骶等部位的疾患，如腹痛、腹胀、泄泻、肠炎、胃下垂、脱肛、遗尿、遗精、阳痿、月经不调、痛经等。

补气强身找气海。气海穴有强壮作用，为保健要穴。现代研究表明，按摩气海穴可提高人体免疫能力。中医认为，气为血之帅。此穴位于下焦丹田部位，主要对肝、脾、肾三脏之气亏虚和真气不足所产生的气虚之症具有一定的治疗作用，因此具有强壮身体的功效。可以说气海充实，则身强体健。经常按摩气海穴，可以生发阳气、温养身体，尤其是对肠功能具有良好的调节作用。按摩方法简便易行，每晚入睡前，用掌心贴于气海穴上，按顺时针和逆时针方向用力各旋转按揉100下左右即可。当然，如果条件具备，最适合的方法是艾灸，每天用艾条悬灸气海穴30分钟左右，灸治10天可以间歇1~2天。也可在沐浴后使用电吹风对关元穴进行温热吹拂时一并吹拂气海穴，时间1分钟左右，长期坚持，就能取得良好效果。

气海穴配血海穴（脾经），治小腹痞块、经闭不通；配期门穴（肝经）、支沟穴（三焦经）、足三里穴（胃经）、内庭穴（胃经）、三阴交穴（脾经）、照海穴（肾经），治小腹胀满；配肝俞穴（膀胱经）、关元穴（任脉）、中极穴（任脉）、三阴交穴（脾经），治疝气；配小肠俞穴（膀胱经），治带下、淋浊；配关元穴（任脉）、阴陵泉穴（脾经）、大敦穴（肝经）、行间穴（肝经），治小便淋沥不尽、少腹胀痛。

阴交穴——调经固带·月经不调

阴交穴位于下腹部，前正中线上，脐中下1寸（见图105）。

阴交穴，出自《针灸甲乙经》。阴，为阳之对；交，即交会。此穴在脐中下1寸，为任脉、冲脉和足少阴脉交会处，故名。

阴交穴的功效主要是调经固带、利水消肿。《针灸甲乙经》载，阴交穴可治"女子手脚拘挛，腹满，疝，月水不通"等病症。现代常用于治疗腹、肝、肾等部位的疾患，如腹满水肿、疝气、肠鸣、肠炎、肠梗阻、小便不利、月经不调、子宫脱垂、痛经等。平时如果出现腹泻、腹胀，用中指指腹轻揉阴交穴3~5分钟，不适感就会减轻。

阴交穴配曲泉穴（肝经）、照海穴（肾经），治疝气、小腹痛；配涌泉穴（肾经），治小便淋沥不尽；配石门穴（任脉），治崩中漏下、小腹硬痛；配行间穴（肝经），治痞气、肠鸣、腹痛。

神阙穴——回阳固脱·急慢性肠炎　★★

神阙穴位于腹中部，脐中央（见图106）。

神阙穴，出自《针灸甲乙经》。神，即神气；阙，即宫门。此穴位于脐中，脐为胎儿气血运行之要道，如神气出入之宫门，故名。

神阙穴的功效主要是回阳固脱、健运脾胃。《针灸大成》载，神阙穴治"腹中虚冷，伤败脏腑，泄利不止，水肿鼓胀，肠鸣状如流水声"。现代主要用于治疗脾胃等疾患及急救，如急慢性肠炎、细菌性痢疾、脐腹冷痛、水肿、臌

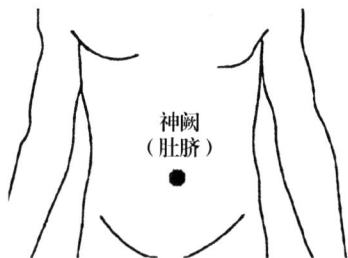

图 106

神阙
（肚脐）

胀、便秘、脱肛、四肢厥冷、泄泻、虚脱、久泻等，为临床急救穴之一。

民谚曰："常灸神阙穴，万病自会灭。"神阙穴与命门穴正反相对，一在任脉一在督脉，阴阳和合，是人体生命能源的所在地，被称为"生命根蒂"。中医认为，艾灸神阙穴可以温补元气、健运脾胃，对于各种腹部病症具有非常好的调理作用，比如说腹泻、腹胀、腹痛、病后大便不通等。经常按摩神阙穴，可以使人体内真气充足，面色红润，耳聪目明，保持饱满的精神状态和充沛的体力。

神阙穴配天枢穴（胃经）、大肠俞穴（膀胱经），治慢性肠炎；配足三里穴（胃经），治痢疾；配关元穴（任脉），治肠鸣、腹痛；配百会穴（督脉）、膀胱俞（膀胱经），治脱肛；配石门穴（任脉），治大腹水肿、小便不利。

水分穴——通调水道·腹胀水肿

水分穴位于上腹部，脐中上1寸（见图107）。

水分穴，出自《针灸甲乙经》。水，指水液、水气；分，指分别、分利。此穴位于脐中上1寸，小肠下口，是小肠分清别浊之处，水液入膀胱，渣滓入大肠，故名。

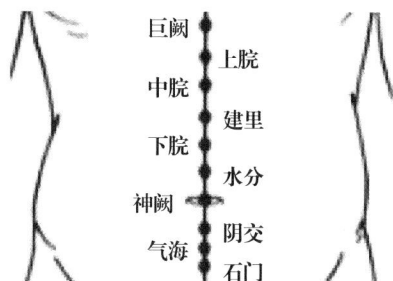

图 107

水分穴的功效主要是通调水道、理气止痛。《针灸大成》载，水分穴治"腹坚肿如鼓，转筋，不嗜食"等疾病。现代主要用于治疗脾胃等疾患，如腹胀、腹痛、恶心呕吐、肠鸣、泄泻、小便不利等。

水分穴配天枢穴（胃经）、足三里穴（胃经）、三阴交穴（脾经），治腹泻；配气海穴（任脉），治气滞水肿；配阴交穴（任脉）、足三里穴（胃经），治腹部鼓胀。

下脘穴——健脾和胃·消化不良

下脘穴位于上腹部，脐中上2寸（见图107）。

下脘穴，出自《针灸甲乙经》。下，即下方；脘，即胃脘。此穴位于胃脘下部，故名。

下脘穴的功效主要是健脾和胃、行气导滞。《针灸甲乙经》载，下脘穴主要治疗"食饮不化，入腹还出"等各种病症。现代多用于治疗胃肠等疾病，如胃痛、胃痉挛、胃下垂、胃溃疡、消化不良、急慢性胃炎、肠炎、痢疾、腹痛、腹胀、泄泻、呕吐、小便黄赤等。

化食导滞，下脘之责。下脘穴为任脉与足太阴脾经交会之处，是胃脘与肠腑相连的部位。中医认为，胃主受纳，熟化水谷；肠主传导，分清别浊。因此，下脘穴具有很好的和中理气、消积化滞功效。在日常生活当中，如果吃得过饱造成积食，可以及时揉摩下脘穴，有效化食导滞，减轻胃部负担。按摩时以手掌按揉下脘穴50~100下，长期坚持，对缓解腹痛、治疗消化不良十分有效。

下脘穴配陷谷穴（胃经），治肠鸣、食谷不化；配中脘穴（任脉），治腹坚硬胀；配足三里穴（胃经），治食饮不化；配天枢穴（胃经）、足三里穴（胃经），治腹泻。

建里穴——和胃消积·腹胀胃痛 ★

建里穴位于上腹部，脐中上3寸（见图107）。

建里穴，出自《针灸甲乙经》。建，立也；里，邻里。此穴位于中脘下1寸、下脘上1寸处，犹如立于胃中、下部之间，有建立中焦里气之功，故名。

建里穴的功效主要是和胃消积、健脾理气。《铜人腧穴针灸图经》载，建里穴主治"心下痛，不欲食，呕逆，上气，腹胀，身肿"等多种疾病。现代主要用于治疗脾胃等疾患，如胃脘痛、急性胃炎、慢性胃炎、胃下垂、胃溃疡、消化不良、呕吐、食欲不振、腹胀、水肿、肠鸣等。

要想脾胃健，建里早晚按。中医认为，脾胃为后天之本、气血生化之源。人体养生，重在养后天，先天不足的可以通过后天调养补足。如果脾胃运化功能保持旺盛，就能有效帮助将食物转化为气血津液，使脏腑经络四肢以及肌肉皮毛等组织得到充分的营养。如果脾胃运化功能减退，人体消化吸收功能也会失常，身体就会受到损伤甚至衰落。所以，调理脾胃是养生一大事。而建里穴则相当于脾胃的基础，如同人体这个"建筑"的屋基，经常按摩建里穴，能够起到壮根基、和胃气，让人体"安居乐业"的良好效果。因此，平时我们要常用拇指沿着建里穴旋转按摩，每次按摩100下，以提振食欲，保持身体健康。

建里穴配上脘穴（任脉）、足三里穴（胃经）、天枢穴（胃经），治腹胀、消化不良；配水分穴（任脉）、太溪穴（肾经）、照海穴（肾经），治水肿。

中脘穴——和胃健脾·急慢性胃炎　★

中脘穴位于上腹部，脐中上4寸（见图107）。

中脘穴，出自《针灸甲乙经》。中，即中间；脘，即胃脘。此穴位于胃脘之中部，故名。

中脘穴的功效主要是和胃健脾、降逆利水。《针灸甲乙经》载，中脘穴治"腹胀不通，寒中伤饱，食饮不化"等症。现代常用于治疗脾胃等疾患，如腹痛、腹胀、胃脘痛、急慢性胃炎、胃扩张、胃痉挛、胃下垂、消化不良、肠鸣、泄泻、痢疾、便秘等。

中脘穴为胃的募穴，是治疗消化系统疾病的必用穴，可以称之为"健胃穴"。任何原因引起的脾胃虚弱、运化失司，均可以通过按摩中脘穴进行缓解。

中脘穴配天枢穴（胃经）、足三里穴（胃经），治痢疾；配足三里穴（胃经），治胃痛、腹满。

上脘穴——调理脾胃·慢性胃炎

上脘穴位于上腹部，脐中上5寸（见图107）。

上脘穴，出自《针灸甲乙经》。上，与下对；脘，指胃脘。此穴在脐中上5寸，居中脘、下脘之上，正当胃上口处，相对于下脘及中脘而言，故名。

上脘穴的功效主要是调理脾胃、疏肝宁神。《针灸甲乙经》载，上脘穴治"寒中伤饱，食饮不化"等诸多病症。现代主要用于治疗脾胃等疾患，如胃痛、腹胀、反胃、呕吐、呃逆、急性胃炎、慢性胃炎、胃扩张、胃痉挛、消化性溃疡、肠鸣、泄泻、痢疾等。

上脘、中脘、下脘这三个穴位，其实就是人体三个重要"健胃穴"，自上而下形成了一道人体脾胃防护调理战线。经常按摩这三个穴位，不仅能够帮助消食，缓解腹胀、消化不良等问题，而且对胃痛、胃炎等各种胃部疾患都有很好的疗效。特别对老年人助益良多，因为人老了以后，脾胃功能逐步退化，经常按摩这三个穴位能够强健脾胃，减缓退化。所以，我们要经常按一按这三个穴位，给胃部以层层防护，免受各种胃病侵害。按摩时，可以用手掌按揉或者用指腹点按，每穴3~5分钟。

上脘穴配巨阙穴（任脉）、内关穴（心包经），治急性胃痛；配内关穴（心包经）、手三里穴（大肠经）、足三里穴（胃经），治急性胃炎；配中脘穴（任脉），治饮食不化；配神门穴（心经），治失眠烦躁。

巨阙穴——安神宁心·心烦惊悸

巨阙穴位于上腹部，脐中上6寸（见图108）。

巨阙穴，出自《脉经》。巨，巨大；阙，宫门。此穴为心之募穴，心为君主之官，为尊为大。此穴位居中线，临近心脏，如心气出入的宫门，故名。

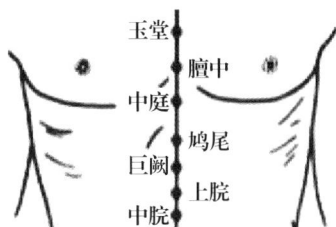

图108

巨阙穴的功效主要是安神宁心、宽胸止痛。《针灸甲乙经》载，巨阙穴主治"胸中澹澹，腹满暴痛，恍惚不知人"等病症。现代主要用于治疗心胸、神志和脾胃等方面的疾患，如心绞痛、心烦惊悸、胸膜炎、支气管炎、健忘、胃痛、呕吐、食欲减退、胃溃疡、急性胃炎、慢性胃炎等。

巨阙穴是缓解心悸、心痛的特效穴。经常按摩巨阙穴，既可以缓解心悸、心慌、心痛等心脏问题，也可以促进肠胃的蠕动，调理和缓解腹胀、呃逆、呕吐等肠胃方面的病症。

巨阙穴配心俞穴（膀胱经）、郄门穴（心包经）、通里穴（心经），治心绞痛；配足三里穴（胃经）、内庭穴（胃经），治反胃吞酸；配上脘穴（任脉），治腹胀；配心俞穴（膀胱经），治心悸、健忘。

鸠尾穴——宽胸定喘·胸满咳逆

鸠尾穴位于上腹部，前正中线上，胸剑结合部下1寸处（见图108）。

鸠尾穴，出自《黄帝内经·素问·气穴论》。鸠，即鸠鸟；尾即尾巴。此穴位于胸骨之下，胸骨剑突形如鸠鸟之尾，故名。

鸠尾穴的功效主要是安心宁神、宽胸定喘、清心化痰。《针灸甲乙经》载，鸠尾穴治"喉痹，食不下"等症。现代主要用于治疗胸肺及脾胃等疾患，如胸满咳逆、胸闷、心悸、胃痛、呕吐、饮食不下、呃逆、腹胀、反胃、噎膈、惊狂等。

防晕车，揉鸠尾。鸠尾穴为任脉的络穴，能够联络任脉各部气血，具有重要的醒神开窍、理气解郁作用。传统中医常用鸠尾穴治疗癫狂、抑郁等神志类疾病。同时，鸠尾穴还具有清热熄风的作用，经常用四指叩击鸠尾穴，可使人皮肤富有光泽，气色饱满，精力充沛。另外，鸠尾穴也是一个防晕车的穴位，如在旅途中感觉不舒服，可以及时按摩鸠尾穴，缓解不适。

鸠尾穴配内关穴（心包经）、中脘穴（任脉），治呕吐、呃逆；配涌泉穴（肾经），治癫痫、呕痰沫；配中脘穴（任脉）、少商穴（肺经），治食痫、胃脘胀满、不得眠。

中庭穴——宽胸理气·呃逆呕吐

中庭穴位于上腹部，前正中线上，平第五肋间，胸剑结合部（见图108）。

中庭穴，出自《针灸甲乙经》。中，即中间；庭，即庭院。此穴位于玉堂穴和膻中穴之下，犹如在宫殿前庭院之中，故名。

中庭穴的功效主要是宽胸理气、降逆止呕。《外台秘要》载，中庭穴可治"胸胁楛满，膈塞饮食不下，呕吐食复出"等病症。现代主要用于治疗心胸和脾胃等方面的疾患，如胸胁支满、心绞痛、急性胃炎、慢性胃炎、饮食不下、呕吐、呃逆、咽痛、食管炎等。

中庭穴配中府穴（肺经），治噎膈、胸闷；配俞府穴（肾经）、意舍穴（膀胱经），治呕吐、食不化；配紫宫穴（任脉）、涌泉穴（肾经），治胸胁支满。

膻中穴——清肺化痰·咳嗽气喘　　★

膻中穴位于胸部，前正中线上，平第四肋间，两乳头连线的中点（见图108）。

膻中穴，出自《黄帝内经·灵枢·根结》。膻中，指胸腔中央。此穴位于两乳中间、胸膜之中，为心包所在处，故名。

膻中穴的功效主要是理气宽胸、清肺化痰。《针灸甲乙经》载，膻中穴治"咳逆上气，唾喘，短气不得息，口不能言"等疾病。现代主要用于治疗心肺及乳房等疾患，如胸痹、心痛、心烦、心律不齐、心绞痛、咳嗽气喘、气管炎、支气管炎、哮喘、乳腺炎、胸膜炎等。

要治气短，长按膻中。中医有"气会膻中"一说。膻中穴同时也是心包募穴，对心脏功能的调整有特异作用。一些老年人稍有劳作就感觉气上不来，或者经常感觉气短，这是因为人在进入老年阶段以后，身体的气血会逐渐衰退，体力、精力都明显下降。如果坚持经常按摩膻中穴，能够有效调理缓解气虚等。按摩方法：用一手的拇指按压在胸口部位的膻中穴上，先点按穴位1分钟左右，再分别沿着顺时针和逆时针方向，旋转按揉膻中穴3~5分钟即可。按揉时注意力度要轻柔缓和，尤其是老年人更要注意力度缓和，以能够承受为宜。

膻中穴配天井穴（三焦经），治心胸痛；配丰隆穴（胃经）、列缺穴（肺经），治支气管炎、哮喘；配华盖穴（任脉），治气短咳喘。

玉堂穴——宽胸止痛·胸闷心烦

玉堂穴位于胸部，前正中线上，平第三肋间（见图108）。

玉堂穴，出自《难经》。玉，玉石，贵重之意；堂，殿堂。此穴居心位，心为君主之官，上为紫宫，下通中庭，似宫殿中之庭堂也。古时有"肺为玉堂宫"一说，此穴又主肺疾，故名。

玉堂穴的功效主要是宽胸止痛、止咳平喘。《针灸甲乙经》载，玉堂穴可治"胸中满，不得息，胁痛骨疼，喘逆上气，呕吐烦心"等诸多病症。现代主要用于治疗胸肺等疾患，如胸痛、咳嗽、咳吐寒痰、气喘、喉痹、胸闷、心烦、心绞痛等。

经常刺激按摩玉堂穴可以增强胸腺的活力，起到清咽利喉、止咳平喘、宽胸止痛的作用。随着年纪增大，一些老年人频繁出现咳嗽、胸闷、气短等肺部病症，经常按摩玉堂穴，对缓解这些症状有着非常不错的效果。按摩时，可用手指的指腹或指节向下按压玉堂穴，并作圈状按摩。

玉堂穴配肺俞穴（膀胱经）、孔最穴（肺经），治支气管哮喘；配上脘穴（任脉）、不容穴（胃经）、膈俞穴（膀胱经），治疗咯痰；配紫宫穴（任脉）、太溪穴（肾经），治咳逆上气、心烦。

紫宫穴——宣肺止咳·气喘咳嗽　★

紫宫穴位于胸部，前正中线上，平第二肋间（见图109）。

紫宫穴，出自《针灸甲乙经》。紫宫为星名，在此指帝王所居之处。此穴在玉堂穴之上、华盖穴之下，又相当于心脏部位，故名。

紫宫穴的功效是宣肺止咳、清利咽喉。《针灸甲乙经》载，

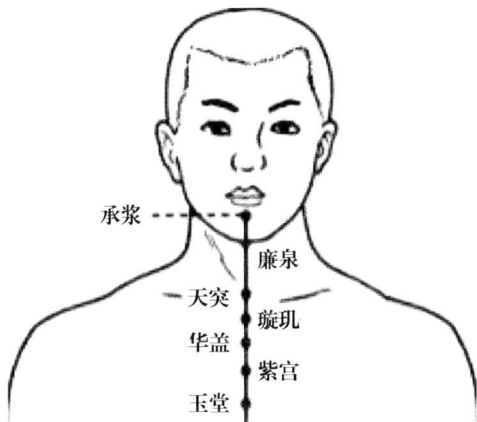

图 109

紫宫穴可治"胸胁楂满，痹痛，骨疼，饮食不下，呕逆，气上烦心"等诸多病症。现代主要用于治疗胸肺等疾患，如咳嗽、气喘、胸胁支满、胸痛、喉痹、咽塞、支气管炎等。

止打嗝，靠紫宫。人们有时会出现打嗝不止的现象，这虽然不是什么大毛病，但也让人挺难受。这时候，只要按摩一下紫宫穴和玉堂穴，就能得到有效缓解。

紫宫穴配中庭穴（任脉）、涌泉穴（肾经），治胸胁支满；配玉堂穴（任脉）、太溪穴（肾经），治咳逆上气。

华盖穴——宽胸利膈·胸胁满痛

华盖穴位于胸部，前正中线上，平第一肋间（见图109）。

华盖穴，出自《针灸甲乙经》。华，荣华；盖，遮蔽。此穴内应肺脏，主治肺疾，肺叶垂布，为五脏之盖，故名。

华盖穴的功效主要是清肺止咳、宽胸利膈。《针灸甲乙经》载，华盖穴治"咳逆上气，喘不能言"。现代主要用于治疗胸肺、咽喉等部位的疾患，如咳嗽、气喘、喉痹、胸胁满痛、咽喉痛、支气管炎、扁桃体炎等。

华盖穴配气户穴（胃经），治胁肋疼痛；配肺俞穴（膀胱经）、膻中穴（任脉）、列缺穴（肺经），治哮喘。

璇玑穴——清咽利喉·咽喉肿痛

璇玑穴位于胸部，前正中线上，胸骨上窝中央下1寸（见图109）。

璇玑穴，出自《针灸甲乙经》。璇，同旋；玑，同机。璇玑，有旋转枢机之意。此穴对应气管，为气管与肺气转运之枢机，故名。

璇玑穴的功效主要是宽胸止咳、清咽利喉。《针灸甲乙经》载，璇玑穴可治"胸满痛""喉痹咽肿，水浆不下"等病症。现代主要用于治疗胸肺、咽喉等疾患，如咳嗽、气喘、哮喘、支气管炎、喉痹、积食、扁桃体炎、喉炎、气管炎、胸膜炎等。

由于璇玑穴对应气管，因此，我们平常如果遇到嗓子红肿、疼痛的情况，就可以通过按摩这个穴位加以调理和缓解。按摩时，可用拇指指腹直接点压穴位，以感到酸、胀、麻为宜，每次3~5分钟。

璇玑穴配大椎穴（督脉）、肺俞穴（膀胱经），治哮喘；配合谷穴（大肠经）、鸠尾穴（任脉），治咽炎；配足三里穴（胃经），治胃中有积；配神藏穴（肾经），治胸闷、心悸、失眠、健忘。

天突穴——宣通肺气·咳嗽气喘

天突穴位于颈前区，胸骨上窝中央（见图109）。

天突穴，出自《黄帝内经·灵枢·本输》。天，即上部；突，指突出，向上。此穴位于胸骨上窝正中，颈结喉下2寸处，内应肺系。因肺气通于天，结喉高而突出，故名。

天突穴的功效主要是宣通肺气、消痰止咳。《针灸甲乙经》载，天突穴治"咳上气，喘，暴喑不能言"。现代主要用于治疗胸肺及颈部等疾患，如咳嗽、哮喘、胸中气逆、喉痹、咽干、失音、呕吐、呃逆、胸痛、喉中痰鸣、支气管炎、咽喉炎等。

用中指指腹慢慢轻揉按压天突穴1~2分钟，可治由咳嗽、气喘等引起的声音嘶哑。

天突穴配膻中穴（任脉）、丰隆穴（胃经），治支气管哮喘；配璇玑穴（任脉）、风府穴（督脉）、照海穴（肾经），治咽喉肿痛。

廉泉穴——利喉舒舌·口燥舌干

廉泉穴位于颈前区，喉结上方，舌骨上缘凹陷处（见图109）。

廉泉穴，出自《黄帝内经·灵枢·根结》。廉，清洁；泉，水之源。

此穴位于喉结上方边缘，内应舌根，以舌搅动口内，津液若泉水源源不断，可以生津润燥，故名。

廉泉穴的功效主要是利喉舒舌、消肿止痛。《针灸甲乙经》载，廉泉穴治"舌下肿，难以言，舌纵涎出"。现代主要用于治疗口舌、咽喉等疾患，如舌下肿痛、口腔炎、咽炎、扁桃体炎、咳逆喘息、咽喉肿痛、咳嗽、气喘等。

廉泉穴配中冲穴（心包经），治舌下肿痛；配翳风穴（三焦经）、合谷穴（大肠经）、少商穴（肺经），治咽喉肿痛；配天井穴（三焦经）、太渊穴（肺经），治感冒、咳嗽、喉痹。

承浆穴——生津敛液·口腔溃疡

承浆穴，位于面部，下嘴唇沟的正中凹陷处（见图109）。

承浆穴，出自《针灸甲乙经》。承，即承受；浆，即水浆。此穴在嘴下，可承口中水浆，故名。

承浆穴的功效主要是生津敛液、舒筋活络。《针灸大成》载，承浆穴可治"口眼㖞斜，面肿消渴，口齿疳蚀生疮，暴喑不能言"等病症。现代主要用于治疗面部口唇等疾患，如流涎、舌强、口腔溃疡、齿龈肿痛、暴喑、消渴、牙痛、齿衄、口舌生疮等。

承浆穴配劳宫穴（心包经），治口舌生疮、口臭口干；配风府穴（督脉），治感冒、头项强痛、牙痛。

督 脉

督脉共有29穴，起于小腹内胞宫，向下走会阴部，向后行于腰背正中至尾骶部的长强穴，沿脊柱上行，经项后部至风府穴，进入脑内，沿头部正中线，上行至百会穴，经前额下行鼻柱至鼻尖的素髎穴，过水沟，至上齿正中的龈交穴（见图110）。《黄帝内经·素问·骨空论》讲："督脉者，起于少腹，以下骨中央。女子入系廷孔，其孔，溺孔之端也。其络循阴器，合篡间，绕篡后，别绕臀，至少阴与巨阳中络者合。少阴上股内后廉，贯脊属肾；与太阳起于目内眦，

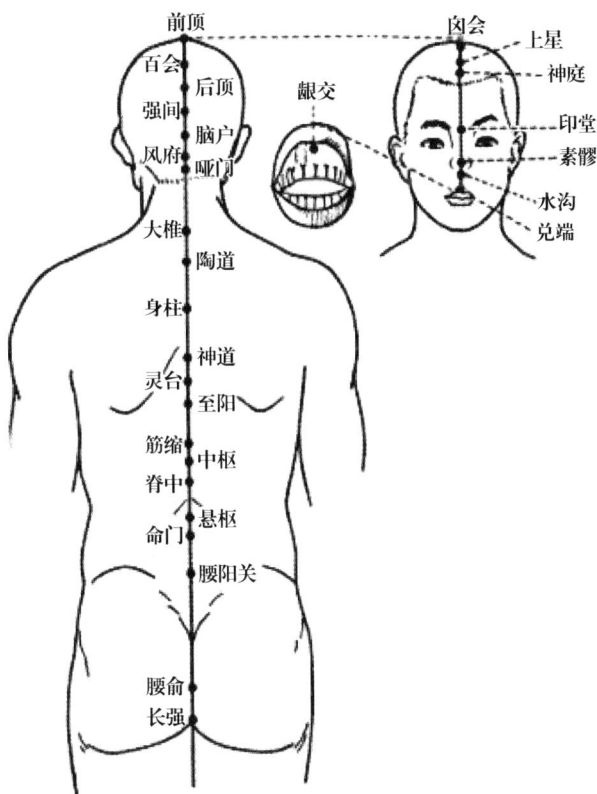

图 110

上额交巅，上入络脑，还出别下项，循肩髆内，侠脊抵腰中，入循膂络肾。其男子循茎下至篡，与女子等。其少腹直上者，贯脐中央，上贯心入喉，上颐环唇，上系两目之下中央。"《黄帝内经·灵枢·经脉》："督脉之别，名曰长强。挟脊上项，散头上，下当肩胛左右，别走太阳，入贯膂。"

督脉总督一身之阳经，6条阳经都与督脉交会于大椎，督脉有调节阳经气血的作用，故被称为"阳脉之海"。督脉主人体生殖机能，特别是男性生殖机能。督脉的病候，主要是关于头脑、五官、脊髓及四肢的病症，如头风、头痛、项强、头重、脑转、耳鸣、眩晕、眼花、嗜睡、癫狂、痫疾、腰脊强痛、俯仰不利、肢体酸软，以及手足拘挛、震颤、抽搐、麻木及中风不语等。

督脉穴位运行顺序为：长强→腰俞→腰阳关→命门→悬枢→脊中→中枢→筋缩→至阳→灵台→神道→身柱→陶道→大椎→哑门→风府→脑户→强间→后顶→百会→前顶→囟会→上星→神庭→印堂→素髎→水沟→兑端→龈交。

分述如下。

长强穴——调通肠腑·痔疮　★★

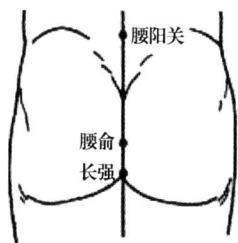

图 111

长强穴位于尾骨尖端下，尾骨尖端与肛门连线的中点处（见图111）。

长强穴，出自《黄帝内经·灵枢·经脉》。长，长久，旺盛；强，健行不息，强壮充实。此穴为督脉之起点，督脉夹脊而行，脊柱形长且强硬，同时，督脉又为诸阳脉之长，其气强盛，故名。

长强穴的功效主要是解痉止痛、调通肠腑。《针灸甲乙经》载，长强穴治"痉反折，心痛，形气短，尻臑涩，小便黄闭"等症。现代主要用于治疗前后二阴及神志疾患等，如女阴瘙痒、阴囊湿疹、阴部湿痒、前列腺炎、遗精、阳痿、小便黄闭、痔疾、脱肛、肠炎、痢疾、便秘、腰脊部疼痛、尾骶部疼痛、遗尿、腹泻、小便难等。

肠道不通，长强来助。长强穴是人体日常保健大穴。由于长强穴位于尾骨终端，督脉从长强穴出发，发出络脉向前联络任脉。因此，长强穴一穴可通任督两脉，善于调和阴阳。经常按摩长强穴，能促进任督两脉的脉气相互接应。长强穴又是督脉、足少阴肾经、足少阳胆经的交会穴，经常按摩这一穴位，有助于缓解肠腑疾病引起的便血、痢疾、腹泻、便秘、脱肛、痔疮等疾病，特别是对解决肠道不通这一困扰许多老年人的大问题有良好的效果。按摩方法简便易行，每晚入睡前侧卧，用右手指腹用力揉按长强穴1~3分钟即可，长期坚持，必见成效。

长强穴配承山穴（膀胱经），治痔疾；配百会穴（督脉）、气海穴（任脉），治脱肛；配命门穴（督脉）、大肠俞穴（膀胱经）、关元穴（任脉）、风池穴（胆经），治阳痿；配中脘穴（任脉）、大肠俞穴（膀胱经）、小肠俞穴（膀胱经）、合谷穴（大肠经）、曲泉穴（肝经），治痢疾。

腰俞穴——散寒除湿·腰脊强痛

腰俞穴位于骶部，第四骶椎下，骶管裂孔中，后正中线上（见图111）。

腰俞穴，出自《黄帝内经·素问·缪刺论》。腰，即腰部；俞，同输。此穴位于腰部，为腰部经气注输之处，主要作用是疏解腰部瘀滞之气，故名。

腰俞穴的功效主要是调经通络、散寒除湿。《针灸大成》载，腰俞穴治"腰髋腰脊痛，不得俯仰""妇人月水闭"等病症。现代主要用于治疗腰腿及两阴等部位疾患，如月经不调、赤白带下、盆腔炎、遗精、遗尿、泄泻、痔疾、腰脊强痛、下肢痿痹、腰骶神经痛等。

腰俞穴配气海穴（任脉）、血海穴（脾经）、三阴交穴（脾经），治月经不调；配照海穴（肾经），治经闭、经少、小腹胀坠；配长强穴（督脉），治腹泻不止；配环跳穴（胆经），治髋部寒痛；配悬钟穴（胆经），治足痹不仁、足痿软。

腰阳关穴——舒筋活络·腰膝酸痛　★

腰阳关穴位于脊柱区，第四腰椎棘突下凹陷中，后正中线上（见图111）。

腰阳关穴，出自《黄帝内经·素问·骨空论》。腰，即腰部；阳，为阴之对；关，即机关。督脉为阳，穴属督脉，位于腰部转动处，如腰之机关，故名。

腰阳关穴的功效主要是祛寒除湿、舒筋活络。《备急千金要方》载，腰阳关穴治"筋挛，膝不得屈伸，不可以行"。现代主要用于治疗前阴及腰腿等疾患，如月经不调、赤白带下、睾丸炎、遗精、阳痿、脊髓炎、腰骶神经痛、坐骨神经痛、膝肿不可屈伸、下肢麻痹等。

腰阳关穴是督脉上的重要穴位，中医认为，经常按摩腰阳关穴，可以起到壮腰补肾、通阳逐痹、祛寒除湿、舒筋活络的功效。对中老年人来讲，按摩腰阳关穴有很重要的现实作用。俗话说"人老腿先老"，实际上，很多人腿部疼痛的病根在腰上。按摩腰阳关穴可以起到温肾壮阳、强筋壮骨的作用，对治疗缓解腰腿痛有着非常好的效果。按摩时，可用左手或右手握拳，以食指掌指关节凸起部揉按腰阳关穴3~5分钟。

腰阳关穴配肾俞穴（膀胱经）、大肠俞穴（膀胱经）、委中穴（膀胱经），治疗腰痛；配肾俞穴（膀胱经）、次髎穴（膀胱经）、委中穴（膀胱经），治寒湿性腰痛、腿痛；配梁丘穴（胃经）、曲泉穴（肝经），治膝不得屈伸；配肝俞穴（膀胱经）、肾俞穴（膀胱经）、膏肓穴（膀胱经）、关元穴（任脉），治遗精、阳痿。

命门穴——益肾壮阳·肾虚体弱　★★★

命门穴位于脊柱区，第二腰椎棘突下凹陷中（见图112）。

命门穴，出自《针灸甲乙经》。命，指生命；门，指门户。此穴位于第二腰椎棘突下，两肾俞之间，当肾间动气处，为元气之根本，生命之门户，故名。

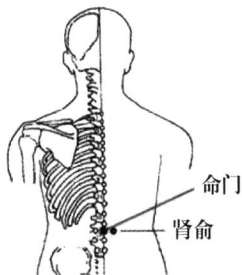

命门
肾俞

图112

命门穴的功效主要是益肾壮阳、强腰通络。《针灸甲乙经》载，命门穴治"头痛如破，身热如火，汗不出，瘛疭，寒热汗不出，恶寒里急，腰腹相引痛"等诸多病症。现代常用于治疗性功能障碍、前列腺炎、月经不调、慢性肠炎、腰扭伤、遗尿、白带、子宫内外膜炎、盆腔炎、脊柱炎、肾炎、坐骨神经痛、疝气、痔疮、耳鸣、失眠等。

命门穴是人体按摩保健的重要穴位，是历代养生家最为重视的穴位之一。传统中医认为，命门穴是人体"诸神精之所舍，原气之所系"。现代中医学也把命门穴称作"生命健康之门"，之所以这样讲，主要是因为命门穴在平衡和调理人体阴阳之气中有着特殊的作用，《景岳全书》说"五脏之阴气，非此不能滋。五脏之阳气，非此不能发"。特别是对中老年人来讲，随着年龄增长，身体阳气渐渐减弱，培固和生发阳气就成为保持健康的第一要义。命门穴是肾阳藏身的地方，同时，由于督脉统率着整个人体的阳气，因此经常按摩命门穴，既能激发督脉的阳气，又能强肾固本。肾气足了，反过来能够促进督脉的气血旺盛不息，这样，整个人体的阳气就能始终保持一个旺盛的状态。身体的免疫能力增强了，就能实现预防疾病、衰老的目的。

刺激命门穴方法多样，可以采用针刺法、艾灸法、按摩法等。

日常养生按摩命门穴的方法简便易行，可以在每晚临睡前，正坐或侧卧，先将两掌搓热，快速用掌心擦命门穴，以感觉发热发烫为度；然后将两掌搓热捂住两肾俞，集中精神，把意念放在命门穴上，时间3分钟左右即可，长期坚持，必见成效。

命门穴配肾俞穴（膀胱经）、委中穴（膀胱经），治寒湿性腰痛、腿痛；配肾俞穴（膀胱经）、关元穴（任脉），治遗精、阳痿；配合谷穴（大肠经）、三阴交穴（脾经），治月经不调、痛经、带下诸疾；配肾俞穴（膀胱经）、关元穴（任脉）、大赫穴（肾经），治痛经。

悬枢穴——温肾健脾·脾胃虚弱

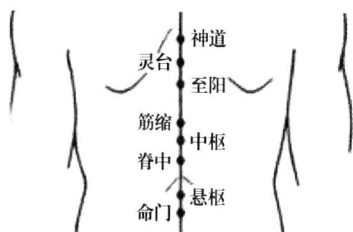

图113

悬枢穴位于腰部，后正中线上，第一腰椎棘突下凹陷中，命门穴上1寸（见图113）。

悬枢穴，出自《针灸甲乙经》。悬，悬起，悬空；枢，枢纽，枢要。此穴位于人体旋转枢要之处，人在仰卧悬腰之时，腰脊处有数寸悬空，可以探手通过，该穴正当此处上端，两条膂脊之间，故名。

悬枢穴的功效主要是温肾健脾、强腰通肠。《铜人腧穴针灸图经》载，悬枢穴主治"积气上下行，水谷不化，下利，腰脊强不得屈伸，腹中留积"等症。现代主要用于治疗脾胃及腰背等疾患，如脾胃虚弱、胃痛、腹胀、腹痛、水谷不化、肠鸣、泄泻、痢疾、急性胃肠炎、腰脊强痛、腰肌筋膜炎、脱肛、胃肠神经痛、胃下垂、肠炎等。

悬枢穴配足三里穴（胃经）、内关穴（心包经），治急性胃痛；配天枢穴（胃经）、气海穴（任脉），治泄泻；配肾俞穴（膀胱经），治腰痛；配天枢穴（胃经）、中脘穴（任脉），治食积腹胀；配长强穴（督脉）、百会穴（督脉），治脱肛。

脊中穴——益肾强腰·腰脊强痛

脊中穴位于背部，后正中线上，第十一胸椎棘突下凹陷中脊柱区（见图113）。

脊中穴，出自《针灸甲乙经》。脊，即脊柱；中，即中间。脊柱古作二十一椎，此穴位于第十一椎下，正当脊柱中间，故名。

脊中穴的功效主要是健脾利湿、益肾强腰。《针灸甲乙经》载，脊中穴治"腰脊强，不得俯仰"。现代主要用于治疗脾胃及腰脊等疾患，如急性肠胃炎、腹胀、腹泻、呕吐、反胃、胃溃疡、腰脊强痛、脱肛、痢疾、痔疮等。

脊中穴配中枢穴（督脉）、足三里穴（胃经）、悬枢穴（督脉），治胃及十二指肠溃疡；配涌泉穴（肾经），治癫痫；配肾俞穴（膀胱经）、命门穴（督脉）、中膂俞穴（膀胱经）、腰俞穴（督脉），治腰闪挫痛。

中枢穴——强腰补肾·腹痛胃胀

中枢穴位于背部，后正中线上，第十胸椎棘突下凹陷处（见图113）。

中枢穴，出自《黄帝内经·素问·气府论》。中，即中间；枢，即枢纽。此穴位于背部第十胸椎下，相当于脊柱中部之枢纽处，故名。

中枢穴的功效主要是强腰补肾、健脾和胃。《备急千金要方》载，灸中枢穴可治"眼暗"。现代主要用于治疗脊背、脾胃等疾患，如腰痛脊强、胃脘痛、食欲不振、呕吐、发热、黄疸、胃炎、肝炎、胆囊炎、视力减退、视神经衰弱等。

按摩中枢穴对缓解胸腹冷痛、腰背疼痛等有比较明显的作用，同时，由于中枢穴具有清热益肾的功效，所以经常按摩，也有利于明目，缓解视力减退。

中枢穴配肾俞穴（膀胱经）、委中穴（膀胱经），治腰背强痛；配脾俞穴（膀胱经）、足三里穴（胃经），治腹满、食欲缺乏；配中脘穴（任脉）、内关穴（心包经）、足三里穴（胃经），治胃痛、呕吐。

筋缩穴——宁神镇痉·癫痫抽搐

筋缩穴位于背部正中线上，第九胸椎棘突下凹陷中（见图113）。

筋缩穴，出自《针灸甲乙经》。筋，筋肉；缩，抽搐。此穴位于肝俞中央，肝主筋，加之此穴主治筋脉挛缩之病，故名。

筋缩穴的功效主要是平肝熄风、宁神镇痉。《针灸甲乙经》载，筋缩穴治"狂走癫疾，脊急强，目转上插"等病症。现代常用于治疗脊背、脾胃等疾患，如脊背强急、腰背疼痛、胃痛、胃痉挛、胃炎、癫痫、抽搐、癔症等。

筋缩穴配阳陵泉穴（胆经）、行间穴（肝经），治四肢不收；配大敦穴（肝经）、足三里穴（胃经），治胃痛；配曲骨穴（任脉）、阴谷穴（肾经）、行间穴（肝经），治癫痫。

至阳穴——宽胸利膈·胸胁胀闷　★

至阳穴位于背部正中线上，第七胸椎棘突下凹陷中（见图114）。

至阳穴，出自《针灸甲乙经》。至，到达，极致；阳，指心阳，背亦为阳。此穴位于第七胸椎节下，横膈以上，两膈俞之中间，七为阳数，横膈以上为阳中之阳，故名。

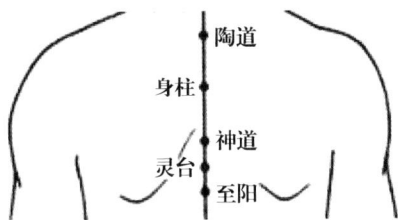

图114

至阳穴的功效主要是宽胸利膈、疏肝和胃，能通达督脉的阳气。《备急千金要方》载，至阳穴可治"胫疼，四肢重，少气难言"等病症。现代主要用于治疗胸肺、肝胃等疾患，如咳嗽气喘、胸胁胀闷、腰背强痛、胃痛、腹痛、肠中鸣、胃肠炎等。

用按摩槌敲打刺激至阳穴，每次3~5分钟，可即时缓解心绞痛、胃痛和腹痛症状。

至阳穴配阳陵泉穴（胆经）、日月穴（胆经），治胁肋痛、黄疸、呕吐；配心俞穴（膀胱经）、内关穴（心包经），治心律不齐、胸闷；配内关穴（心包经）、足三里穴（胃经）、中脘穴（任脉），治胃病；配天突穴（任脉）、太渊穴（肺经），治咳喘。

灵台穴——清肺泻火·咳嗽气喘

灵台穴位于背部，后正中线上，第六胸椎棘突下凹陷中（见图114）。

灵台穴，出自《黄帝内经·素问·气府论》。灵，即神灵；台，即亭台。灵台，为古时君主宣德布政之地，被喻为国之心脏。此穴位于第六胸椎节下，内应正心，故名。

灵台穴的功效主要是清肺泻火、止咳定喘。《针灸大成》认为，灵台穴主治"气喘不能卧"。现代主要用于治疗胸肺、脊背等疾患，如咳嗽气喘、身热、脊背强痛、痈疽、疔疮、胸胁胀满、胃痛、疟疾等。

由于灵台穴内应正心，所以按摩灵台穴，可以帮助缓和人的焦虑不安、忧郁悲伤等负面情绪，尤其是能够有效缓解心神受扰导致的失眠问题。按摩时，用按摩槌轻轻敲打即可。

灵台穴配合谷穴（大肠经）、委中穴（膀胱经），治疗疮、风疹；配肺俞穴（膀胱经）、膏肓穴（膀胱经），治咳嗽；配大椎穴（督脉）、风门穴（膀胱经），治脊背强痛。

神道穴——宁神安心·健忘失眠　★

神道穴位于背部，后正中线上，第五胸椎棘突下凹陷中（见图114）。

神道穴，出自《针灸甲乙经》。神，即心神；道，即通道。此穴位于第五胸椎节下，平两侧心俞穴，内应心，心藏神，穴为心气之通道，又主治神志疾病，故名。

神道穴的功效主要是宁神安心、清热平喘。《针灸甲乙经》载，神道穴治"身热头痛，进退往来"。现代主要用于治疗心神及外感等疾患，如心痛、惊悸、健忘、失眠、神经衰弱、癔症、咳嗽气喘、项强背痛、目痛、视物不明等。

神道穴作为心气的通道，经常按摩有助于心气通畅、宁神安心。由于此穴位于背部上方，本人不便按摩，如果家人出现由特殊情况造成的恍惚、悲愁等，可以连同灵台穴一起按摩，能够有效缓和心情，消除负面情绪。另外，用双手中指指腹互相叠加，用力揉按神道穴3~5分钟，也可缓解心脏供血不足，治疗心绞痛、心脏不适。

神道穴配神门穴（心经）、三阴交穴（脾经），治失眠、健忘；配关元穴（任脉），治头痛；配少海穴（心经），治心悸、多梦。

身柱穴——宣肺清热·感冒咳嗽

身柱穴位于背部，后正中线上，第三胸椎棘突下凹陷中（见图114）。

身柱穴，出自《针灸甲乙经》。身，身体；柱，支持为柱。该穴位于两肺俞正中，适当两肩胛的中央，为肩胛荷重的撑柱，故名。

身柱穴的功效主要是宣肺清热、宁神镇咳。《针灸甲乙经》载，身柱穴治"身热狂走，谵语见鬼，瘈疭"。古代中医典籍记载中有"小儿每日灸身柱、天枢可保无病"一说。现代常用于治疗咳嗽气喘、感冒、哮喘、发热、支气管炎、肺炎，以及腹泻、食欲不振、精神萎靡等病症。

身柱穴配肺俞穴（膀胱经）、列缺穴（肺经）、膻中穴（任脉），治咳嗽气喘；配心俞穴（膀胱经）、神门穴（心经），治心悸、惊风。

陶道穴——解表清热·慢性支气管炎 ★

陶道穴位于背部，后正中线上，第一胸椎棘突下凹陷中（见图114）。

陶道穴，出自《针灸甲乙经》。陶，陶窑；道，通道。此穴位于第一胸椎下，《黄帝内经·灵枢·背腧》称"椎"为焦，含火燔之意，喻阳气通气穴处，犹如陶窑火气所出之通道，故名。

陶道穴的功效主要是解表清热、镇痉安神。《针灸甲乙经》载，陶道穴主治"头重目瞑，凄厥寒热，项强难以反顾，汗不出"等病症。现代主要用于治疗外感及心神等疾患，如头项强痛、恶寒发热、胸痛、疟疾、咳嗽气喘、癫狂、脊项强痛、颈肩部肌肉痉挛、颈椎病、慢性支气管炎、神经衰弱、精神分裂等。

按摩陶道穴，有助于排除身体内的寒气，让阳气畅通。这对老年人来说有十分重要的作用。许多老年人患有慢性支气管炎，俗称"老慢支"。每当寒冷季节或气温骤变时，就会出现气喘、痰量明显增多，日夜咳嗽，早晚尤为剧烈，严重影响自己及家人的生活质量。如果平时坚持按摩陶道穴，对治疗缓解慢性支气管炎可以起到很积极的作用。另外，由于陶道穴有宁心安神的作用，所以经常按摩可使人安静踏实，精神感到愉悦。按摩陶道穴一般有两种方法：一种是点按，以拇指指腹按在陶道穴的位置，逐渐用力，保持5~6秒后松开，持续进行50~60下，每天2~3次；另一种是按揉，用拇指指腹按压陶道穴，按顺时针方向进行旋转按揉，每次100下左右，每天2~3次。

陶道穴配神堂穴（膀胱经）、风池穴（胆经），治颈项强痛、头昏头痛；配身柱穴（督脉）、悬枢穴（督脉），治脊背酸痛；配肺俞穴（膀胱经），治咳嗽喘疾；配曲池穴（大肠经）、风池穴（胆经）、合谷穴

（大肠经），治外感发热。

大椎穴——解表通阳·恶寒发热　★★

大椎穴位于背部，后正中线上，第七颈椎棘突下凹陷中（见图115）。

大椎穴，出自《黄帝内经·素问·骨空论》。大，巨大；椎，椎骨。此穴位于第七颈椎下，因其在椎骨中最大，故名。

大椎穴的功效主要是解表通阳、补虚宁神。《针灸甲乙经》载，大椎

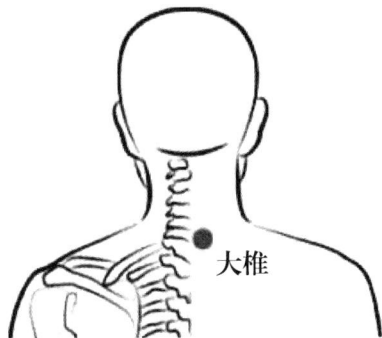

大椎

图115

穴治"伤寒热盛，烦呕"等病症。现代主要用于治疗外感、虚劳及心神疾患，如感冒、恶寒发热、头项强痛、咳嗽、喘逆、胸背疼痛、支气管炎、过敏性鼻炎、哮喘、神经衰弱、颈肩部肌肉痉挛等。

大椎穴被称为"诸阳之会"，为手足三阳经交会之处。因此，大椎穴既是养护阳气的重要穴位，也是治疗肺系疾病的特效穴，尤其适用于各种症状感冒，有助于退热、消炎，为退热要穴。按摩大椎穴能刺激各种抗体的产生，对感冒发烧起到很好的缓解效果。除了补充阳气，大椎穴还能调和阴阳，对提高免疫力有着非常好的作用。对阳盛阳亢引起的失眠，按摩大椎穴也有较好的疗效。按摩大椎穴，可以采用点按的方法，拇指指腹按在大椎穴的位置，用力向下深按，保持6秒，然后松开，一压一松为一个循环，点按大椎穴5~10分钟。也可采用按揉的方法，用拇指指腹按压在大椎穴的位置，然后保持一定的力度，进行旋转按揉，每次按揉5~10分钟。

大椎穴配合谷穴（大肠经）、中冲穴（心包经），治伤寒发热、头昏；配长强穴（督脉），治脊背强痛；配曲池穴（大肠经）、鱼际穴（肺经）、合谷穴（大肠经）、风池穴（胆经），治外感发热头痛；配脊中穴（督脉）、腰阳关穴（督脉），治腰背痛。

哑门穴——利窍醒神·聋哑失语

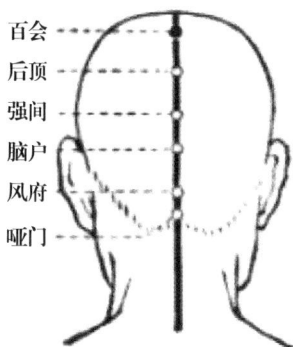

百会
后顶
强间
脑户
风府
哑门

图116

哑门穴位于背部，后正中线上，后发际正中直上0.5寸，第二颈椎棘突上凹陷中（见图116）。

哑门穴，出自《黄帝内经·素问·气穴论》。哑，音哑；门，门户。此穴有通经络、开神窍的作用，治失语之症，故名。

哑门穴的功效主要是利窍醒神、泻热通络。《针灸大成》载，哑门穴治"舌急不语"。现代主要用于治疗口舌、头项、神志等方面的疾患，如音哑、重舌、言语涩滞、舌缓不语、失语、聋哑、咽喉肿痛、头风头痛、颈项强急、舌骨肌麻痹等。

对一些因中风留下后遗症的人来讲，经常按摩哑门穴，有助于缓解和治疗言语不利、表达含糊等问题，长期坚持就能收到特效。按摩时可让患者端坐，按摩人用食指的指腹点揉哑门穴，力度要均匀、柔和，以局部有酸胀感为宜。每天早晚各1次，每次按揉3~5分钟即可。

哑门穴配关冲穴（三焦经），治舌缓不语；配风府穴（督脉）、通里穴（心经）、合谷穴（大肠经），治暗哑之声；配廉泉穴（任脉）、耳门穴（三焦经）、翳风穴（三焦经）、听宫穴（小肠经）、听会穴（胆经）、合谷穴（大肠经），治聋哑；配通天穴（膀胱经）、跗阳穴（膀胱经），治头风头痛。

风府穴——疏风祛邪·流行性感冒　★

风府穴位于头项部，后发际正中直上1寸，枕外隆凸直下，两侧斜方肌之间的凹陷中（见图116）。

风府穴，出自《黄帝内经·素问·骨空论》。风，即风邪；府，即聚集处。此穴为治风要穴，又位于颞颥后发际凹陷处，为风之所聚部位，故名。

风府穴的功效主要是疏风祛邪、醒神清脑。《针灸大成》载，风府穴治"身重恶寒，头痛"。现代主要用于治疗外感、神志以及头项、口鼻等病症，如流行性感冒、神经性头痛、颈项强痛、鼻塞、咽喉肿痛等。

中医认为，"风为百病之长"。所谓风，是指"风邪"，就是造成人体失调的内外成因。风府穴最主要的作用就是散风熄风，它是治理风邪的重要穴位之一。经常按摩风府穴，可以起到通关开窍、散风熄风的作用，可治风邪而致伤风感冒、发热、鼻塞等疾病。

按摩时，可用手指指腹揉按风府穴，有酸痛、胀麻的感觉为宜，每次揉按1~3分钟。

风府穴配风门穴（膀胱经）、风池穴（胆经）、列缺穴（肺经）、合谷穴（大肠经）、复溜穴（肾经），治风寒感冒；配后溪穴（小肠经），治后头痛；配天突穴（任脉）、璇玑穴（任脉）、照海穴（肾经），治咽喉肿痛。

脑户穴——开窍醒神·风眩头痛

脑户穴位于头部，后发际正中直上2.5寸，风府穴上1.5寸，枕外隆凸的上缘凹陷处（见图116）。

脑户穴，出自《黄帝内经·素问·刺禁论》。脑，即脑髓；户，即门户。督脉循脊上行入脑，此穴位于枕部，相当于脉气入脑的门户，故名。

脑户穴的功效主要是开窍醒神、平肝熄风。《针灸甲乙经》载，脑户穴能治"头重项痛，目不明"等症。现代主要用于治疗头、面、眼等部位及神志疾患，如风眩头痛、头重项强、头晕、面赤、音哑、三叉神经痛、面神经麻痹、视物不清、目黄、目赤目痛、失眠等。

脑户穴和脑空穴是中医调理后头痛常用的穴位组合。传统中医认为脑喜清凉，人们在受到外来风寒的侵扰或者自身精神压力过大时，常常会出现头脑发热、疼痛难忍的情况。这时候如果及时按摩脑户穴以及就在脑户穴旁边的脑空穴，就能起到散风清热、开窍止痛的效果。按摩时可以用拇指的指腹，点按或者旋转按揉穴位，每次3~5分钟即可。

脑户穴配通天穴（膀胱经）、脑空穴（胆经），治头重头痛；配廉泉穴（任脉）、涌泉穴（肾经），治嗓哑不能言；配肝俞穴（膀胱经）、睛明穴（膀胱经）、太冲穴（肝经），治眼痛。

强间穴——清神醒脑·心烦失眠　★

强间穴位于头部，后发际正中直上4寸，脑户穴上1.5寸（见图116）。

强间穴，出自《针灸甲乙经》。强，强硬；间，中间。此穴位于头顶骨与枕骨之间，主治项部强硬等疾病，故名。

强间穴的功效主要是清神醒脑、舒筋活络。《备急千金要方》载，强间穴治"头痛如锥刺，不可动"。现代主要用于治疗头目、神志等疾患，如口歪、颈项强痛、失眠、神经衰弱、癫狂、眩晕、脑膜炎、神经性头痛等。

由于强间穴具有醒神宁心的作用，所以一直是中医治疗失眠的一个重要穴位。如果晚上受遇到的烦心事困扰难以入眠，可以在临睡前按摩一会儿强间穴，调理心绪，镇静安神，帮助睡眠。按摩时可以将食指、中指并拢，以穴位为中心，用二指的指腹揉按2~3分钟即可。

强间穴配风门穴（膀胱经），治项强；配丰隆穴（胃经），治头痛难禁；配阴郄穴（心经），治心烦。

后顶穴——祛风通络·头痛眩晕

后顶穴位于头部，后发际正中直上5.5寸，脑户穴上3寸（见图116）。

后顶穴，出自《针灸甲乙经》。后，后方；顶，颅顶。此穴位于颅顶后方，故名。

后顶穴的功效主要是祛风通络、健脑安神。《针灸甲乙经》载，后顶穴治"风眩目眩，颅上痛"。现代主要用于治疗头痛目眩、项强痛、癫狂、失眠等病症。

后顶穴配百会穴（督脉）、风池穴（胆经），治头痛目眩；配风池穴（胆经）、大椎穴（督脉），治项强痛；配百会穴（督脉）、神门穴（心经）、三阴交穴（脾经），治失眠。

百会穴——益气升阳·气虚体弱 ★★★

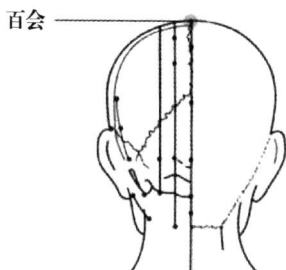

百会

图117

百会穴位于头部，前发际正中直上5寸，或两耳尖连线的中点处（见图117）。

百会穴，出自《针灸甲乙经》。百，即百脉；会，即交会。此穴位于人体头顶中，是手足三阳经、足厥阴肝经和督脉等众多经脉交会之处。传统中医认为，此穴为"一身之宗，百神之会"，能治百病，故名。

百会穴的主要功效是益气升阳、开窍醒脑。《针灸甲乙经》载，百会穴可治"顶上痛，风头重，目如脱，不可左右顾"等疾病。现代主要用于治疗头面五官、神志及气虚下陷等疾患，如头痛目眩、耳聋、耳鸣、目不能视、鼻塞、鼻衄、口噤不开、昏厥、眩晕、癫狂、健忘、心烦、失眠等。

百会穴常被称为长寿穴，是养生按摩的重要穴位。它的重要之处就在于多条经脉的气血都在此汇集，使它成为人体阳气十分充盛之处，对小肠、大肠、三焦、膀胱、胃、胆等脏腑，都能起到调节补养作用，能治疗多种疾病。平时坚持按摩百会穴，能够有效提升人体阳气，调节心脑系统功能，使人开慧增智、益寿延年。特别是对于身体渐亏、阳气虚弱的中老年朋友来说，经常按摩百会穴有十分重要的健身作用。按摩百会穴，可用掌指或掌腹来回摩擦至发热，每次100下左右。也可以用右空心掌轻轻叩击百会穴，每次100下左右。

百会穴配印堂穴（督脉）、合谷穴（大肠经），治头痛；配神门穴（心经），治失眠；配脑空穴（胆经）、天柱穴（膀胱经），治头晕、眼花；配胃俞穴（膀胱经）、长强穴（督脉），治脱肛、痔漏。

前顶穴——平肝熄风·目赤肿痛

前顶穴位于头部，前发际正中直上3.5寸，百会穴前1.5寸处（见图118）。

前顶穴，出自《针灸甲乙经》。前，即前方；顶，即头顶。此穴位于头顶前方，故名。

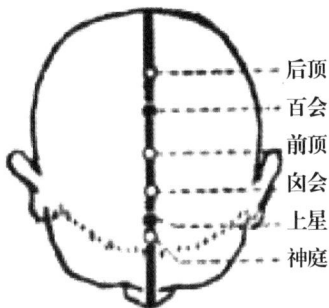

图118

前顶穴的功效主要是平肝熄风、宁神镇静。《针灸甲乙经》载，前顶穴治"风眩目瞑，恶风寒，面赤肿"等疾病。现代主要用于治疗头面等疾患，如头痛目眩、眩晕、顶中痛、目赤肿痛、高血压、鼻炎、鼻塞、颜面浮肿等。

用双手中指交叠用力向下按揉前顶穴3~5分钟，有酸胀感，可缓解头痛症状。另外，如果遇到清鼻涕长流不止的情况，也可以用中指指腹环状按揉前顶穴，力度适中，按摩2分钟左右即可缓解。

前顶穴配百会穴（督脉）、后顶穴（督脉），治头顶痛；配太冲穴（肝经），治头痛目眩；配迎香穴（大肠经）、合谷穴（大肠经），治鼻炎；配后顶穴（督脉）、颔厌穴（胆经），治眩晕。

囟会穴——疏风清热·头痛目眩

囟会穴位于头部，前发际正中直上2寸，百会穴前3寸处（见图119）。

囟会穴，出自《黄帝内经·灵枢·热病》。囟，即囟门；会，即会合。此穴位于囟门闭合处，故名。

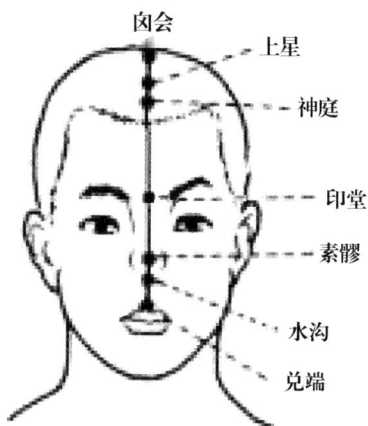

图119

囟会穴的功效主要是疏风清热、安神宁心。《针灸甲乙经》载，囟会穴主治"癫疾呕沫，暂起僵仆，恶见风寒，面赤肿"等症。现代主要用于治疗头面等疾患，如头痛目眩、面赤肿痛、鼻痛、鼻塞、不眠、烦满等。

每天早晚各揉按囟会穴1次，每次1~3分钟，可改善和治疗头痛眩晕、癫痫、鼻窦炎等疾病。

囟会穴配上星穴（督脉）、风门穴（膀胱经），治鼻窦炎、鼻塞；配足通谷穴（膀胱经），治头痛、健忘；配百会穴（督脉），治中风、嗜卧。

上星穴——通鼻醒神·鼻炎

上星穴位于头部，前发际正中直上1寸（见图119）。

上星穴，出自《针灸甲乙经》。上，即上方。人头形圆似天，穴居头上，犹如星在上天，故名。

上星穴的功效主要是清热宣肺、通鼻醒神。《针灸大成》载，上星穴可治"面赤肿，头风，头皮肿，面虚，鼻中息肉，鼻塞头痛"等诸多疾病。现代主要用于治疗头面、目鼻等部位的疾患，如神经性头痛、鼻出血、鼻炎、鼻息肉、面部红肿、眩晕等。

由于上星穴对宣通鼻窍有特殊作用，所以经常按摩上星穴对防治各种鼻炎均有比较好的效果。上星穴还是治疗鼻出血的特效穴位之一，一般性的鼻出血，通过刺激按摩上星穴均可起到不错的效果。

上星穴配迎香穴（大肠经）、太渊穴（肺经），治鼻塞不闻香臭；配迎香穴（大肠经）、列缺穴（肺经）、合谷穴（大肠经），治鼻痛；配目窗穴（胆经）、风池穴（胆经）、上关穴（胆经），治头晕；配风池穴（胆经）、合谷穴（大肠经），治头面虚肿。

神庭穴——宁神醒脑·晕车晕船

神庭穴位于头部，前发际正中直上0.5寸（见图119）。

神庭穴，出自《针灸甲乙经》。神，元神；庭，指额部。脑为元神之府，穴居额上，额又称天庭，故名。

神庭穴的功效主要是宁神醒脑、降逆平喘。《针灸甲乙经》载，神庭穴主治"寒热头痛，喘喝，目不能视""风眩，善呕，烦满"等多种疾病。现代主要用于治疗头面五官及神志等疾患，如头痛、耳源性眩晕、目赤肿痛、急性结膜炎、泪囊炎、惊悸、失眠、癫痫、高血压、心腹胀满、头晕目眩、鼻炎、记忆力减退等。

神庭穴对缓解晕车晕船有较好作用。遇到晕车晕船引起的头昏、呕吐等症状时，可及时用中指指尖掐按神庭穴，每次3~5分钟，即可缓解。

神庭穴配列缺穴（肺经），治头痛；配上星穴（督脉）、睛明穴（膀胱经）、前顶穴（督脉），治目赤肿痛；配本神穴（胆经）、三阴交穴（脾经）、神门穴（心经），治失眠。

印堂穴——安神醒脑·头痛眩晕　★★

印堂穴位于前额部，两眉头间连线与前正中线之交点处（见图119）。

印堂穴，出自《扁鹊神应针灸玉龙经》。印，朱印；堂，厅堂。此穴位于前额，有提振正气之效，加之前额宽阔如厅堂，故名。

印堂穴的功效主要是明目通窍、安神醒脑。《扁鹊神应针灸玉龙经》载，印堂穴可治"小儿惊风，头痛，眩晕，眼疾，鼻疾，失眠"等多种病症。现代主要用于治疗头痛眩晕、目赤肿痛、呕吐、急慢惊风、失眠、颜面疔疮、三叉神经痛等。

印堂穴原属经外奇穴，2006年9月18日发布的国家标准《腧穴名称与定位》正式将其归入督脉。印堂穴集中了人体的阳气、血气、阴气，能通调十二经脉之气，与人体健康有很大关联。自古以来，我国民间就常以印堂的颜色判断一个人的健康状况。比如说"印堂发黑，心血不足""印堂发白，肾阳不来""印堂发红，火气太足""印堂发黄，脾胃虚弱"，等等。因此，经常按摩印堂穴，能够调节并改善、消除脑部和五官疾患，增强记忆力，改善视力减退，提高睡眠质量，特别是对慢性鼻炎引起的鼻塞与伴随而来的头昏、头痛、嗅觉功能减退等，具有明显的调理和改善作用。

印堂穴配迎香穴（大肠经）、合谷穴（大肠经），治鼻炎、鼻塞；配攒竹穴（膀胱经），治头重如石；配神门穴（心经）、三阴交穴（脾经），治失眠；配前顶穴（督脉）、神门穴（心经）、涌泉穴（肾经），治惊恐惊风；配百会穴（督脉）、上星穴（督脉），治神志痴呆。

素髎穴——通利鼻窍·鼻炎鼻塞

素髎穴位于面部，鼻尖的正中央（见图119）。

素髎穴，出自《针灸甲乙经》。素，指白色；髎，即骨隙。肺开窍于鼻，其色白，此穴位于鼻尖正中的骨隙中，故名。

素髎穴的功效主要是通利鼻窍、清热消肿。《针灸甲乙经》载，素髎穴治"鼻衄涕出，中有悬痈宿肉，窒洞不通，不知香臭"。现代主要用于治疗鼻疾等，如鼻炎、鼻塞、鼻衄、鼻窦炎、鼻痔、鼻息肉、鼻疮等一切鼻疾，以及小儿惊厥、溺水急救、低血压、休克、流涕、暴发火眼、心动过缓、虚脱等。对治疗高血压也有帮助。

素髎穴配迎香穴（大肠经）、风池穴（胆经），治鼻衄；配内关穴（心包经）、足三里穴（胃经），治休克。

水沟穴——醒神开窍·晕厥口噤　★

水沟穴位于面部，人中沟的上三分之一与中三分之一交点处（见图119）。

水沟穴，又称人中，出自《针灸甲乙经》。水，即水液；沟，即沟渠。此穴位于鼻柱下人中，穴处犹如涕水之沟渠，故名。

水沟穴的功效主要是醒神开窍、通络止痛。《针灸甲乙经》载，水沟穴主治"寒热头痛"之症。现代临床主要用于治疗头面、神志及腰脊等疾患，如口眼部诸肌痉挛、面肿唇动、齿痛、鼻塞、鼻衄、休克、癫痫、癔症、颈项强痛、口噤不开、小儿惊风、心腹绞痛、晕厥、窒息、牙关紧闭、目赤肿痛、腰脊强痛、中暑、晕车、晕船等。

水沟穴为全身急救要穴。由于水沟穴位于口鼻之间，有沟通任督两脉、协调阴阳的作用，具有醒神开窍、回阳救逆之功效，为醒脑开窍的要穴，多用于治疗各种神志昏迷患者。

水沟穴配合谷穴（大肠经），治休克、虚脱；配中冲穴（心包经）、合谷穴（大肠经）、太冲穴（肝经），治昏厥；配颊车穴（胃经），治中风口噤、牙关不开；配神庭穴（督脉），治寒热头痛、目不可视；配风池穴（胆经）、风府穴（督脉）、中脘穴（任脉）、太冲穴（肝经），治精神分裂症；配委中穴（膀胱经），治急性腰扭伤；配合谷穴（大肠经）、内庭穴（胃经）、中极穴（任脉）、气海穴（任脉），治中暑不省人事；配中冲穴（心包经）、合谷穴（大肠经），治中风不省人事。

兑端穴——生津止渴·口疮口臭

兑端穴位于面部，上唇的尖端，人中沟下端的皮肤与唇的移行部（见图119）。

兑端穴，出自《针灸甲乙经》。兑，指口；端，尖端。此穴位于口部上唇尖端，故名。

兑端穴的功效主要是开窍醒脑、生津止渴。《针灸大成》载，兑端穴可治"唇吻强，齿龈痛，鼻塞、痰涎"等病症。现代主要用于治疗口唇及神志等疾患，如口疮口臭、齿龈肿痛、鼻炎、晕厥、昏迷、小便黄、口腔炎、癫痫、面神经麻痹、糖尿病等。齿龈肿痛、鼻塞时，可用食指指腹揉按兑端穴，有很好的缓解和调理作用。

兑端穴配合谷穴（大肠经）、颊车穴（胃经），治牙痛；配迎香穴（大肠经）、合谷穴（大肠经），治鼻塞；配本神穴（胆经）、后溪穴（小肠经），治癫痫。

龈交穴——清热消肿·牙龈肿痛

龈交穴位于上唇内，上唇系带与上齿龈的相接处（见图120）。

龈交穴，出自《黄帝内经·素问·气府论》。龈，即齿龈；交，即交会。此穴位于上齿龈中缝，为督脉和任脉的交会处，故名。

龈交穴的功效主要是清热消肿、开窍明目。《针
灸甲乙经》载，龈交穴可治"痓烦满、寒热、癫疾
互引、目痛不明、齿间出血""齿床落痛、口不可
开""鼻中有蚀疮"等病症。现代主要用于治疗头面
五官等疾患，如面赤颊肿、面部神经麻痹、鼻中息
肉、口歪、口噤、牙疳、项强、牙龈肿痛、牙关不
开、目赤疼痛、癫狂、心烦、心痛等。

龈交穴配迎香穴（大肠经）、上星穴（督脉）、合
谷穴（大肠经）、风池穴（胆经），治一切鼻病；配上关穴（胆经）、大
迎穴（胃经）、翳风穴（三焦经），治口噤不开。

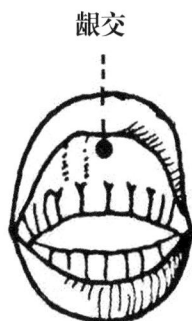

龈交

图 120